实用腹股沟疝外科学

Practical Inguinal Hernia Surgery

主　编　李　亮

副主编　孙卫江　隋　梁

中国出版集团

世界图书出版公司

西安　北京　广州　上海

图书在版编目(CIP)数据

实用腹股沟疝外科学/李亮主编.—西安:世界图书出版
西安有限公司,2014.10(2016.10 重印)
ISBN 978 - 7 - 5100 - 6976 - 5

Ⅰ.①实…　Ⅱ.①李…　Ⅲ.①腹股沟疝—外科学
Ⅳ.①R656.2

中国版本图书馆 CIP 数据核字 (2014) 第 247923 号

Shiyong Fugugoushan Waikexue

实用腹股沟疝外科学

主　　编	李　亮
责任编辑	王梦华

出版发行	**世界图书出版西安有限公司**
地　　址	西安市北大街 85 号
邮　　编	710003
电　　话	029 - 87233647(市场营销部)
	029 - 87234767(总编室)
传　　真	029 - 87279675
经　　销	全国各地新华书店
印　　刷	中闻集团西安印务有限公司
开　　本	787 mm × 1092 mm　1/16
印　　张	17.75
字　　数	380 千字

版　　次	2014 年 10 月第 1 版
印　　次	2016 年 10 月第 2 次印刷
书　　号	ISBN 978 - 7 - 5100 - 6976 - 5
定　　价	180.00 元

《实用腹股沟疝外科学》
编 委 会

主 编 李 亮

副主编 孙卫江 隋 梁

编 者 （以姓氏笔画为序）

丁 宇 北京大学深圳医院泌尿外科

方 丹 北京大学深圳医院胃肠外科

白植军 北京大学深圳医院胃肠外科

冯子毅 北京大学深圳医院胃肠外科

孙卫江 潮州市中心医院普通外科

刘 铮 北京大学深圳医院胃肠外科

吕国庆 北京大学深圳医院胃肠外科

江志鹏 中山大学附属第二医院华南疝外科培训中心

江燕飞 深圳市罗湖区人民医院普通外科

李 亮 北京大学深圳医院胃肠外科

李 冠 北京大学深圳医院胃肠外科

李 粤 北京大学深圳医院胃肠外科

肖 平 北京大学深圳医院胃肠外科

陈 芳 北京大学深圳医院胃肠外科

洪 飚 北京大学深圳医院麻醉科

袁柏祥 中山市人民医院普通外科

郭远清 中山大学附属第五医院骨科

隋 梁 北京大学深圳医院胃肠外科

谢 兵 喀什市人民医院普通外科

绘 图

李 亮 北京大学深圳医院胃肠外科

主编简介

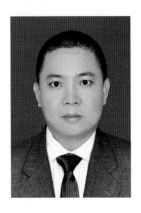

李亮，副主任医师，2002 年毕业于中山大学。现任中国医师协会疝和腹壁外科医师委员会青年委员，广东省健康管理学会胃肠病专业委员会常务委员，广东省健康管理学会医学营养与健康促进委员会委员，广东省医疗行业协会微创外科管理分会委员，深圳市抗癌协会肿瘤营养与快速康复外科专业委员会常务委员，广东省胃肠外科学分会青年委员，深圳市外科专业委员会胃肠外科专业组委员。目前在北京大学深圳医院胃肠外科胃肠外科从事临床、科研及教学工作，参编专著1部，发表关于疝和腹壁外科学的论文 10 余篇。

副主编简介

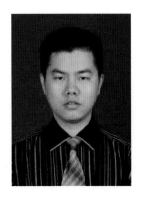

孙卫江，主任医师，1996 年 7 月毕业于广东医学院。现任广东省潮州市中心医院普通外科主任，营养科副主任，广东省医学会外科学分会委员，广东省抗癌协会胃癌专业委员会委员，广东省抗癌学会大肠癌专业委员会委员，广东省健康管理学会医学营养与健康促进委员会委员，中华医学会潮州外科学会委员兼秘书。在国家级、省部级杂志发表论文 10 余篇，省级科研立项 1 项，市级科研立项 4 项，市级科技进步奖 5 项。

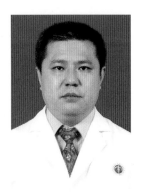

隋梁，主任医师，毕业于同济医科大学。医学博士，汕头大学医学院硕士研究生导师。广东省健康管理学会胃肠病专业委员会常务委员，广东省医疗行业协会微创外科管理分会常务委员，广东省外科学会疝和腹壁外科学组委员，广东省健康管理学会医学营养与健康促进委员会委员，深圳市外科学专业委员会委员，深圳市外科专业委员会胃肠外科专业组委员兼秘书。作为访问学者多次赴德国及日本进行学术交流，目前在北京大学深圳医院胃肠外科从事临床、科研及教学工作。

序

　　腹股沟疝是外科的常见病和多发病，因此治疗腹股沟疝也是普外科医生的一项基本工作。随着生物学和材料学的飞速发展，特别是近十多年来，腹股沟疝的外科治疗也发生了深刻地变化，新的修补材料不断地出现和更新，手术的理念和技术也随之发生变更。这也需要外科医生不断地学习和掌握。作为工作在临床一线的医生在繁忙的工作之余，能够精心钻研、著书立说并非易事。

　　今年夏天我有幸收到深圳市北京大学深圳医院的李亮、孙卫江、隋梁等医生所著的《实用腹股沟疝外科学》书稿，仔细阅读之余，体会到"操千曲而后晓声，观千剑而后识器"之理。此专著对腹股沟疝进行了全面的论述，对解剖、病理生理、临床分型、各种术式都有详细的论述与讨论；对以往的理论既有继承，也有发展；在某些方面有自己的独特见解，同时也提出了一些新的观点为大家参考；对目前存在问题之讨论也较为深刻，这也是此专著在编写上的特点。

　　在学术上历来提倡百家争鸣，此专著对腹股沟疝进行了较为全面和系统地剖析，是一本值得阅读的专业著作。为此特热忱地推荐给全国的广大同道。

中国医师协会外科学分会疝和腹壁
外科医师专业委员会主任委员

2014 年秋　于广州

前　言

在很多医生的眼里，一直以来腹股沟疝手术是一种简单的手术，是住院医生熟悉手术的一种训练方式，因此得不到重视。再者建国以后，百废待兴，医学界关注的重点是那些直接影响生命的疾病，主要的社会资源也集中在这些领域。在社会经济取得巨大成就的今天，这种习惯性的社会认知依然广泛存在，甚至在医学界也是个普遍的问题。因此疝和腹壁外科的发展长期没有进入正常的轨道。近十年国内疝和腹壁外科领域发展迅速，有些大的医院或者医疗中心成立了独立的疝和腹壁外科，这个领域的发展已经进入了一个全新的阶段，我就是在这种背景下得到专业的锻炼和成长。

在参加工作的初期，我可以主刀的手术主要是两种，一是阑尾切除术，二是腹股沟疝的手术。这两种手术使我熟练掌握了外科手术的技巧，因此也就对这两种手术有特殊的感情，并一直关注这两种疾病和手术的资讯。我逐渐发现传统的一些知识与真实的情况有很大差异，特别是腹股沟疝领域。一直以来对腹股沟疝知识的学习，以及对新资讯的关注，使我逐渐形成了系统的知识体系，原来"小小"的腹股沟疝领域也有广阔的天地。

我对生命科学有着浓厚的兴趣，专业之余从普通的生物学到进化都有关注，因此也就积累了一些临床医学以外的知识，这也是我理解腹股沟区进化和解剖的重要基础。我发现，现有的文献或专著对进化与腹股沟疝的关系论述不清，并且有些问题缺乏有说服力的依据，存在主观臆断的成分。在关注腹股沟疝知识的同时，我也在不断地应用其他领域的知识思考进化与腹股沟疝的关系，在临床实践中注意腹股沟区的解剖关系并思考其本源，希望在本书中与各位读者共同探讨。

腹横筋膜也是疝和腹壁外科领域经常提到的问题，但目前的理论很少提及其与胚胎学的关系。胃肠道肿瘤的手术是应用胚胎学知识的经典案例，从胚胎学的角度理解各种筋膜之间的关系是标准胃肠道肿瘤根治术的基础。这一模式也适用于腹股沟疝，是正确理解腹股沟区各种筋膜之间的解剖关系的基础。本书试图从胚胎学入手阐述腹横筋膜的解剖，从而可以解释各种解剖关系，从解剖形成的根源来探讨腹股沟区的解剖。

本书对以往罗列式的手术介绍进行整理分类，理清各种手术的关系，并分类归纳。从客观科学的角度去评价手术，避免从医生或者患者的主观角度去评价，而是根据最合适的理论来选择手术。本书还论述了腹股沟疝相关的其他专业问题，如：泌尿外科问题，髂腹股沟皮瓣的知识，腹股沟淋巴结的清扫术等。对腹股沟疝手术的并发症，特别是腹股沟疼痛的问题，也进行了深入的讨论。现代医学已经不是单纯的医学问题，已转变为"生物–心理–社会"的医学模式。本书也从临床实践的角度探讨这一模式，重视对腹股沟疝患者的心理指导；还从医疗质量管理的角度探讨了腹股沟疝的临床路径管理。

　　本书的作者以在临床一线实际工作的中青年医护人员为主，他们都有直接的临床体会，但是每个人的知识都不是完美的，肯定会存在不合理和疏忽之处，还望读者不吝赐教。

李亮

2014 年 6 月

目 录

I

第 *1* 章 腹股沟疝修补术的发展简介

腹股沟疝之所以魅力不减，主要是因其治疗进程基本体现了外科发展的历史[1]，在学习腹股沟疝手术的过程中，可以体会外科发展的基本脉络。在多数医院，腹股沟疝是年轻医师最先掌握的手术之一。因此一些年龄较大的医学专家，甚至是非普通外科专业的老专家，仍然对腹股沟疝和阑尾切除术有着特殊的感情。

一、早期的探索

公元前1500年，古埃及就有腹股沟疝的记载，考古发现的一些雕塑、画像或古尸上也有腹股沟疝的描述。公元1世纪的古希腊就已经有了针对腹股沟疝的手术治疗。在中国，成书于秦汉的《灵枢·五色》就有腹股沟疝的相关记载。此后，有关腹股沟疝的记录散记于各种中医古籍中，但主要是关于疝气带的，很少有关于手术的记录。历史是无法改变的，人类对医学的认识也经历了曲折的过程。但从现代的观点来看，以前的手术毕竟是"残忍"和"非人道的"。古印度的外科医生采用切断阴囊和烙烧的办法，希望由此形成的瘢痕来治愈腹股沟疝。早期的手术一般都是各种形式的内环结扎术，很少见到重建腹股沟管后壁的手术，如Heliodorus及Aulus Cornelius Celsus等实施的多为切除阴囊的手术。公元前6世纪，Aetius用石膏和绷带治疗腹股沟疝[2]，应用这种治疗方法，有的医生要求患者长时间卧床，这实际上与坐牢无异。但是这些古代的医生们很快就发现，即使最结实和最坚固的绷带也不能阻止疝的发生。

二、传统有张力修补术时代

随着人们对腹股沟疝治疗经验的总结及解剖学研究的进展，腹股沟疝的治疗逐渐开始走进了新的时代。为寻找结扎腹腔血管的路径，Bogros博士于1823年发表了以他名字命名的Bogros间隙；Retzius于1858年发现了Retzius间隙，这是后入路手术利用的间隙。1886年英国爱丁堡的Annandale提出了后入路的腹膜前修补术。意大利外科医生Edoardo Bassini于1887年首次报告了其开展的一种新术式，后世将这种手术方法称为Bassini法，该手术方法的提出是基于Bassini对腹股沟区解剖的准确理解，在腹股沟疝的治疗历史上具有重要的意义，可以说开创了一个新的时代。由于Bassini手术的巨大成就，在此光环下，后入路手术一直难以推广。此后医学家们对Bassini手术进行了一些改进，如Lotheissen将联合腱缝合到Cooper韧带上。同时代的伟大医学家还有Hasted、Battle、Russell等人，他们都对疝外科的发展做出过贡献。当然在这一时代，仍有很多人对腹股沟疝手术有不同的认识，但

Basssini 手术已逐渐成为主流。Edward Shouldice 开创的 Shouldice 法被认为是 Bassini 手术真正意义上的改进，已成为最受推崇的传统腹股沟疝修补术，又被称为 Basssini-Shouldice 手术，是目前腹股沟疝传统手术的金标准[1]。之后，无菌术的发展以及抗生素的使用，使传统的有张力修补术在各个环节上越来越完善。

三、无张力修补术时代

随着 Bassini 手术的推广，医生们发现无论怎么完善手术，腹股沟疝仍有一定的复发率，因此更新手术方式可能是解决问题的最终办法。早在 1919 年就有使用假体进行手术的记录，但当时使用的是金属假体，无法满足手术的要求。随着现代材料学的发展，以聚丙烯为材料的编织网片的引入使疝外科有了质的飞跃。1989 年美国医生 Irving Lichtenstein 提出了无张力疝修补观念[3]，可以与 Bassini 成就相提并论，是疝外科的一场革命。他使用由聚丙烯等材料制成的人工网片加强腹股沟管后壁以替代传统的张力缝合，使腹股沟疝的复发率大为降低。现在，使用各种网片的无张力修补术已成为应用最广泛的腹股沟疝修补术。经过 30 多年的应用，人造网片已被证明在腹股沟手术中的应用是安全的。

四、腹腔镜在治疗腹股沟疝中的应用

随着腹腔镜的发展，这种技术已成功应用于疝修补术中，并且腹膜后技术也重新得到了重视。最初的腹股沟疝修补术是关闭腹膜疝环的手术，也有外科医生将网塞植入疝囊内。腹腔镜在疝外科的应用是在现代医学的基础上发展的，因此其发展科学而迅速。1991 年 Arregui 提出了 TAPP（transabdominal preperitoneal prosthetic）手术。腹腔镜是一项新兴的技术，需要熟练掌握，风险也比开放手术大，有时会导致严重的并发症[4]，并且在卫生经济学角度也是不可取的。但是在一些发展中国家，腹腔镜治疗腹股沟疝似乎出现了过热的情况，有些医生把腹腔镜技术与微创手术完全等同。另外，不良的商业性质广告也会误导民众。

五、 腹股沟疝修补术在国内的发展

由于近代我国的历史现状，因此医学的发展一直都是在关注那些直接危害民众生命的疾病。这种情况在我国持续了很长时间，因此腹股沟疝修补术一直以来未受重视，疝外科的发展长期停滞。改革开放以后，经济腾飞的同时也带动了疝外科的发展。1997 年马颂章首次引进了当时被称为疝环充填式的无张力修补术[1]，2001 年成立中华医学会腹壁和疝外科学组，2012 年成立中国医师协会外科医师分会疝和腹壁外科医师委员会。在此期间我国疝和腹壁外科取得了长足的进步，部分医院或医学中心达到了国际先进水平。但各地区发展极不均衡，发展较快的地方主要集中在经济发达的珠江三角洲、长江三角洲及京津地区。

（刘　铮）

参考文献

[1]陈双.腹股沟疝外科学[M].广州:中山大学出版社,2005:1.

[2]马颂章.疝外科学[M].北京:人民卫生出版社,2003:27-40.

[3]陈杰.实用疝外科手术技巧[M].北京:北京科学技术出版社,2008:1-6.

[4]郭仁宣,苏东明.腹外疝外科治疗学[M].辽宁:辽宁科学技术出版社,2003:1-9.

第 2 章　腹股沟区的解剖

腹股沟疝是人类直立行走后的副产品，除先天因素外，腹股沟解剖结构异常是重要的发病基础，因此正确理解腹股沟的解剖，特别是直立时腹股沟管各解剖成分的关系，即动态的解剖对于腹股沟疝的治疗尤为重要。

第 1 节　腹股沟的解剖层次

腹股沟管是腹壁的一部分，传统上认为从皮肤开始到腹膜共分为 10 层[1]（图 2-1），分别是：

①皮肤；②Camper 筋膜；③Scarpa 筋膜；④腹外斜肌筋膜；⑤腹外斜肌及腹外斜肌腱膜；⑥腹内斜肌；⑦腹横肌；⑧腹横筋膜；⑨腹膜外脂肪（或腹膜外筋膜）；⑩腹膜。

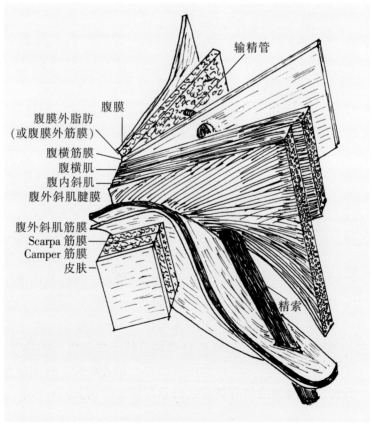

图2-1　腹股沟管的解剖层次

以上各层组织又有各自的衍生结构，并且互相配合，它们之间的动态关系形成了腹股沟管的功能。因此我们不应该静态地理解，而应该把腹股沟管看作一个器官。这个器官随着人体的进化而发生结构和功能的改变，形成了腹股沟管的保护机制。

一、皮　肤

与其他部位相比，腹股沟区皮肤较薄，并且较柔软，是腹部皮肤移动性较小的区域。部分阴毛发达的患者腹股沟区内侧也可见阴毛分布。

二、Camper筋膜和Scarpa筋膜

腹股沟区浅筋膜在腹股沟区分为两层，靠近体表的为 Camper 筋膜，其下为 Scarpa 筋膜。Camper 筋膜的特点是含有较多的脂肪组织，其上与腹壁的脂肪层连续，向下与阴茎、阴囊及大腿等皮肤相连续。Scarpa 筋膜的特点是含有较多的弹性纤维组织，内侧附着于腹白线，外侧附着于髂脊，向下在腹股沟韧带下约 1 横指处止于大腿的阔筋膜，至内下侧在耻骨节节处变薄，与会阴浅筋膜相遇合。男性还移行于阴囊肉膜和阴茎浅筋膜。Camper 筋膜与 Scarpa 筋膜相比，除组织成分不同外，另一不同点是在精索穿出的外环口处，Scarpa 筋膜缺损，形成类似外环口的结构。因此 Camper 筋膜与 Scarpa 筋膜似乎有不同的来源。Scarpa 筋膜更似腱膜，因此又称为膜层，也和腹外斜肌筋膜一样被精索穿破，并且 Scarpa 筋膜局限于脐以下及腹股沟韧带下 1 横指以上的区域。在腹股沟管区域两层筋膜之间有 3 组血管分布，为腹壁浅血管，在前入路手术时经常可以看到。

三、腹外斜肌筋膜、腹外斜肌与腹外斜肌腱膜

腹外斜肌是腹壁肌的最外层，在腹股沟韧带处移行为腱膜，形成腹外斜肌腱膜。腹外斜肌筋膜（又称无名筋膜）是覆盖在腹外斜肌表面的一层独立筋膜结构，将腹外斜肌与皮下组织隔开，在腹股沟区与腹外斜肌腱膜完全融合。

腹外斜肌起自第 8 肋的后部，肌纤维走向为外上内下方向，在髂前上棘与脐连线处移行为银白色的腱膜，腱膜纤维的走向与肌纤维相同。腹外斜肌腱膜在髂前上棘与耻骨结节之间附着向后上方反折增厚并形成腹股沟韧带。其内侧一部分纤维继续向下向后，并向外侧转折形成陷凹韧带（Gimbernat 韧带）。陷凹韧带继续向外侧延伸附着于耻骨疏形成耻骨疏韧带（Cooper 韧带；图 2-2）。

由于精索的通过，腹外斜肌腱膜在耻骨结节处形成三角形的裂隙，为外环口。腹外斜肌腱膜裂隙的内侧部分称为内侧角，附着于耻骨联合，外侧部分附着于耻骨结节，称为外侧脚。在两脚之间有斜行的弓状纤维，称为脚间纤维，有防止两脚裂开的作用。在外环口两脚之间有来自腹外斜肌腱膜的薄层纤维结缔组织覆盖，并向下延伸覆盖于精索的外面，融合加入精索外筋膜。

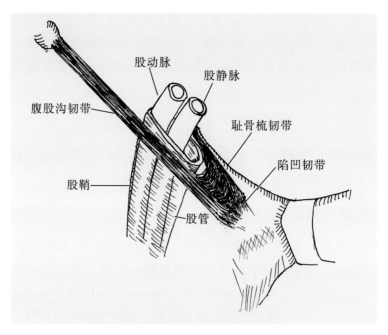

图2-2 腹股沟韧带、陷凹韧带及耻骨梳韧带

四、腹内斜肌、腹横肌及联合腱

腹内斜肌位于腹外斜肌的深面，下方起自腹股沟韧带的外 2/3，后部纤维起自胸腰肌筋膜，纤维为外下向内上走向附于胸廓外面。但其中、下部纤维横向走行，在腹直肌外缘移行为腱膜，分成前后两层，构成腹直肌前后鞘，并在中线融合形成腹白线。

腹横肌位于腹内斜肌深面，上方起自下 6 对肋的内面，后部起自胸腰肌筋膜，下部附于髂嵴和腹股沟韧带外 1/3，肌纤维为横行，在腹直肌外侧缘移行为腱膜，参与构成腹直肌的后鞘和腹白线。

腹内斜肌与腹横肌在其下缘形成联合腱，但在实际手术中甚少见到腱性结构，多数为肌性结构，因此有人称其为联合肌。联合腱或联合肌内侧止于耻骨嵴及耻骨梳，且有部分纤维向内参与腹直肌鞘的前层。在内环口位置由于睾丸下移，带出部分腹内斜肌及腹横肌形成提睾肌，提睾肌并不完全包绕精索，而是呈半包绕附着于精索内筋膜的表面，肌束疏松。

五、腹横筋膜

腹横筋膜（图 2-3）位于腹内斜肌的深面，下部的内侧与腹股沟韧带相连，外侧与耻骨疏韧带相连，向后附着于髂筋膜。腹横筋膜在腹股沟区增厚，在平行于腹股沟韧带的部位，腹横筋膜增厚，形成一个筋膜束样结构，称为髂耻束（图 2-4），也称为 Thomson 髂耻韧带，是腹股沟管区重要的结构。在内环口位置，腹横筋膜随

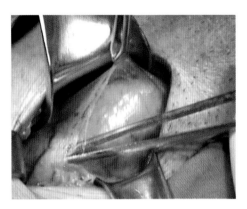

图2-3　手术中的腹横筋膜照片，可见腹横筋膜分为两层，镊子伸入两层之间

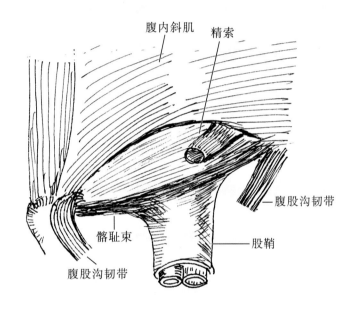

腹内斜肌　　精索

腹股沟韧带

髂耻束

股鞘

腹股沟韧带

图2-4　髂耻束位于腹股沟韧带的深面，图中示切断腹股沟韧带后增厚腹横筋膜形成的髂耻束

精索发育，将其包绕，形成精索内筋膜，在内环口周围形成包绕状的筋膜皱襞，称为腹横筋膜悬带或凹间韧带（图 2-5）。内环口角度的改变是抵抗腹腔内压力的括约机制。腹横筋膜还随股动静脉一起走行，成为股鞘的成分。

六、腹膜外组织和腹膜

腹膜和腹横筋膜之间为潜在的组织间隙，被脂肪组织填充，称为腹膜外脂肪，也称腹膜外筋膜。腹膜外脂肪下方，即腹壁的最内层为壁腹膜。

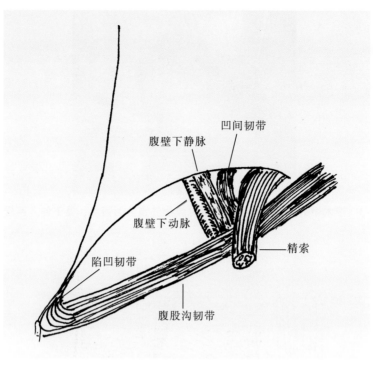

图2-5 凹间韧带，半包绕内环口

第 2 节 　 腹股沟相关的解剖概念

一、腹股沟管

　　腹股沟管由腹股沟韧带及腹壁肌肉组成，位于腹股沟韧带内侧半的上方。人直立状态下其为斜行的管道，由外上至内下、深部向浅部走行，内有男性的精索或女性的子宫圆韧带。成人腹股沟管长 4~5cm，有 4 个壁及内外 2 个口。前壁为腹外斜肌腱膜，在前壁的外 1/3 为腹内斜肌起始部；后壁为腹横筋膜及其深面的腹膜；上壁为腹内斜肌及腹横肌组成的弓状下缘，呈弧形斜跨精索的上方；下壁为腹股沟韧带及陷凹韧带。内口或内环口，又称腹环或腹股沟深环，位于腹股沟韧带中点上方1.5cm，由腹横筋膜形成；外口或外环口，又称皮下环，是腹外斜肌腱膜的三角形裂隙。

　　四足行走动物的腹股沟管处于腹腔的较高位置，腹部的最低位置在以脐为中心的区域，因此腹股沟管没有重要的作用。对多数哺乳动物而言是单纯的精索通道而已。但是对于直立行走的人类，腹股沟有重要的作用。在腹内压的作用下腹股沟被压扁，加上腹壁肌肉的收缩共同配合形成腹股沟管完整的功能。因此在疝外科上，应该把腹股沟看作是一个器官，其各个组分解剖和功能改变的共同作用导致了腹股沟疝的发生。

二、直疝三角

　　直疝三角又称 Hesselbach 三角（图 2-6），是由腹壁下动脉、腹直肌外侧缘及腹股沟韧带围成的三角形区域。在此区域内无肌肉覆盖，是腹股沟管的薄弱区域。该部位形成的腹外疝，称为腹股沟直疝。

三、股　管

　　股管（图 2-7）是腹股沟韧带后侧内下方的一个漏斗状间隙，长 1~2cm，其上

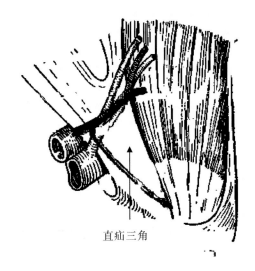

直疝三角

图2-6　直疝三角

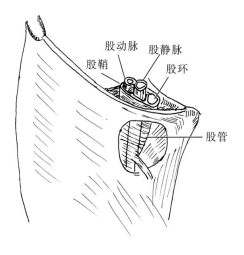

股动脉　股静脉

股鞘　　　　　股环

股管

图2-7　股管

　　图中所示的股管为一般解剖学理解的股管，但是可能与实际情况不符，详细情况可参见第3章的相关论述

口即股环，前界为腹股沟韧带、后界为耻骨疏韧带，内侧为陷凹韧带，外侧与股静脉之间有纤维间隔。股管内由脂肪组织填充，有数条淋巴管和1~2个淋巴结，股管的下方对向阔筋膜形成卵圆窝。腹腔内容物经股环疝出，即形成股疝。

四、耻骨肌孔

耻骨肌孔（myopeectineal oriffice）是一卵圆形的裂隙（图2-8）。上界为腹内斜肌及腹横肌形成的弓状缘；下界为骨盆的骨性结构，为髂骨的前界，被耻骨疏韧带和耻骨肌覆盖；内侧为腹直肌；外侧为髂腰肌。深面由腹横筋膜覆盖，腹横筋膜包绕穿过此区域的精索或神经血管，形成精索内筋膜或血管鞘。解剖学研究发现国人耻骨肌孔的平均面积为（19.5±3.7）cm²，左右两侧无统计学差异，耻骨肌孔的大小与骨盆的大小无关 [2]。耻骨肌孔被腹股沟韧带分成两部分，上方为精索或子宫圆韧带的通道，下方为股神经、股动脉、股静脉及股管的通道。耻骨肌孔实际是连接生殖器及下肢的通道，只是人类由于直立行走，其位置发生改变，需要承受腹腔内的压力，因此容易发生各种腹外疝。腹股沟韧带对耻骨肌孔的划分在男性和女性是不一样的。男性为上多下少，即肌腹股沟韧带以上的部分占的比例较多，腹股沟管以下的部分相对较少，而女性刚好相反。因此男性和女性腹股沟疝的治疗应该有不同的考虑。

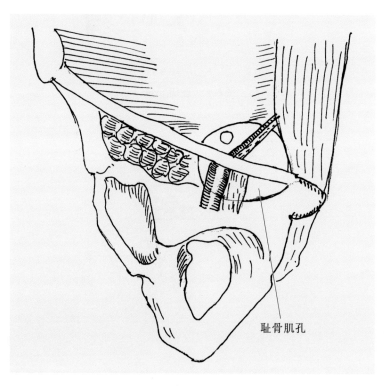

图2-8　耻骨肌孔的结构

腹股沟韧带将耻骨肌孔分成两部分，其上有内环口及直疝三角，其下为股环及股动静脉

五、Bogros间隙和Retzius间隙

Bogros 间隙是 Bogros 博士在寻找腹部动脉结扎途径时发现的，它是整个腹膜壁间隙的一部分。一般认为腹横筋膜分为两层，后层为不规则增厚的纤维束和脂肪组织，易和腹膜分离，又称为腹膜外筋膜，附着于耻骨支；前层紧贴腹横肌及其筋膜的后面，壁腹膜和腹横筋膜前层之间的区域即为 Bogros 间隙。在这一间隙容易将腹膜与腹壁分开，是腹股沟疝后入路手术如 TEP 及 TAPP 手术的操作空间。Retzius 间隙即耻骨后间隙或膀胱前间隙，关于其与 Bogros 间隙是否相通，目前尚有不同的争论。Bogro 间隙实质是腹膜前间隙的一部分，有人把腹膜前间隙也称为 Retzius 间隙 [3]，因此认为 Bogros 间隙是 Retzius 向侧方的延伸。也有人认为二者是不同层次的间隙。但是临床上所见的寒性脓肿可经过腹股沟区到达股部，但罕见到达 Retzius 间隙。

第3节　腹股沟的神经支配

腹股沟主要由髂腹下神经、髂腹股沟神经及生殖股神经支配，3 支神经均来自腰丛（图 2-9）。

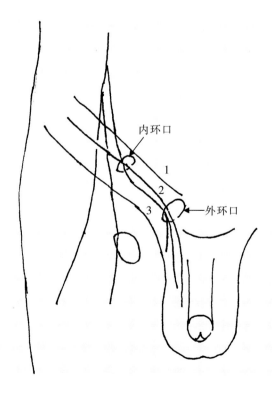

图2-9　腹股沟的神经支配
1：髂腹下神经；2：髂腹股沟神经；3：生殖股神经生殖支

髂腹下神经主要来自胸 12 及腰 1 神经的前支，穿出椎间孔后，神经纤维由腰大肌上部外侧缘穿出，在肾的下方腰方肌表面向下行，至髂嵴前上方穿过腹横肌进入腹内斜肌与腹横肌之间的腹横肌平面，分支支配两肌。髂腹下神经在髂嵴上方分为外侧皮支和前侧皮支，外侧皮支在髂嵴的上方穿过腹内斜肌和腹外斜肌进入皮下，支配臀部外侧皮肤。前侧皮支在髂前上棘内侧 2.5~4.0cm 处穿出腹内斜肌，在腹内斜肌与腹外斜肌或其腱膜之间，在腹股沟韧带上方约 2.5cm 继续向前内下方走行，之后在腹股沟管皮下环上方分布于耻骨联合以上的皮肤。

髂腹股沟神经主要来自腰 1 神经的前支，在腰大肌外侧缘髂腹下神经下方穿出，向下斜行越过腰方肌和髂肌，在髂嵴的前部穿过腹横肌，走行于腹横肌与腹内斜肌之间的腹横肌平面。该平面内，髂腹下神经的前侧皮支位于其上方，两支神经距离约为 10mm，并共同在该平面向内下方走行相当一段距离 [4]，这是神经阻滞麻醉的解剖学基础。髂腹股沟神经在髂嵴内侧穿过腹内斜肌（并不穿过内环），与精索或子宫圆韧带伴行并一起穿过腹股沟皮下环，分布于腹股沟管、大腿内侧皮肤、男性阴茎背部和阴囊上部皮肤，以及女性阴阜和大阴唇皮肤。部分人髂腹下神经与髂腹股沟神经合并为一支。

生殖股神经来自腰 1 和腰 2 前支，穿过腰大肌后，沿其前面下降，在髂总动脉的外侧、输尿管的后侧分为股支和生殖支。股支沿髂外动脉下降，经腹股沟韧带深面，在股血管鞘内，沿股动脉外侧至股部，在腹股沟韧带稍下方穿股鞘和阔筋膜，成为皮神经，分布于大腿内侧和股三角的皮肤。生殖支是感觉和运动的混合神经，于髂外动脉的外侧下降，发出分支支配腰大肌。主干继续下降，在腹壁下动脉的外侧经内环口进入腹股沟管，与精索（女性为子宫圆韧带）伴行，分布于睾丸、阴道、提睾肌、睾丸鞘膜、阴囊或大阴唇的皮肤。

第 4 节　腹股沟的淋巴结

腹股沟淋巴结位于腹股沟韧带下方、大腿根部的前面，即股三角区内。腹股沟淋巴结以阔筋膜为界分为两组，即腹股沟浅淋巴结和腹股沟深淋巴结。

腹股沟浅淋巴结位于阔筋膜浅侧的皮下组织内，体表容易触及。腹股沟浅淋巴结是人体体积最大的淋巴结 [5]，收集范围为：下肢浅层集合淋巴管，腹下部、臀部、外阴部及会阴区浅层的集合淋巴管。腹股沟浅淋巴结的输出淋巴管注入腹股沟深淋巴结，或直接注入髂外淋巴结。

腹股沟深淋巴结位于髂耻窝内，在阔筋膜的深面，主要沿股动脉、股静脉的内侧面及前面分布，一部分沿外侧面及后面分布。Cloquet 淋巴结或称股环淋巴结，位于股环的下方，紧贴股静脉内侧，存在较为恒定，是较为重要的淋巴结。下肢及外阴部的淋巴结在注入髂外淋巴结之前多经过该淋巴结。所以在外阴部或下肢癌的根治手术时应该清除该淋巴结。腹股沟深淋巴结收集的范围包括下肢深部及外阴深部淋巴结。腹股沟深淋巴结的输出淋巴管注入髂外淋巴结。

第5节　腹腔内角度下的腹股沟解剖

随着腹腔镜手术的开展，腹腔镜下的腹股沟解剖引起了人们的重视，理解腹腔内角度下的解剖越来越重要。

一、壁腹膜及其形成的结构

壁腹膜覆盖于腹腔的内侧面，在下腹部韧带和血管形成5条腹膜皱襞。脐正中皱襞（median umbilical fold）为腹膜覆盖脐正中韧带形成，为单一一条，并且较明显；脐内侧皱襞（medial umbilical fold），为腹膜覆盖脐内侧韧带形成，位于脐正中韧带外侧，左右各一条；脐外侧皱襞（lateral umbilical fold）为腹膜覆盖腹壁下动脉形成，因此也称腹壁动脉皱襞，位于脐内侧皱襞的外侧，左右各一条。

上述5条腹膜皱襞与耻骨联合及腹股沟韧带形成3对隐窝。脐内侧皱襞和脐正中皱襞与膀胱上方形成膀胱上窝（supravesical fosssa）；脐内侧皱襞和脐外侧皱襞与腹股沟韧带上方形成腹股沟内侧窝（medial inguinal fosssa），是腹股沟直疝疝出的部位；脐外侧皱襞与腹股沟韧带之间形成腹股沟外侧窝（lateral inguinal fossa），其深面及为腹股沟的内环口，是腹股沟斜疝的疝出部位。

二、腹腔内的表面解剖

除腹膜皱襞及隐窝外，在腹腔内还可清晰辨认以下结构（图2-10）。

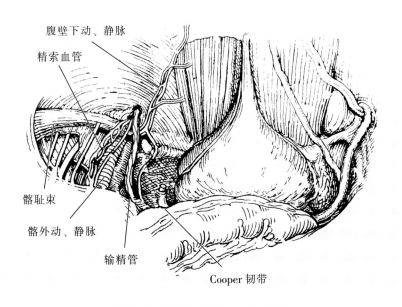

图2-10　腹腔内角度的腹股沟区

1. 腹壁下动脉及静脉　腹壁下动脉起源于髂外动脉，斜向内上走行，经过内环口的内侧，在腹直肌内与腹壁上动脉吻合。一般有两条伴行静脉，即腹壁下静脉，透过腹膜可以辨认，有时可见动脉搏动。

2. 输精管　输精管起自附睾尾部，经精索从内环口进入盆腔，沿膀胱侧壁向后下行越过输尿管前方，到达膀胱底部后面，扩大为壶腹，位于精囊腺的外侧，并与精囊腺的排泄管合成射精管。但是从疝外科医生的角度描述，输精管是从膀胱的底部开始向外上走行，跨越 Cooper 韧带，经内环口进入精索，这样描述是腹腔镜下手术的需要。

3. 生殖血管　男性为睾丸动脉及其静脉，女性为卵巢动脉，左右各一支。在肾动脉稍下方，睾丸动脉于平腰 2 椎体处发自腹主动脉前壁，动脉细而长，在腹膜后向外下方走行，跨越腰大肌前方，至腹股沟区附近跨过生殖股神经、输尿管和髂总动脉前方，由内环口进入腹股沟管，参与精索的组成，随精索出皮下环进入阴囊，分布至睾丸和附睾。卵巢动脉与睾丸动脉后腹膜走行相同，但在进入盆腔后经卵巢悬韧带进入子宫阔韧带，向内侧走行，在输卵管向方与子宫动脉的卵巢支吻合成动脉弓，分布到卵巢、子宫和子宫圆韧带。睾丸静脉为由多支组成的蔓状静脉丛，又称精索内静脉，起自睾丸背侧，随输精管参与精索组成，经腹股沟管后在内环口与输精管分开，继续随同名动脉走行，右侧呈锐角注入下腔静脉，左侧呈直角注入左肾静脉。卵巢静脉相当于男性的精索静脉，起于卵巢和子宫颈管旁阔韧带内的静脉丛，与子宫阴道静脉丛有广泛的交通吻合，与同名动脉伴行，行程与睾丸动脉相同。

4. 髂外血管　包括髂外动脉和髂外静脉，髂外动脉由髂总动脉延续而来，向外下走行，在腹股沟韧带下延续为股动脉，髂外静脉与同名动脉伴行。

5. 鞘突或内环口　内环口又称腹股沟管深环，正常情况下无法看到内环口，腹腔内所见的脐内侧皱襞和脐外侧皱襞与腹股沟韧带上方形成腹股沟内侧窝。部分人可见到的浅的凹陷，为腹膜形成的鞘突，并不一定就是内环口扩张。鞘突在本质上是腹膜，而内环口在本质上是腹横筋膜形成的缺损，两者不能等同。并且解剖学研究发现疝囊由壁腹膜形成，但并非由未闭合的腹膜鞘突形成 [6]，也就是说形成疝囊的腹膜并不是鞘突部分的腹膜。在腹股沟斜疝患者可见到内环口扩大，其大小和形态随腹股沟斜疝病情不同而有所变化。

6. 危险三角　输精管和精索血管（或生殖血管）之间的区域为髂外动脉静脉及股动静脉通过的区域，在此区域内操作有造成这些血管损伤的危险。

三、分离腹膜后腹腔内角度的解剖

1. Cooper 韧带　即耻骨梳韧带，在腹腔镜手术中容易看到，组织坚韧，呈白色，是常用的网片固定部位。

2. 髂耻束　为腹横筋膜增厚而成，在腹股沟韧带深面、髂前上棘与耻骨结节之间，髂耻束跨过股血管前方形成深环的下界。

3. **股动脉与股静脉**　是髂外动脉与静脉的延续，在腹腔镜手术时需注意避免损伤。

4. **死亡冠**　是指腹壁下动脉的耻骨支与闭孔动脉形成的吻合支（图2-11），也有部分患者此处没有形成吻合。此处损伤时造成出血且止血困难，因此建议注意暴露，在直视下进行手术。

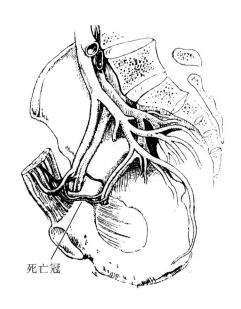

死亡冠

图2-11　腹壁下动脉的耻骨支与闭孔动脉形成的吻合支,即死亡冠

第6节　腹股沟区的活体解剖

以上的描述是尸体解剖得出的结论，但在活体情况下，腹股沟区的解剖可能与之有不同之处。借助现代医学设备如CT及MRI，可以对活体情况的腹股沟进行观察。有的学者发现活体情况下直疝三角存在肌肉的影像学表现，也有学者发现膀胱在充盈时可完全覆盖直疝三角[7]。而腹膜前间隙植入网片后，膀胱无法覆盖直疝三角，因此认为腹膜与腹横筋膜之间的直疝三角区域可能是膀胱扩张的储备区域，即腹股沟区的泌尿生殖脂肪筋膜室（urogenital fatty-facial compartment）。破坏该间隙可能对膀胱和输精管的功能产生影响，但目前对其活体情况下的信息了解较为有限。

第7节　人类直立行走对腹股沟的影响

人类与其他哺乳动物的不同是直立行走。直立行走让人的双手解放出来，是人类进化的重要转折点。但是直立行走也带来了代价，人类身体本来就是为四足行走而设计的，因此直立行走后身体开始变得不适应了。人类的腹股沟由四足行走时处于身体高位，变为直立行走时处于身体较低的位置（图2-12），承受腹腔的压力增大，因此可以说腹股沟疝是人类直立行走的代价。

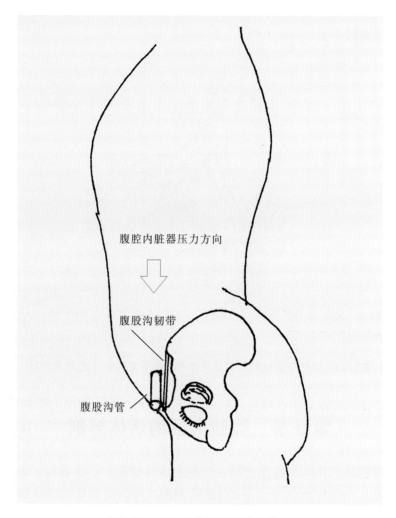

腹腔内脏器压力方向

腹股沟韧带

腹股沟管

图2-12　直立行走时的腹股沟管

直立行走使人类的腹股沟管处于身体的低位，因此必须进化出更有效的腹股沟管保护机制

在非生殖期，雄性鼠类的睾丸位于腹腔内。在生殖期，睾丸通过腹股沟管进入阴囊，因此对雄性鼠类而言，腹股沟管只是生殖器官进入阴囊的通道。而其他哺乳动物的腹股沟管处于腹腔较高的位置，腹腔的器官如肠管等，其压力主要集中在以脐为中心的区域（图2-13），腹股沟管实际承受的压力很少，仅是精索的通道而已。但是研究发现四足行走的哺乳动物也会患腹股沟疝，通常认为先天发育不全是主要原因。

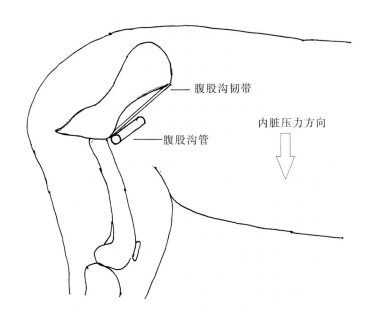

图2-13　四足行走的哺乳动物腹股沟管位置示意图

可见其基本不承受腹腔内脏器的压力

　　从陆地转到树上生活，对灵长类动物产生了两个根本性的影响：一是陆地上四足爬行时活动是平行于地面的，而在树上的攀爬和跳跃，活动则相对垂直地面，因此导致下肢和骨盆的形态发生改变。我们可以从比较解剖学上得出结论，从四足行走动物到人类，其骨盆的发展是逐步改变的，为以后的直立行走奠定了基础。因此我们可以在动物园和纪录片等影视画面中看到猩猩短距离直立行走的情景。第二个影响是树上很少有大型食肉动物，灵长类的天敌少，可以相对安全地进化。并且树上食物充足，为其体型向大型哺乳动物进化奠定了物质基础。正是由于这些基础，当森林消失时，灵长类在稀树草原上才具备进一步进化的能力，开始逐渐直立行走，并向现代人类进化。

　　现代猿类骨盆长，耻骨不愈合，盆腔口开放，与考古发现的古猿化石相比没有太大的改变。在非洲发现的露西（Lucy）的化石中骨盆已经出现了现代人类的特点：左右宽、前后短。人类的骨盆上部短而宽，下部耻骨愈合 [8]，骨盆腔呈盆形，盆口缩小。在逐渐直立行走的同时，人类腹股沟管也在进化，其形态和功能均发生了改变。形态的改变主要是随着骨盆的变化而变化。从古猿到现代人类，为适应直立行走，耻骨弓的高度降低（图2-14），骨盆变宽变短，人类的腹部也由动物的前后径长左右径短，变成前后径短左右径长，因此骨盆变宽后腹股沟管变长。如果以腹壁为平面，腹股沟管在更加接近腹壁的角度斜穿腹壁。骨盆变短时，主要是髂骨逐渐缩短，因此内环口位置逐渐降低，进化的结果是耻骨弓高度降低和相对于水平面腹股沟管与其所成的角度更小（图2-15），腹腔内的压力与腹股沟管长轴的角度逐

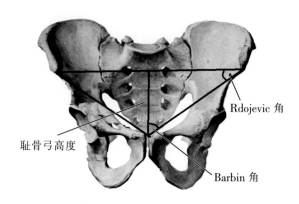

图2-14 男性的耻骨弓高度、Barbin角及Radojevic角示意图

耻骨弓的高度是指从耻骨结节到两髂前上棘内侧之间连线的垂直距离

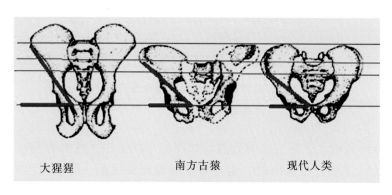

图2-15 耻骨弓高度变化图

由上图可见从大猩猩到现代人类，随着骨盆形态的改变，腹股沟管与水平面所成的角度越来越小，其耻骨弓高度逐渐降低。图中最低的平行线通过耻骨结节，上面的3条平行线分别通过3个骨盆的髂前上棘

渐变得更加垂直。在压力作用于腹股沟管时，如果我们把力分解为垂直于腹股沟管及平行于腹股沟管的两个分力，垂直于腹股沟管方向的分力更多，而平行于腹股沟管的分力越来越少。在现代人类，仍可找到类似的例证。如非洲男性的耻骨弓高度超过7.5cm，而阿拉伯和欧洲地区男性为5.0~7.5cm，这可能是非洲男性腹股沟发生率比阿拉伯和欧洲地区男性要高的原因。

直立行走也导致了人类下肢形态和肌肉的变化。下肢肌肉的骨盆附着点靠前，有利于动物的四足奔跑。但是直立行走后，身体的重量由双下肢承担。随着骨盆的变化，下肢肌肉在髋骨的附着点逐渐靠后，导致靠前的肌肉附着点变宽（图2-16）。对比解剖学研究表明，牛和马的臀大肌在身体的两侧，而人类的臀大肌在身体的后面（图2-17）。肌肉相对位置和骨盆形态的改变，使髂腹股沟区与耻骨结节附着肌肉之间的角度增大且距离增宽（图2-18），从而形成肌肉间的多余空间，而股血管鞘不能随之增宽，这是形成下肢身体结合部腹股沟区股管的原因。

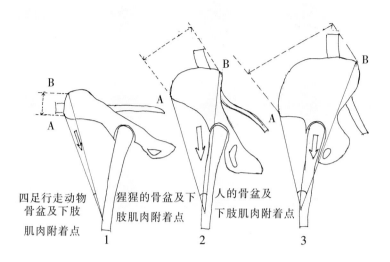

图2-16　骨盆及下肢肌肉附着点的变化

图 1 为四足行走动物的下肢肌肉附着模式，图 2 为猩猩的下肢肌肉附着模式，图 3 为人的下肢肌肉附着模式。可见下肢肌肉在骨盆的附着点（A 点和 B 点）之间的距离逐渐加宽，其结果导致肌肉间的距离加宽。结合骨盆变宽变扁的因素，在耻骨结节附近的髂腹股沟区形成人类特有的结构——股管。箭头为肌肉力量作用于下肢（后肢）的方向。四足行走的动物下肢（后肢）肌肉的力量方向与下肢成较大角度，结合前肢的肌肉力量，使总的力量方向位于身体的中心。猩猩与四足行走的动物有较大差别，力的作用与下肢之间的角度变小，结合上肢的力量，使上下肢与树干形成稳定的力学关系，并适应在树上的攀爬跳跃的需要。人类的肌肉力量与下肢的方向是平行的，这是直立行走的保证

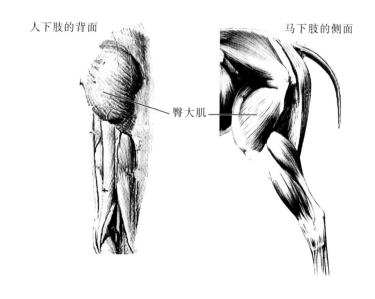

图2-17　人类与马的臀大肌位置

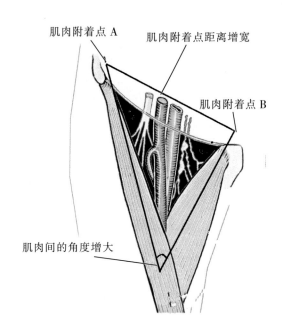

肌肉附着点 A

肌肉附着点距离增宽

肌肉附着点 B

肌肉间的角度增大

图2-18　肌肉附着点的变化导致其间隙增大，多余的空间是形成股管的原因

随着进化，腹股沟区的各个解剖结构也出现，形态及功能上的适应性变化，如腹股沟区的腹横筋膜增厚，腹股沟管位置及功能的整体协调共同形成其保护机制。因此疝和腹壁外科医生应该把腹股沟管看做是一个器官，腹股沟疝实际是这个器官结构和功能整体性改变的结果。直立行走造成人类具有另外一个特有的解剖结构——股管，由此带来发生股疝的风险。

腹股沟区是一个有独特功能的解剖区域，其相关内容详述如下。

一、腹股沟管的位置和形态

由于骨盆与垂直面成 60°角 [9]，因此腹股沟管在站立时与平卧有很大的不同。Bassini 认识到人类腹股沟疝是腹股沟管变宽变短引起的，因此 Bassini 手术的主要理念是纠正腹股沟管变宽变短这一解剖上的改变。在直立状态下，腹股沟的侧面观呈背侧高、前面低的倾斜状。从腹股沟管的前面观是倾斜的，外侧高、内侧低，可以理解成从腹腔内斜穿过腹壁的管道。这个管道是有弹性的，腹腔内的压力可以将其压扁，从而防止腹腔内脏器疝出。从这个机制看，腹股沟管越长，在压力的作用下，腹股沟前后壁重叠的面积也就越大，因此抵抗压力的能力也就也大，这类似老式自行车的气门芯（图 2-19）。另外腹股沟倾斜度越大，承受压力的面积也就越大。如果内环口扩张，整个腹股沟管相对于腹壁而言，其倾斜度发生了改变，直观的变化就是腹股沟管变宽变短，抵抗腹腔内压力的能力也随之降低。并且随着内环口的扩张，腹股沟管也变得更宽、更短（图 2-20）。

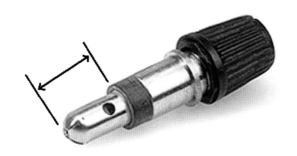

图2-19　老式自行车的气门芯

箭头所指的部位套上橡皮管以防止漏气，其长度越长，橡皮套与气门芯
重叠面积越大，也就越不容易漏气

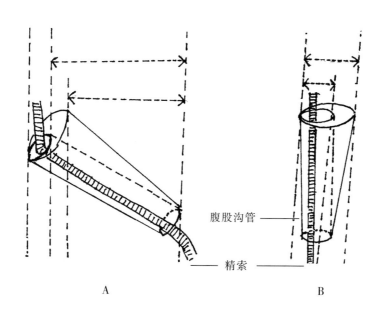

腹股沟管

精索

A　　　　　　　　　　　　　　　B

图2-20　腹股沟管

A图为腹股沟管冠状面。内环口扩张，导致腹股沟管变短，受力面积变小。在相同的压力
下，腹股沟管收到的压强更大，保护机制削弱。B图为腹股沟管矢状面。示内环口扩大，腹股沟
管变宽，腹腔内容物更易疝出

二、腹横筋膜

　　一般认为直疝三角区无肌肉覆盖，该区的腹横筋膜比其他部位厚。胶原代谢的
改变引起腹横筋膜强度的变化是腹股沟疝的病因之一。但是现代腹腔镜外科医生发
现，腹横筋膜为一层基本没有强度的薄膜，有时呈半透明状[10]，其强度可能不足

以抵抗腹腔内的压力。活体解剖研究也发现，直疝三角区可出现肌肉的影像学信号。因此我们不能孤立地看待腹横筋膜，腹横筋膜必须配合其他腹股沟区解剖成分才能发挥保护作用。另外，内环口的腹横筋膜悬韧带在腹腔内压力下收缩。改变内环口的角度，使内环口更加向外，腹腔内的压力作用于腹股沟的管壁上而不会压向内环口，客观上会增加腹股沟管的长度和斜度。

三、腹外斜肌和腹外斜肌腱膜、腹内斜肌、腹横肌

在腹腔内压力的作用下，腹内斜肌及腹横肌收缩，将联合腱压向腹股沟韧带方向，因此腹股沟管后壁得以加强（图2-21）。活体情况下肌肉具有一定的紧张度，也能覆盖腹股沟区，这可能是活体解剖研究发现直疝三角出现肌肉影像学信号的机制之一。传统上认为，腹外斜肌腱膜在腹股沟的保护机制中不起作用，而实际上腹外斜肌腱膜其实是腹股沟管完整保护机制的重要组成部分。在腹腔内压力作用下腹外斜肌紧张，其腱膜也随之紧张，使被压向腹壁的其他腹壁结构有一个坚固的基座，同时使外环口缩小。在实际的临床工作中，女性腹股沟直疝罕见，这是由于女性没有精索通过，腹外斜肌腱膜和腹横肌以及腹内斜肌可以更完美地配合以发挥其保护作用。女性腹股沟区的保护机制完备，且女性骨盆更宽，腹股沟更长而内环口更窄，因此女性的腹股沟区就被完美地保护起来。

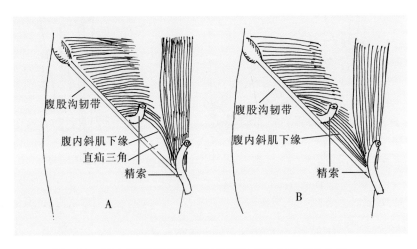

图2-21　腹内斜肌及腹横肌的下缘组成联合腱或联合肌

联合腱（联合肌）的弓形结构在收缩时呈现直线形态，使其下移覆盖腹股沟区。在活体情况下，人体肌肉都有一定的紧张度，该肌肉也能覆盖腹股沟区

四、精　索

对于男性而言，精索的通过对腹股沟管的保护机制起到了一定的破坏作用，且精索可以传递腹腔内的应力。但是精索也有一定的保护作用。精索的提睾肌是腹内斜肌及腹横肌的一部分，在压力作用下，提睾肌随腹内斜肌及腹横肌一起收缩，精

索更贴近腹壁，使腹股沟管的长轴与腹壁的角度更小，从而增加了其斜度，可抵消部分腹腔内的压力，并使内环口缩小。

第8节　腹股沟区的板层构造学说

板层构造学说的主要观点是腹股沟区的腹壁分为浅、深两个肌腱板层，精索位于两个板层裂隙之间[11]。浅肌腱板层包括：Scarpa 筋膜、腹外斜肌腱膜、腹股沟韧带。深肌腱板层包括：腹横筋膜与腹横筋膜衍生结构（如髂耻束）、腹股沟管内环的前后缘、腹横筋膜悬带、腹横肌腱膜、股鞘前壁和耻骨梳韧带。在股区主要是耻骨上支及紧密联系于耻骨的结构，如耻骨肌及耻骨肌筋膜、股鞘前壁。当腹腔内压力增加时，腹横筋膜悬带及其脚收缩使内环口缩小，同时精索结构更加贴近腹壁，内环口的角度发生改变，增加精索形成的斜度，从而起到保护作用。这一层次的病理生理改变可导致腹股沟疝的发生，因此腹股沟疝的修补术应恢复每一层被破坏的肌腱膜板层，并强调修补腹横筋膜层的重要性。

（李　亮）

参考文献

[1]李福年,周荣祥,李杨.腹壁与疝外科[M].北京:人民卫生出版社,2004:10-13.
[2]董建,许世吴,吴钢,等.国人耻骨肌孔和腹膜前间隙的解剖学研究[J].上海医学,2010,33(9):845-848.
[3]Faure JP,Doucet C,Rigoard P,et al.Anatomical pitfalls in the technique for total extra peritioneal laparoscopic repair for inguinal hernia[J].Surg Radiol Anat,2006,28(5):486-493.
[4]田玉科,梅伟.超声定位神经阻滞图谱[M].北京:人民卫生出版社,2011:165-166.
[5]王云祥,张雅芳.淋巴管结构域癌转移[M].北京:人民卫生出版社,2011:307-307.
[6]陈海芳,张剑凯,李雪鹏,等.腹股沟斜疝层次显示及其应用解剖学研究[J].局解手术学杂志,2010,19(1):10-12.
[7]陈双.腹股沟疝外科学[M].广州:中山大学出版社,2005:39-40.
[8]沈银柱,黄占景,王正询,等.进化生物学(第二版)[M].北京:高等教育出版社,2010:226.
[9]Qiunn TH.Anatomy ofthe groin:a view from the anatomist [M].Nyhus and Condon's Hernia. 5th ed. Philadelphia:Lippincott Willianls & Wilkins,2002:55-58.
[10]陈双.腹股沟区域的解剖和保护机制[J].临床外科杂志,2006,14(11):691-693.
[11]裘法祖,王健本,张枯曾.腹部外科临床解剖学[M].济南:山东科学技术出版社,2001:32-34.

第3章 腹横筋膜

在腹股沟疝的各种专著及文献中都可以看到关于腹横筋膜重要性的讨论，可见腹横筋膜在腹股沟疝外科学中的重要地位。全面理解腹股沟区腹横筋膜的解剖是深化理解腹股沟疝手术，尤其是腹膜前修补术的基础。本章将从筋膜构造理论角度来深入探讨腹横筋膜。

第1节　怎样理解腹横筋膜

在腹股沟疝前入路手术中，我们看到的腹横筋膜是腹股沟的后壁，关于它的描述有很多种。Robert Condon 认为，腹横筋膜只是腹内筋膜的延续，在腹股沟区比其他部位更厚、更坚固。Lichetenstein 则认为，腹横筋膜位于腹横肌弓状缘与腹股沟韧带和 Cooper 韧带之间。19 世纪 Bogros 为了寻找结扎腹壁血管而避免进入腹腔的手术路径，发现了 Bogros 间隙。壁腹膜和腹横筋膜之间的间隙被定义为腹膜前间隙，Bogros 间隙即为腹膜前间隙的一部分。也有人定义腹膜前间隙为壁腹膜与腹横筋膜的浅层之间的间隙，因此不同的人对腹膜前间隙（腹膜外间隙）及腹横筋膜的理解是不同的。

一、从胚胎学的角度理解腹横筋膜

高桥孝在《大肠癌根治术》中叙述[1]：外科手术是局部治疗方法，理应重视局部解剖，可是为了很好地掌握局部解剖，必须注意其局部出现的各系统部分脏器与系统整体之间的关系。这个理论在大肠癌的根治术中极为重要，其筋膜结构的理论对理解腹横筋膜的解剖也非常重要。人体由单细胞的受精卵发育而来，在早期阶段我们可以把胚胎理解成一个圆筒结构，圆筒的壁就是体壁。该圆筒壁分为 3 层（图 3-1），以肌肉为中间层，内层及外层各分为 3 层。3 层之间为两层坚韧的筋膜分隔，外层为皮下组织，由皮肤（包括真皮）、浅筋膜及深筋膜组成。外层与中层之间为腹壁浅筋膜。内层也分为 3 层，从内向外分别为：腹膜、腹膜下筋膜深层和腹膜下筋膜浅层（靠近腹腔的腹膜下筋膜为浅层）。内层和中层之间为腹横筋膜。注意这里提到的 3 层结构与内胚层、中胚层、外胚层是不同的概念。1975 年 Fowler 就认为腹膜前筋膜不同于腹横筋膜[2]，这个观点与第 2 章提到的腹股沟区板层构造类似，即浅肌腱板和深肌腱板（参见第 2 章）。后腹膜重要的脏器及器官被内层两层筋膜，即腹膜下筋膜深层及浅层包着，并且存在于两层筋膜的间隙中。最典型的是肾脏，其前后的肾前筋膜及肾后筋膜相当于腹膜下筋膜的深层及浅层。事实上腹腔的器官，如胃、肠管、主动脉、髂总动脉等，都包含在这两层筋膜之间，只是由于胚胎的发育，以上器官发生扭曲、移位、融合，在直观的视觉上显得复杂而已。这也符合泌尿生殖筋膜室的理论，按照这种器官结构模式，膀胱被包含在两层筋膜之间，两层之间的间隙是膀胱充盈扩张的缓冲空间。

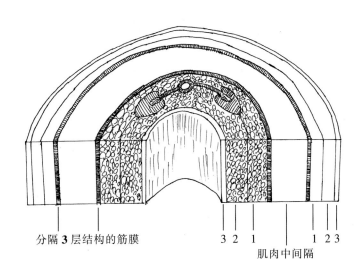

图3-1 胚胎的圆筒状3层结构模式

内层的第1、2层发育成为腹膜外脂肪，即腹膜下筋膜的浅层及深层，两层之间为各种器官，包括肾脏、主动脉、输精管等，在肾脏部位成为肾后筋膜及肾前筋膜。内层与中间层之间的筋膜为腹横筋膜

这里需要提到睾丸下降的问题，首先是阴囊从腹壁憩室状突起，然后睾丸沿阴囊壁下移。睾丸毫无疑问是在腹下筋膜深层与浅层之间下降的（图3-2）。腹膜鞘突在睾丸之前首先进入腹股沟管[3]，因此腹膜鞘突和睾丸是在不同的层面进入阴囊的，睾丸并没有穿过腹壁肌层进入阴囊。如果睾丸是穿过腹壁肌的途径进入阴囊，则提睾肌呈圆筒状包裹精索，而实际上提睾肌只是半包裹精索，精索的后壁缺少提睾肌纤维。所以，睾丸在阴囊内与小肠一样，本质上也是腹膜后器官。鞘膜逐渐消失形成精索的剩余件。但是在输精管的内侧，腹环也开始缩小，鞘膜下的腹横筋膜与腹壁的腹横筋膜可能逐渐融合或重叠，这可能是凹间韧带形成的原因。在解剖学上凹间韧带被描述为腹横筋膜增厚而成，其纤维束从腹横筋膜下缘绕输精管内侧而连于耻骨上支。然而个体差异较大，有的个体可能完全缺如，这与腹横筋膜折叠或融合的方式不同有关。

二、从疝和腹壁外科的角度理解腹横筋膜

从疝和腹壁外科医生的角度来看，腹横筋膜包含两层：前层由不规则增厚的纤

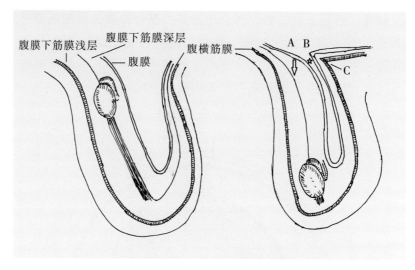

图3-2 睾丸下降示意图

从筋膜构造理论的角度讨论睾丸的下移以及腹股沟管解剖的形成。A点为腹膜外脂肪下移形成的精索脂肪瘤带动腹膜下移形成疝囊的起始部位,箭头为精索脂肪瘤下移方向。B点五星符号为腹膜闭合后形成的鞘突部位,两者并非完全等同。C点为鞘突消失过程中导致的腹横筋折叠形成的凹间韧带

维束和脂肪组织形成 [4];后层主要是脂肪组织。从腹腔内面切开腹膜,腹膜与腹横筋膜前层之间容易分开从而进入腹膜前间隙,因此传统的腹膜前间隙是壁腹膜与腹横筋膜前层之间的间隙,Bogros 间隙便是其中一部分。还有很重要的一点是,疝和腹壁外科医生也认为腹壁下动脉在两层腹横筋膜之间 [5]。腹壁下动脉是股动脉的重要分支,当然与股动脉及股动脉之前的髂外动脉以及髂总动脉位于同一层次。并且在宏观的解剖上,腹横筋膜与肾前及肾后筋膜相连续。这种对腹横筋膜的理解是一种传统的习惯性理解,不能反映腹横筋膜的真实解剖。

三、腹横筋膜的实质

从胚胎学的角度思考大体解剖,才能理解腹横筋膜的本质,是与从疝和腹壁外科定义的腹横筋膜不同的 (图3-3)。疝和腹壁外科医生理解的腹横筋膜实际上包括了胚胎学的腹膜下筋膜和腹横筋膜,之所以如此,其原因是无论在解剖学研究还是实际的手术操作中,都无法把这两层完全分开。疝和腹壁外科的腹横筋膜前层包括胚胎学的腹横筋膜和腹膜下筋膜深层;而疝和腹壁外科的腹横筋膜深层,实际上是腹膜下筋膜浅层。所谓的腹膜下筋膜实际上是腹部外科医生所说的腹膜外脂肪。很难想象,这样的组织可以构成腹股沟的保护机制,实际上这些脂肪组织形成的精索脂肪瘤反而会导致腹股沟疝的发生。真正有一定强度的是胚胎学所指的腹横筋膜;如内环口的悬吊带及髂耻束等这些腹横筋膜形成的衍生结构。只有这层结构有足够的强度,成为腹股沟疝手术可以利用的组织。

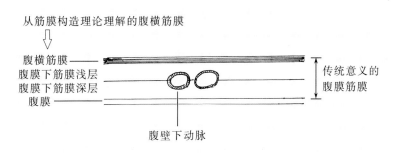

图3-3　腹横筋膜

图中左侧的标识为根据筋膜构造理论理解的腹横筋膜，右侧的标识为传统意义的腹横筋膜

第2节　腹股沟疝手术层面的问题

前面提到的 Bogros 间隙是疝和腹壁外科医生经常涉及的手术层面。Brogros 博士是在寻找不进入腹腔的情况下结扎血管的途径而发现这个间隙的。腹膜下筋膜两层之间的平面是血管存在的层面，才是真正的 Bogros 间隙。当然历史的真实并非如此，这只是作者从现代角度的理解。然而这并不妨碍 Bogros 博士的发现成为医学史上伟大的事件之一。这里需要提到另外的一个间隙——耻骨后间隙即 Retzius 间隙，目前多数文献或专著都认为这两个间隙是同一间隙，只是不同部位上命名的区分而已[6]。从胚胎学的角度来看，事实并非如此，Retzius 间隙实质上是腹下筋膜深层与腹横筋膜之间的间隙，与 Bogros 间隙有本质的不同，因此两个间隙是不同的。实际上，胚胎学的腹横筋膜与腹膜之间分为 3 个间隙（图3-4）：①腹横筋膜与腹膜下筋膜深层之间的间隙，在耻骨后的部分就是 Retzius 间隙；②腹下筋膜深层与浅层之间的间隙，也称为血管间隙，作者认为这是 Bogros 博士的研究目的所在，即 Bogros 间隙，虽然不一定是其实际研究结果；③腹膜下筋膜浅层与腹膜之间的间隙，也就是通常说的腹膜前间隙，这是真正的无血管层。出现混淆的原因是因为腹膜下筋膜——即腹膜外脂肪组织强度很低，实质上只是器官的脂肪垫，因此在手术中极易被破坏，而无法观察到 3 层的间隙。在疝和腹壁外科的专著中对腹横筋膜的覆盖描述很复杂，实际上如果从胚胎学的角度去理解就很简单，腹横筋膜就是内层与中层之间的一层筋膜，覆盖于肌肉（腹横肌）和骨头（骨盆）之上，在不同部位有不同的名称而已。如在髂腰肌前称为髂腰肌筋膜，这层筋膜同样覆盖在耻骨后及闭孔等部位。直肠癌手术中的骶直肠韧带同样是这一层次，切开骶结肠韧带后就进入肛提肌上间隙，腹横筋膜在这里与肌肉分界最为明显。

一、腹腔镜手术中的手术层面问题

在腹腔镜全腹膜外腹股沟疝成形术中（totally extraperitoneal prosthetic，TEP）

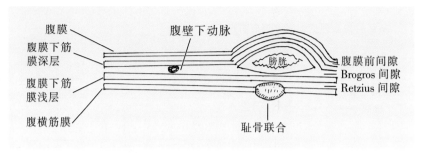

图3-4 腹横筋膜与腹膜间的间隙

从筋膜构造理论理解Brogros等间隙，与Brogros博士的理解有不同的角度

需要在腹直肌后使用气囊钝性分离，腹直肌后鞘的弓状缘下后鞘缺如，只有腹膜覆盖，因此可进入腹膜外间隙，形成手术空间。在手术时我们体会到，腹直肌及腹壁下动脉就在分离的间隙顶部。手术学专著及文献也告诫术者避免在腹壁下动脉之下进行间隙分离。前面提到的腹壁下动脉是一个关键因素，因为它提示我们分离的间隙并非真正的腹膜前间隙，而是腹膜下筋膜深层与腹膜之间的间隙。对于疝和腹壁外科医生而言是进入腹横筋膜前后两层之间[7]，这一层面是器官所在的层面，如膀胱及输精管等均位于本层面。而在脐正中韧带，就可能损伤到膀胱。继续手术，我们需要进入Retzius间隙，实际上是我们切开了或推开了腹膜下筋膜深层。而腹腔镜经腹腹膜前疝成形术（transabdominal preperitoneal prosthetic，TAPP），可以在直视下切开腹膜，游离腹膜前间隙。如果像直肠癌的全系膜切除术那样，认真细致的锐性分离，就可以在腹膜下筋膜浅层与腹膜之间分离出真正的腹膜前间隙，这时候输精管和生殖股神经等都在腹膜下筋膜浅层与腹膜下筋膜深层之间，输精管自然就在腹壁的一侧，不存在腹壁化的问题。因此从筋膜构造的角度看，我们说TEP手术的并发症要比TAPP高，并非完全是手术技术的问题，也有手术入路的先天不足，因为不可避免地会破坏腹膜下筋膜浅层，进入器官所在的层面。

二、提倡从筋膜构造理论角度理解腹横筋膜的意义

进行腹膜前间隙的腹股沟疝无张力修补术有其特殊的并发症——射精疼痛，目前病因未明。在腹膜前的疝成形术或无张力修补术发生率较高，比加强腹股沟管后壁或传统的腹股沟疝手术明显高。多数学者认为是与腹膜前的泌尿生殖脂肪筋膜室破坏有关。这一层面是输精管走行的层面，射精疼痛可能原因是网片或网片导致的粘连对输精管的卡压，或输精管周围的神经损伤。理论上这一问题在很大程度上是可以避免的。行TAPP手术或开放式的后入路手术时，可以紧贴腹膜将腹膜与腹膜下筋膜的间隙分开，即真正的腹膜前间隙，让输精管有完整的脂肪垫保护，并且生殖股神经也在这一层面得到很好的保护（图3-5）。这样可以在很大程度上减少对输精管神经的破坏和网片导致的卡压。并且这个层面是真正的无血管及无神经层面，术后不适感会明显减轻。行前入路的腹膜前手术如应用疝修补装置的手术

(PHS 手术或 UHS 手术)，作者等[4]在内环口和腹壁下动脉之间切开腹横筋膜、腹膜下筋膜深层及浅层，看到腹膜后才分离真正的腹膜前间隙，也可以达到同样的效果。这是借鉴直肠癌的全系膜切除术中保护盆神经的筋膜构造理论的结果，即在合理的层面进行手术。在直肠癌的全直肠系膜切除术之前，手术的主要操作是钝性分离技术。但是今天全系膜切除术已被广泛接受，以往的钝性分离技术已经被称为是粗糙、盲目的技术[8]。而 TEP 手术由于本身的缺陷，不可避免地会破坏腹膜下筋膜浅层，因此对精索的影响较大。并且网片位于器官所在的两层腹膜下筋膜层面，因此神经末梢也较多。无论是哪种术式，包裹膀胱的腹膜下筋膜浅层及深层都被切开，网片的一部分必须放入 Retzuis 间隙以阻挡膀胱成为新的疝出物，因此膀胱扩张的储备空间被破坏。

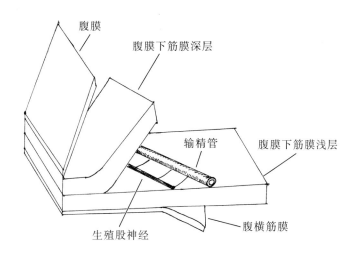

图3-5　腹膜前间隙

输精管及其支配神经生殖股神经在腹膜外脂肪的两层之间走行，也即腹膜下筋膜深层与腹膜下筋膜浅层之间，与肾脏的肾前筋膜及肾后筋膜的结构类似，是其胚胎学基础，避免损伤腹膜下筋膜，保持其完整性，可以实现对输精管的全面保护，使其免于与网片接触，并保持其神经支配的完整性

第 3 节　筋膜构造理论与精索脂肪瘤

精索脂肪瘤被认为是腹股沟斜疝的病因之一。Carilli 等[9]发现平均身体质量指数越高，精索脂肪瘤越容易发生。Heller 等[10]认为精索脂肪瘤的长度与其发生的位置是左侧还是右侧有关，并推测精索脂肪瘤的发生与重力有关。我们所说的精索脂肪瘤，其实并非真正的肿瘤，而是腹膜外脂肪组织通过内环口进入精索形成的团块样脂肪组织。在睾丸下移过程中，腹腔内的阶段是在腹膜下筋膜的深层与浅层之间移行的，当到达内环口位置时阴囊已经形成。阴囊其实是腹腔的憩室样突出，最内层的腹膜就是鞘膜。阴囊的各个层次关系并没有改变，睾丸仍然在腹膜下筋膜的深层及浅层下降。睾丸在鞘突之下下降至阴囊后，鞘突末端将睾丸大部分包围起来，形成睾丸鞘膜，鞘膜腔间隙即为鞘膜腔[11]，出生后鞘膜自行闭锁。最后的结果是腹膜下筋膜的表面由里向外依次是腹横筋膜形成的精索内筋膜和提睾肌。由于腹膜下筋膜包裹精索，腹横筋膜形成的内环口并不是完全封闭的，它与输精管和精索血管之间有腹膜下筋膜形成的间隙。这种模式在先天性腹股沟斜疝手术中得以证实。这种情况疝囊进入阴囊，精索位于疝囊的腹膜之下，而睾丸就像小肠一样，位于疝囊腔之中。实际上睾丸表面为腹膜包裹，即睾丸是在腹膜之下进入阴囊的，与腹膜进入阴囊的路径不同。这个间隙在疝和腹壁外科的意义是在人类长期站立的情况下，由于重力的作用，腹膜下筋膜的脂肪组织逐渐下移形成精索脂肪瘤。其结果是内环口增大，从而使腹股沟管相对于腹壁的角度发生改变，继而逐渐发生腹股沟疝。这就是所谓的腹膜后脂肪下移假说[12]，从筋膜构造理论解释这一理论思路较为清晰。腹膜后脂肪下移形成的精索脂肪瘤，对内环口产生的影响才是腹股沟斜疝发病的始发因素。由于精索脂肪瘤的带动，其对应的腹膜下移，形成最初的疝囊，而不是鞘膜形成最初的疝囊（图 3-2）。解剖学研究表明，在钝性游离疝囊后，掀起疝囊，可见其后壁有光滑的腹膜衬贴。沿疝囊追踪暴露，显示为闭锁不全的上段腹膜鞘突。可见疝囊是由壁腹膜形成的，并不是由未闭合的腹膜鞘突构成[13]。临床上也可见哑铃状的疝囊，即一个内环口，两个疝囊，其中一个是真正的疝囊，是由后天性的因素导致；另一个是原来的鞘突。可见鞘突并非后天性腹股沟疝的病因，由此也可以印证腹横筋膜的理论。

第 4 节　筋膜构造理论与股鞘解剖

一、下肢形成与股区解剖的关系

双下肢的形成是以出芽的方式在胚胎中发生的，即下肢芽由中胚层和外胚层构成，发生在人胚胎的第 4 周末。随着下肢芽逐渐发育成为下肢，可套用前面的圆筒 3 层结构来理解。这一区域和腹股沟区很相似，下肢芽实际上是中层的增生，在腹股沟区为腹膜外斜肌腱膜和筋膜（无名筋膜），在大腿即为阔筋膜和前面覆盖的筋膜（这层筋膜在卵圆窝处比较明显）。更有趣的是，在腹股沟管有腹外斜肌腱膜形成的外环口，外面覆盖腹外斜肌筋膜即无名筋膜。在股三角有与腹外斜肌腱膜同源的阔筋膜形成的卵圆窝，有与腹膜外筋膜（无名筋膜）同源的筋膜覆盖，该筋膜在卵圆窝处成为筛筋膜。可以肯定的是大隐静脉不需要如此大的卵圆窝通过，其直径远小于卵圆窝。中层和内层之间就是腹横筋膜，股动脉也随之变化带出腹横筋膜，形成股鞘。股鞘在本质上是腹横筋膜，下端与血管外膜融合。因此股动脉与髂外动脉一样，也是包裹在腹膜下筋膜深层与浅层之间，可见股动脉外周的结构与精索类似，外侧依次是腹膜下筋膜、腹横筋膜（即股鞘）。我们还可以看到这一区域缺少肌肉和骨骼，只有腹横筋膜和阔筋膜，与腹股沟管的结构是如此的相似，似与腹股沟管形成镜面关系。

二、从筋膜构造理论理解股管的解剖

1. **股鞘、股管和股环的一般性解剖描述**　由于下肢的形成，这一区域包括了 3 个结构：股鞘、股管和股环。解剖学关于股鞘的描述是[14]：腹股沟韧带深面的腹横筋膜在股血管之前随之延伸向下达 3~4cm，即构成股鞘之前壁；而紧贴于血管后壁的髂腰肌筋膜向下延续构成股鞘的后壁。实际上股鞘后壁尚有耻骨肌筋膜参与，故有后壁由髂耻筋膜构成的说法。以上提到的髂腰肌筋膜和耻骨肌筋膜实质都是腹横筋膜，因此股鞘就是腹横筋膜。股鞘成扁三角形，底端朝上、尖端向下，在底部股鞘的股动脉外侧与股静脉内侧融合，股动静脉之间的腹横筋膜也融合成鞘，分别容纳股动静脉。此外，股鞘内还有结缔组织和淋巴结分布。

2. **股管解剖描述的矛盾之一**　在股静脉的内侧是股管，传统描述股管是三角锥形的盲管样结构，长 1~2cm，底端向上、尖端朝下。股管的上端即股环，股环的上面由腹横筋膜覆盖，称为股隔。腹横筋膜之下是股环，前界是腹股沟韧带，内侧界是腔隙韧带，后界是耻骨梳韧带，外侧界是股鞘的内侧面，实际上腔隙韧带与耻骨梳韧带都是腹股沟韧带延伸形成的。在股环对应的腹膜微凹，称为股窝。股管内为脂肪组织与淋巴结，最上端的淋巴结为 Cloquet 淋巴结，一般文献认为股管内的脂肪组织是腹膜外脂肪。但也有人认为腹股沟深淋巴结属于股深淋巴结的上群，并非传统意义上腹股沟区的淋巴结[15]。股管究竟是在股动静脉的血管鞘内还是在其外，有不同的理解，这是对股管理解的矛盾之一。

3. **股管描述的矛盾之二**　股管是由于骨盆及下肢肌肉构造形成的一个腔隙，是下肢内侧没有肌肉附着于股管这一部位的缘故。股管在股血管的内侧，为人类所特有，它的存在使股静脉有扩张的余地，并在直立时使股静脉不至于同陷凹韧带锐利的外缘相抵触[16]。这个理论有现实的临床意义，即行网塞充填式无张力修补术时，不能让网塞对股血管产生压迫。这里强调的是股管的运动意义，即它属于下肢的结构，与传统认为股管由腹横筋膜形成的观点有矛盾。

4. **手术中的解剖体会**　上述这种解剖关系也可以在股疝的经股入路中得到证实。手术中，疝的最外层是脂肪组织[17]，与正常组织之间的边界就像脂肪瘤一样，但是与斜疝的精索脂肪瘤不同，它是包裹整个疝囊的，实际上是疝推压股管内脂肪造成的。然后是一层膜状结构，即腹横筋膜。切开腹横筋膜后可见一层脂肪组织，即为腹膜外脂肪，最后才是由腹膜形成的疝囊。

5. **股管解剖矛盾的集中点**　从以上的叙述可以看出，对股管的解剖理解存在很大的混乱。其一是在躯体与下肢的结合部，股管究竟属于腹部（或者盆部）的结构还是下肢的结构；其二是股管在人类进化的过程中有何意义。

6. 从筋膜解剖和人类直立行走的角度理解股管　在前面论述下肢形成时提到，胚胎时下肢是以出芽的方式形成。最初是下肢芽基部的脐动脉发出的坐骨动脉伸入下肢芽，其远端形成足丛，然后髂外动脉形成股动脉，并与足丛相连，构成下肢的动脉网。股动脉是下肢的轴心动脉，股动脉与髂外动脉及主动脉在胚胎学的角度上层次是一样的，因此股鞘实际上就是腹横筋膜。这个理论是理解这个问题的根本。血管外科的理论认为，股鞘内股动静脉之间由完整的隔膜分开，除容纳淋巴管通过的狭窄管道（股管）外，股鞘筋膜全程包裹着股血管[18]。这种解剖学上的理解是符合筋膜解剖理论的，其中心思想是股管非常狭窄，只有淋巴管通过，没有淋巴结，因此这里的股管与通常意义的股管是不同的。

通常意义的股管是人类直立行走形成的特殊结构。直立行走导致骨盆变宽变扁，左右径增加，前后径变短，也就是说骨盆冠状面上的空间相对增加。猩猩也可以短距离的直立行走，但其行走时会左右摇晃，这与其股骨位于骨盆的两侧有关。人类在完成直立行走的进化后，股骨相对于骨盆的位置更加靠后，导致下肢肌腱的附着位置也向后移动。骨盆与下肢及其肌腱相对位置的改变，导致大腿根部内侧出现多余的空间，为脂肪组织所填充，Cloquet 淋巴结就位于其间，形成了我们通常意义上的股管，因此股管其实是这种骨盆变化的结果。从这个角度理解，股管实际上是进化形成的下肢内侧多余空间（图 3-6）。换言之，真正的股管结构其实并不存在，要正确理解解剖学的关系必须从胚胎学的角度来进行分析。

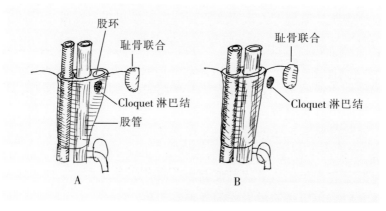

图3-6　股管结构

A图为通常意义上的股管结构；B图为血管外科意义上的股管结构。B图更符合进化解剖学和筋膜构造的理论

从筋膜构造理论和人类直立行走进化导致下肢形态改变的角度，可以正确理解股管的实际解剖，从而真正理解股疝的病因。

临床常见的股疝是多次妊娠生产的女性患者，与多次妊娠引起骨盆腹壁韧带筋膜松弛导致股环的扩张有关。其疝出途径并非股鞘内的股管，而是下肢内侧多余的脂肪组织，即我们通常理解的股管。而从真正的股管疝出的股疝非常罕见。多数的股管只是潜在的间隙，而非真正的间隙或管状结构。临床上所见的罕见股疝，如血管前疝及血管后疝，都没有进入股管，只是从股鞘的不同方位疝出而已。假设股管是我们通常理解的结构，股管内外腹膜外脂肪就与精索脂肪瘤引起斜疝具有同样的作用。因此股疝会经常发生，但是实际上股疝远比腹股沟斜疝的发生率低，这也可以从一个反面证明筋膜构造理论的正确性。

三、股疝与腹股沟斜疝、腹股沟直疝的不同点

耻骨肌孔的概念提出后，现代医学一个普遍的观点是：后天性的腹股沟斜疝、腹股沟直疝与股疝其实是同一性质的疝，是腹横筋膜薄弱的结果。这个观点并无本质上的错误，但是它们之间还是有差别的。股疝被认为与直疝是相同的疝，只是疝出的路径不同，前者从股环疝出，后者从直疝三角疝出。股疝常见于女性患者，被认为是女性骨盆宽大、股环较宽的原因。因此尤其是高龄或多次生产后的患者多见，也可见于高龄男性。在临床工作中我们发现腹股沟直疝或斜疝的女性患者，在行 Lichtenstein 平片无张力修补术或网塞充填式无张力修补术后容易继发股疝[19]。男性在行传统的有张力腹股沟直疝和斜疝修补术后也容易得股疝。以上情况也支持股环的增大是股疝的主要原因，而腹横筋膜薄弱及腹内压增高也是原因之一。作者认为原因如下：①女性先天上骨盆较宽；②由于多次生产腹壁肌肉及腱膜松弛，而股环的三面由腹股沟韧带或腹股沟韧带的衍生结构组成，在多次妊娠后同样会松弛；③传统的有张力修补术将腹股沟韧带与腹横肌及腹内斜肌的下缘缝合牵拉使股环扩大；④高龄男性患者组织退化，股环周围韧带松弛使股环扩大；⑤女性腹股沟斜疝或直疝行单纯加强腹股沟管后壁手术后，由于腹股沟后壁加强，但是股环上的腹横筋膜没有得到加强，因此容易继发股疝。而多数的高龄女性腹横筋膜薄弱及胶原代谢的改变，也未见股疝发生，说明单纯腹横筋膜因素不一定会导致股疝。

Raymond C. Read 认为腹股沟区这个位于躯干、下肢和外生殖器之间的连接区域，其大体结构复杂得令人惊讶。作者认为要理解腹股沟区的解剖及腹股沟疝的病理生理，从人类的进化及胚胎学的角度去认识是最理想的。

（李　亮）

参考文献

[1]韩方海,唐宗江,陈利生,等.大肠癌根治术[M].北京:人民卫生出版社,2003:1-18.
[2]Fowler R.The applied surgical anatomy of the peritoneal fascia of the groin and the "secondary" internal ring[J].Aust N J Z Surg,1975,45:8-11.
[3]吴孟超,吴在德.黄家驷.外科学[M].北京:人民卫生出版社,2008:2590-2592.
[4]马颂章.疝外科学[M].北京:人民卫生出版社,2003:61-63.

[5]李亮,隋梁,冯子毅,等.改进的腹膜外间隙入路在腹股沟疝无张力修补术中的应用[J].岭南现代临床外科,2009,9(5):370-371.

[6]江浩,丁锐,姚其远,等.腹股沟区腹膜前解剖和疝修补术[J].中国临床解剖学杂志,2008,26(2):209-212.

[7]李建文.腹腔镜腹股沟疝修补术的技术要点[J].腹腔镜外科杂志,2010,15(8):567-571.

[8]王杉.直肠癌诊断、治疗与康复新进展[M].北京:人民卫生出版社,2009:71-77.

[9]Carilli S,Alper A,Emer A.Inguinal cord lipomas[J].Hernia,2004,8(3):252-254.

[10]Heller CA,Marucci DD,Dunn T,et al.Inguina canal lipoma[J].Clin Anat,2002,15(4):280-285.

[11]杨勇,李虹,金杰,等.泌尿外科学[M].北京:人民卫生出版社,2008:33-53.

[12]陈双.腹股沟疝外科学[M].广州:中山大学出版社,2005:10-23.

[13]陈海芳,张剑凯,李雪鹏,等.腹股沟斜疝层次显示及其应用解剖学研究[J].局解手术学杂志,2010,19(1):10-12.

[14]裘法祖,王健本,张枯曾.腹部外科临床解剖学[M].济南:山东科学技术出版社,2001:34-36.

[15]王云祥,张雅芳.淋巴管结构与癌转移[M].北京:人民卫生出版社,2011:308-310.

[16]韩永坚,刘牧之.临床解剖学丛书(腹、盆腔分册)[M].北京:人民卫生出版社,1992:53-89.

[17]牛伟亚,阿不来提艾则孜,克力木,等.股疝的诊断与治疗体会[J].中华疝和腹壁外科杂志(电子版),2011,5(3):75-76.

[18]樊菁,王岭,吕勇刚,等.血管局部解剖及手术入路[M].西安:世界图书出版西安有限公司,2012:361.

[19]李亮,隋梁,吕国庆,等.女性腹股沟疝无张力修补术原则探讨[J].中华疝和腹壁外科杂志(电子版),2010,4(2):96-99.

第4章 腹股沟疝外科的材料学

人类使用假体进行腹股沟疝修补术已经有 100 多年的历史。最早的网片是金属材料制造的网片，使用银或钽丝制成，但均不能满足需要。随着材料科学的发展，现代意义的人造假体，即我们所说的网片，才能真正满足临床需要，但它仍不是最理想的材料。理想的材料应该具备以下要求 [1]：化学稳定性、无致敏作用，无致癌作用，具有抗机械拉伸的能力，耐高温、高压灭菌，不产生排异反应，在组织液中不发生变化。现在常用的主要是高分子聚合物，也有少量的自体或同种异体植入物，如脱细胞真皮基质网片等。

第 1 节 植入生物材料引起的病理改变

现代外科广泛使用生物材料，如骨科的钢板、眼科的人造晶体、烧伤整形科的各种敷料等。疝和腹壁外科也是使用生物材料较多的专业。目前的各种网片可以用琳琅满目来形容。一般而言，植入医疗装置引起的宿主反应有：创伤，血液-材料相互作用（指直接接触血液的材料），暂时性基质堆积，急、慢性炎症，肉芽组织形成，异物反应，纤维化或纤维包裹形成。

一、网片引起的纤维化或纤维包裹

1. **组织创伤引起的炎症反应** 炎症是具有血管系统的活体组织对局部创伤的反应，机体产生炎症的目的是为了限制、中和、稀释或隔绝损伤性因素的过程。炎症反应首先是血管扩张、血管壁通透性增加以及炎症细胞及其炎症因子的产生，导致局部组织中液体和血浆成分的积聚。这一反应产生两个作用：①形成暂时性的基质、肌纤维蛋白网络，提供愈合过程中的结构和生化成分，基质中的丝裂原、化学趋向物质、细胞因子、生长因子等诱化了分解、重组和修复，募集相应的细胞，如炎症细胞和成纤维细胞，由此促进一系列事件的发生。可能通过本身实质性细胞的再生和纤维性瘢痕组织形成这两种过程来与假体一起重建组织，这一过程最重要的是炎症反应。②网片实际上是泡在液体中的，这是网片在腹压作用下能够展平的原因。这种液体产生过多，即是血清肿的因素之一。

2. **3 个炎症细胞事件** 植入物在体内引起的炎症为非特异性炎症，是组织重建的关键步骤。与活体器官移植的排斥反应不同，排斥反应为特异性的炎症反应。生物材料引起的反应不是通常意义上的排斥反应，而是非特异性炎症的一种特殊形式——异物反应。在异物反应中主要有 3 种炎症细胞参与，可以认为是 3 个炎症细胞事件：①首先是中性粒细胞在开始几天占优势，主要是急性炎症的作用，可以定义为起始炎症细胞事件。②随后单核细胞成为主要的细胞，持续几天至几周，取决于创伤的程度和植入的生物材料，生物材料的大小、形状、化学和物理性质对炎症和损伤的愈合过程和持续时间有影响。最后单核细胞分化为巨噬细胞，可以定义为过渡炎症细胞事件。③起主导地位的是巨噬细胞，此类细胞试图吞噬植入材料，在异物作用下激活的巨噬细胞可能会分泌促进炎症或纤维化的细胞因子，可以定义为最终的炎症细胞事件。但异物周围出现多形核巨细胞时，意味着异物反应更加激烈。当巨噬细胞无法吞噬异物，如人造关节磨损产生的颗粒和由于剪裁破坏网片的完整而脱出的颗粒等，这些颗粒比细胞大得多，巨噬细胞释放各种酶、细胞因子和其他化学介质，如：前列腺素、肿瘤坏死因子-α、白介素-1等，并对细胞外环境产生有害影响。以上的单核细胞和巨噬细胞细胞事件主要是慢性炎症阶段。需要指出的是以上的划分是人为定义的，实际的过程是连续的，并且3种细胞可能同时或重叠出现，并有其他类型的细胞如淋巴细胞等参与。

3. 纤维细胞的3种状态与组织愈合　纤维细胞和成纤维细胞是重要的组织细胞，来自同一干、祖阶段细胞。一般成纤维细胞主要存在于功能器官中，纤维细胞主要存在于以胶原纤维为主要成分的组织中，如：关节、韧带、筋膜等。二者的区别在于功能状态，纤维细胞在功能上属于成熟和静止的细胞；成纤维细胞在器官功能活跃或病理状态下占优势，由静止状态的纤维细胞转化而来，细胞周围常可见合成的大量胶原纤维。肌成纤维细胞是一种特殊的间质细胞，兼有纤维细胞和平滑肌细胞的形态和表型特点。电镜下胞质内有大量的粗面内质网，包膜侧有典型的平滑肌纤维，在胚胎的早期和病理状态下出现，其病理意义大于生理意义，主要的功能是合成细胞外基质和分泌细胞因子，如：成纤维细胞生长因子，血小板来源的生长因子，转化生长因子等，可以促进纤维细胞和成纤维细胞转变为肌纤维细胞。成人组织中很少发现成纤维细胞，主要见于结缔组织病、肿瘤、组织修复等病理状态时。组织的局部保留有间质细胞或干、祖阶段的纤维细胞，另外骨髓的间质干细胞也参与全身间质细胞迁移到病变组织参与分化和增生。在愈合过程中，成纤维细胞通过有丝分裂大量增殖，在损伤后4~6d开始合成、分泌大量胶原纤维和基质成分，与新生血管、单核细胞、巨噬细胞共同形成肉芽组织，填补组织缺损，形成过度组织。这时与正常组织的差别明显，属于病理性组织。随后成纤维细胞分泌大量胶原蛋白酶降解多余的细胞外基质和胶原，改造组织以恢复正常的结构。在一定条件下，以成纤维细胞为主的肉芽组织持续存在，愈合质量差，多数情况下是成纤维细胞转化为纤维细胞形成瘢痕组织。成纤维细胞形成的肉芽组织是过度性的修复，成纤维细胞及胶原蛋白等形成的骨架以及成纤维细胞分泌的细胞因子，可以刺激实质细胞的修复，达到结构和功能的完整修复，但是完全恢复为正常的组织可能性很小。

4. 网片对愈合的影响　植入部位的成纤维细胞和血管内皮细胞增殖并形成肉芽组织，成纤维细胞在肉芽组织中增殖活跃，合成胶原和蛋白多糖。在早期是蛋白多糖占优势，后期则是胶原占优势，又以Ⅲ型胶原为多，并形成纤维囊包裹网片。可见如果没有网片，单纯的Ⅲ型胶原修复的组织强度是不够的（Ⅰ型胶原的强度更高）。纤维化或纤维包裹是愈合的最后阶段。目前的研究对于植入假体引起病理变化的确切过程仍不清楚，无法控制其引起的一系列事件。研究的方向是形成准确的理论来解释这一过程，从而实现对其的调控。目前我们对网片引起的变化有一定的了解，网片孔径的大小是重要的因素。对于孔径大的网片，宿主组织会浸润网片的全层，使网片与组织融合牢固，其中主要是成纤维细胞和胶原蛋白；而网片孔径小的材料，更易产生组织细胞而不是成纤维细胞浸润，大量的组织细胞浸润容易产生疏松的肉芽组织，因而网片与组织融合效果较差。一般认为最适宜的网片孔径是75~100μm。

二、生物材料相关的感染

虽然生物材料的研制取得了较大的进步，但是仍然无法完全杜绝被细菌寄居的可能。生物材料相关感染的机制一般可用生物膜的概念进行解释。除了在营养最丰富的环境中，细菌以单细胞的浮游状态存在，这种形式一般只能在实验室中才能观察到。人体存在的各种免疫物质和免疫细胞，对细菌而言是一种恶劣的环境，因此多数情况下细菌是以多细菌的生物膜形式存在。生物膜使细菌依附于载体表面的由细胞外多聚物和基质网包裹的高度组织化、系统化的生物膜性聚合物。在植入网片合并细菌感染时，细菌优先在基质包裹的环境中黏附到材料表面，这一理论通过电子显微镜的研究得以证实。当细菌定居于生物材料表面时，细菌的基因表达结构会发生变化，由此导致不同的蛋白质表达，可产生生物膜基质，并可使组织细胞黏附于其上。黏附的细胞发生生物膜表型转变和裂变，并产生更多的基质，从而成为成熟生物膜的包膜。生物膜的形成可分为5个阶段：第一阶段为可逆吸附期，微生物吸附至网片表面，此时尚可恢复到浮游状态；第二阶段为不可逆吸附期，吸附的微生物相互聚集，不能恢复到浮游状态；第三阶段为生物膜形成初期，吸附的微生物相互聚集并繁殖生长；第四阶段为生物膜成熟期，生物膜形成具有三维结构的微菌落，一般呈现蘑菇形；第五阶段为种子播散期，菌落发生空间上的变化，其包膜形

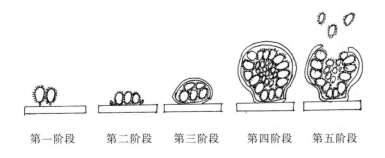

第一阶段　　第二阶段　　第三阶段　　第四阶段　　第五阶段

图4-1　生物膜的5个阶段

成裂孔，微生物播散出来，播散的微生物再形成新的生物膜。生物膜之间的细菌依靠化学信号进行交流，生物膜与组织之间形成有液体通道的分离实体。生物膜还可以破裂释放细菌，形成更多的生物膜，类似于繁殖，因此生物膜类似于多细胞的生命体。在生物膜没有发生破裂的时候，手术创面的渗出液中其实没有浮游状态的细菌，这是很多的涂片或培养无法发现细菌的主要原因。只有在生物膜破裂释放出细菌时才可能出现涂片或者细菌培养阳性。

生物膜可以理解为细菌抵御恶劣环境的团队合作行为，生物材料相关性感染难以治愈的原因是：①生物膜内细菌可以是单一的细菌，也可以是多种不同的细菌，细菌之间可以进行质粒的交换，是其耐药机制；②生物膜外层的细菌得到的养分最多，因此生长活跃，而内层细菌处于休眠状态，其细胞膜上的通道关闭，药物无法进入休眠的细菌，休眠的细菌可以补充外层细菌而转为活跃的状态；③生物膜外的膜性结构可以阻隔抗生素等的进入，使药物难以发挥作用。

生物材料相关性感染与急性细菌感染有一定的差异，生物材料引起感染的细菌，通常为皮肤区域的常见细菌或条件致病性的真菌，机体一般对这些病原微生物有良好的免疫，并且有专家认为抗生素无预防感染的作用。生物膜可引起周围组织的致病性改变，但发展缓慢，使周围组织脆弱，植入物脱离和移位从而导致手术失败。骨科的植入假体可引起松动，如股骨颈骨折的人工关节。腹股沟疝手术后的生物材料相关性感染是否对网片与组织的结合产生影响，理论上会对远期疗效产生影响，但是未见临床报告。需要指出的是，我们临床所说的感染是一种致病菌引起的急性感染，也有迟发感染的报告，感染的病原菌多为皮肤常见的细菌，如金黄色葡萄球菌。美国的 Gibert 和 Felton 在 1 834 例腹股沟疝植入网片的患者中发现 14 例发生了感染[2]。陈双[3]认为急性感染以金黄色葡萄球菌常见，迟发性感染以革兰阴性细菌常见。与生物材料相关的感染有本质的不同，但是可以发展成为生物膜，形成生物材料相关性感染。研究表明，大孔径的网片，如网片的孔径>100μm，可以允许巨噬细胞及中性粒细胞的通过，对清除可能的细菌有利，不利于细菌的定植，因此感染可能性降低，而小网孔的网片，不利于巨噬细胞和中性粒细胞的定植，更有利于细菌的定植。单丝网片不利于细菌的定植，多丝网片则有利于细菌的定植，导致生物膜的形成，感染概率增加，而呈海绵状结构的网片感染率最高。

三、生物材料的致癌性

研究者在观察肿瘤组织和愈合组织的结构时，注意到许多信号转导在肿瘤发展和伤口愈合时有惊人的相似性[4]。网片及纤维化或纤维包裹的过程就是个愈合过程，在愈合过程中难免产生错误的复制，因此理论上有致癌的可能。有人把肿瘤比喻为永不愈合的创伤，因此肿瘤可以看做是异常和失控的创伤修复。炎症与肿瘤发生的关系是目前研究的热点问题。组织修复过程中的免疫活性细胞产生促血管新生因子、蛋白酶和生长因子，形成的微环境促使上皮细胞迁移、基质降解，有利于转化细胞的生存。在腹股沟疝手术后的愈合过程中，网片的致癌机制是发生表达遗传学的改变，从而使细胞的行为发生改变而导致恶变。并且肿瘤细胞和周围的微环境可以相互促进，这就是前面提到的失控的创伤修复。网片作为异物，无疑也是促进局部炎症的因素之一。一些动物实验的研究表明，植入物相关肿瘤可由多种物质和生物材料诱导产生，主要与植入物的物理而不是化学特性有关。在动物皮下植入塑料薄片的试验表明，在致癌方面，重要的是植入物的大小和形状，光滑者比粗糙者更易致癌，无孔的比有孔的更易致癌[5]。实验性肿瘤形成的机制尚不明了，但显示与植入物的纤维囊有关。可能原因是光滑和无孔的塑料薄片更容易形成较大的纤维囊，因此发生更多的表遗传学事件。不过令疝和腹壁外科医生感到安慰的是，目前在临床实践中尚未发现网片植入引起肿瘤的案例。

四、生物材料与过敏

可以诱发过敏反应的异物为变应原。一般而言，分子量大的异物分子是强致敏原，如异种蛋白。但是分子量太大也很难成为变应原，如临床上所使用的网片，只有和巨噬细胞和朗格汉斯细胞的蛋白质结合才能成为完全的变应原。因此生物材料致敏的报道虽然罕见，但理论上是存在的。

第 2 节　人工合成的网片

网片的设计主要是根据腹壁的最大强度，据报道腹壁最大的生理强度为 16N/cm，目前所使用的网片均可满足要求。各种网片主要是材质和编制形式上的差别，临床医生在选用网片时需要对网片有充分的了解。

一、不可吸收的网片

不可吸收的网片是目前国内使用最多的网片，其成分主要为：聚丙烯、膨体聚四氟乙烯和聚酯材料等。

聚丙烯在临床上使用广泛，如我们使用的注射器主要是聚丙烯材料制成。聚丙烯是丙烯由一定的工艺聚合而成（图 4-2）。第一代的聚丙烯网片是 Marlex 网片，它是一种单丝聚丙烯网片，但这种网片引起的异物反应较强烈，形成的瘢痕组织坚硬，网片本身或其边缘异物感比较明显，且可影响部分腹壁疝患者腹壁的顺应性。由于网孔较小，组织不易长入网片间的空隙，因此与身体的融合程度较差。新一代的聚丙烯网片，也就是我们现在所说的轻量型网片，主要有普理灵、Vypro-Ⅰ或 Vypro-Ⅱ网片，也含有聚丙烯的成分。所谓轻量，是指网片质量轻，在 $30g/m^2$ 左右[6]。这类网片质量轻，组织反应轻，腹壁顺应性大，并且网孔较大，组织可长入网孔间，与组织融合程度高。为了减轻组织反应，也有厂家使用金属包裹聚丙烯，可以很大程度减少对组织的刺激，减少血清肿等的发生。很多学者认为聚丙烯材料有较

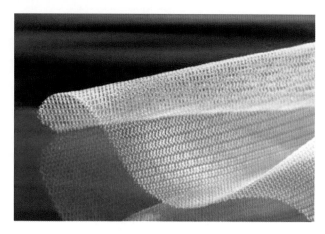

图4-2　聚丙烯超薄平片

好的抗感染作用，在感染时无需取出网片，充分引流即可治愈。但是国内医疗环境特殊，去除网片仍是最好的治疗网片感染方式[7]。是否取出网片，需要医生根据当地的实际医疗情况及人文环境来决定。

　　膨体聚四氟乙烯是四氟乙烯的聚合物，最早作为血管搭桥材料应用于临床，是一种柔软光滑的材料，具有抗腹腔粘连的作用，可作为腹腔内修补的材料。实际临床工作中发现一些网片与腹腔发生"粘连"，但这些"粘连"可轻易剥离，微观上具有多孔的细微结构，有利于细菌的附着。膨体聚四氟乙烯的细丝具有多方向走向的特点，使其在所有的方向上都具有相等的强度。W. L. Gore 研制了 My-cro-Mesh，这种材料一面光滑，另一面有许多表浅的几何凹陷，每个顶点都有一个直径大约 2mm 的小孔，可增加组织细胞核纤维向网片的迁入程度。各种类型的膨体聚四氟乙烯网片都在开发和应用中，它们主要是对网片的光滑面和非光滑面结合组织生长的特点进行改进。

　　聚酯网片也是国内常用的网片之一。聚酯是由对位二甲苯和对苯二酸聚合而成，是最早使用的网片之一。聚酯网片相对柔软，腹壁顺应性较好，生物相容性等指标也符合要求，且价格低廉，适合国内使用。但是聚酯网片为多丝纤维结构，与单丝的网片相比，抗感染能力较低。

二、可吸收网片

　　可吸收材料的网片在腹股沟疝中的应用较少，主要用于污染腹壁缺损的修补，或暂时闭合腹腔。在临床实践中我们常常碰到对污染创面进行张力缝合，常导致切口裂开或术后形成切口疝，强行关腹可能导致腹腔内压力升高，引起其他并发症。这时候采用不可吸收网片是禁忌的，因此可吸收网片被引入污染腹壁缺损的修补。较早出现的是聚乙醇酸网和多聚糖网，这种网片的特点是可缓慢降解，网孔大，允许液体通过有利于引流。但是当网片被完全吸收后，腹壁缺损再次出现或出现切口疝。与可吸收网片相比，不可吸收网片的炎症反应明显要小。网片降解前纤维组织与网片结合不充分，或形成的纤维组织不具有正常组织的强度，不足以抵抗腹腔内的压力。尽管不能完全避免术后切口疝等的发生，但是首先要关闭腹腔、控制病情，才能为后续的治疗创造条件，因此此时可吸收网片的应用是非常必要的。

三、复合网片

复合网片主要有两种，一种是多层组织分离式复合网片，如 Proceed 网片；另一种是两种材料混合编织而成，如不可吸收材料中编织有可吸收材料的网片，UHS和 UPP 网片即属于此类（图 4-3）。

Proceed 网片（图 4-4）是在聚丙烯的基础上研制而成，在两层可吸收的聚对二氧环己酮之间嵌入聚丙烯网片，在 3 层复合网片外再加上 1 层氧化再生纤维膜，聚对二氧环己酮植入人体后 14d 开始降解，6 个月左右完全吸收，而氧化再生纤维膜14d 完全吸收。在可吸收网片完全吸收前，聚丙烯网片与腹腔脏器不接触，避免了粘连的可能性，聚丙烯为大网孔单丝的轻量型网片，因此与组织融合性好，是理想的腹腔内修补网片。还有一种由聚丙烯与膨体聚四氟乙烯制成的复合网片，由 2 层聚丙烯与 1 层膨体聚四氟乙烯制成，聚丙烯提供组织生长的支架，而膨体聚四氟乙烯有防粘连的作用，但这种形式的复合网片较厚，组织顺应性相对较差。

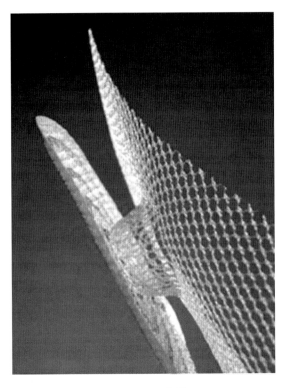

图4-3　UHS网片

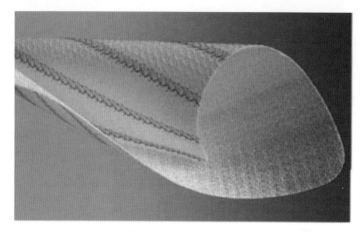

图4-4 Proceed网片

混合编织的网片，常用的是可吸收材料与不可吸收材料混合编织而成的网片。如 UHS 及 UPP 网片，由聚丙烯和聚多糖编织而成，聚丙烯不能吸收，提供永久的支架作用，而聚多糖可吸收，在吸收前可提供临时的支架作用。混合编织的网片组织反应性小，对术后恢复及组织融合有利。这种属于大网孔大部分可吸收网片，是目前较为理想的材料。

第3节　脱细胞真皮基质网片

Livesey 在 1995 年首先报道脱细胞真皮基质网片，主要用于烧伤患者，取得了理想疗效。此后不同的学者进入该研究领域，这种网片被美国的 FDA 批准进入市场。脱细胞真皮基质网片多用高渗盐水去除完整的天然皮肤表皮，再用胰酶等去除真皮中的细胞成分，保留其细胞外基质。细胞外基质没有溶解性、扩散性，有一定的强度，主要的成分是：胶原、弹性蛋白、纤维蛋白，由这些分子组成大分子的网络结构。真皮的免疫原主要是其细胞成分，因此去除细胞后，其免疫原性将大大降低。但是作为异体或者异种蛋白质，完全去除其免疫原性是不可能的，因此人源性的脱细胞真皮基质网片其免疫原性要比动物源性的低。无论是国外或者国内的实验已经证明其符合医用生物材料安全性的评价标准。在细胞毒性试验、植入后局部反应试验评价、全身毒性评价以及生物材料有关的降解评价都完全达到安全的标准。人源性的脱细胞真皮基质网片最大的不足是在目前的供应能力下，价格昂贵，并且来源有限。

动物实验证实在皮下移植脱细胞真皮基质网片 16d 后可观察到移植物周围有极薄的包膜，主要为细胞成分，炎症细胞少，并可观察到新生血管长入和成纤维细胞的迁入，因此具有生机和活力，这是其作为永久移植物的优势所在。脱细胞真皮网片在体内的稳定性较好，但是可以逐步被降解，降解的同时组织也在重建。因此，理论上其远期疗效的关键是网片在降解到强度不足时和组织重建到足够强度时的时间间隔，如果两者在时间上是重叠的，其远期疗效较好，如果两者之间的时间间隔较长，在此时期内可能造成复发。

同种或异种脱细胞真皮基质网片在腹股沟疝手术中应用较少，主要在腹部感染性缺损中使用，包括：异种生物材料，同种异体生物材料及自体生物材料。利用这些基质为骨架，为成纤维细胞及胶原纤维的长入创造条件，达到修复组织的目的。自体网片有较强的抗感染能力，这与早期的血运重建有关[8]。脱细胞真皮基质网片由于是一种异体或者异种蛋白，可以完全被机体吸收。在网片的制备过程中高渗盐水和酶的作用可能破坏其分子的三维结构，重建的组织未必可达到我们的期望。有学者尝试将其用于未成年患者腹股沟疝的无张力修补[9]。还有研究认为生物网片由于炎症反应较轻，对精索血管的影响较小，因此在希望保留生育能力的患者应用比合成网片更为适合[10]。

第 4 节　腹股沟疝手术缝线的选择

在早期的腹股沟疝有张力修补术时代，手术缝线可选择的余地很少。但随着医学材料学的进展，各种手术缝线大量出现，可供选择的缝线很多。我们国家由于医学发展处于追赶阶段，医生往往会对医学发展的"关键"材料进行深入研究，而对"不太重要的"缝线会有意无意地忽视。合理选择缝线可以降低慢性感染和迟发性感染的发生率[11]。对于腹股沟疝手术缝线的选择，需要根据手术的类型及是否使用网片来决定。对于传统的有张力疝修补手术，如 Bassini 及 Shoudice 手术，关键是缝合组织的愈合问题，因此应选择不可吸收的缝线，不宜采用可吸收缝线。在传统的腹股沟疝修补手术中，联合腱与腹股沟韧带很难真正愈合，可吸收缝线吸收后缝合的组织可能裂开，而导致疝复发。对于使用植入材料的腹股沟疝修补手术，因网片与组织可以融合而起加强腹股沟管后壁的作用，缝线所起的作用是暂时固定网片，因此考虑问题的角度是缝线所引起的组织反应及是否增加感染的可能。传统缝线是多丝编织缝线，有利于细菌的黏附，并且不能吸收，会引起较强的异物反应，因此不适合应用于假体的手术。使用网片的手术建议使用单丝的不可吸收缝线，或者使用可吸收的缝线。最近出现抗菌的可吸收缝线，如爱惜康的抗菌微荞，也非常适合使用网片的腹股沟疝手术。也有主张应选用与植入网片相同材质的缝线[1]，如：聚丙烯网片应选择聚丙烯缝线。

（孙卫江）

参考文献

[1]郭仁富,苏东明.腹外疝外科治疗[M].辽宁:辽宁科学技术出版社,2003:242-247.

［2］Gilbert AI,Telton LL.Infection in inguinalhernia repair considering biomaterials and antibiotics［J］. Surg Gynecol Obster,1993,177(5):126-130.

［3］陈双,曾德强.疝修补术后人工网片感染的防治[J].中国实用外科杂志,2004,24(6):343-344.

［4］詹启敏,刘芝华.癌生物学[M].北京:科学出版社,2009:510-519.

［5］薛开先,房静远,陆祖宏,等.肿瘤表遗传学[M].北京:科学出版社,2011:248.

［6］陈杰.实用疝外科手术技巧[M].北京:北京科学技术出版社,2008:47-48.

［7］Johanet H,Contival N,Ceolio Club.Mesh infection after inguinal hernia Mesh repair ［J］.J Visc Surg, 2011,148(5):392-394.

［8］Menon NG,Rodriguez ED,Byrnes CK,et al.Revascularization of human acellular dermis in full-thickness abdominal wall reconstruction in the rabbit model ［J］.Ann Plast Surg,2003,50:523-527.

［9］申英末,陈杰,杨硕,等.脱细胞基质生物材料网片在青少年(6~18 岁)患者腹股沟疝修补术中的应用[J].中华疝和腹壁外科杂志(电子版),2011,5(1):53-55.

［10］刘飞德,李基业,姚胜,等.脱细胞真皮基质修补腹股沟疝[J].中国组织工程研究与临床康复, 2011,15(25):4743-4746.

［11］刘力嘉,陈思梦.无张力修补术后网片感染的临床分析(附 16 例报告)[J]. 南京医科大学学报, 2007,27(11):1334-1336.

第 5 章　腹股沟疝的流行病学及病因学

第 1 节　腹股沟疝的流行病学

腹股沟疝是外科常见疾病，但是其流行病学尚缺乏准确的资料。可能的原因是这一疾病不会对患者造成直接的生命危险，部分患者就诊动力不足，特别是在经济不发达地区。

英国的统计显示，男性罹患腹股沟疝的终生概率为 27%，而女性为 3%[1]。二者发病率有明显的差异，男性以腹股沟斜疝及腹股沟直疝为主，明显高于女性；而女性以股疝为主，明显高于男性。天津市 2005 年的成人腹股沟疝流行病的调查结果为患病率 0.02%，发病率 0.006%[2]。上海的研究显示腹股沟疝的患病率约为 3.6‰，其中男性 4.8‰，女性 1.3‰；60 岁以下的患病率为 1.7‰，60 岁以上为 11.5‰；发病与职业、肥胖、吸烟等因素无关，但有较明显的家族倾向[3]。美国的腹外疝 75% 发生在腹股沟区，约 50% 是斜疝，24% 是直疝，3% 是股疝[4]。青少年、儿童和新生儿的腹股沟疝与先天因素有关，新生儿的发病率为 2%~4%[5]，早产儿为 6%[6]。也有统计表明新生儿腹股沟疝的发病率与妊娠期有关，早产婴儿发生率为 9%~11%，而足月婴儿为 3.5%~5.0%，并且男孩比女孩多见，右侧比左侧多见。但是目前的统计学资料缺乏 18 岁以内的青少年和儿童新发病例的报道（不包括新生儿时期发病的病例），目前只能根据手术例数占总的腹股沟疝例数进行统计。美国统计 15 岁以下占手术的 8%，这无法说明患者是在新生儿期发病还是以后发病的，但可推测出儿童和青少年发病率甚低。青年时期发病率开始增加，至中年以后发病率明显增加，65~70 岁的人群中发病率可高达 40%[7]。因此，有学者据此推测，由于人类直立行走的原因，只要人的寿命足够长，几乎每个人都可能患腹股沟疝，但目前这只是一种推测。

综上所述，腹股沟疝的流行病特征是患病率呈两头大中间小的哑铃型规律。这两头各有特点，一头的病因主要是先天因素，另一头的病因则主要是后天因素。

第 2 节　腹股沟疝的病因学

腹股沟疝包括股疝的确切病因目前仍无定论，主要从人类直立行走、发育因素和胶原代谢等角度考虑。

一、腹股沟疝是进化的代价

1. 直立行走引起的形态学改变　腹股沟区是哺乳动物的薄弱区，但这一薄弱区对四足行走的哺乳动物并没有带来明显的问题。唯独对于人类，腹股沟疝成为了常见病。耻骨肌孔是哺乳动物血管和睾丸的通道，在四肢爬行的状态下，耻骨肌孔处于身体较高的位置，且处于肢体的屈侧，因此耻骨肌孔的作用仅仅是个通道而已，无需承担其他功能。但当人类进化出直立行走的能力后，一切都改变了，耻骨肌孔由处于身体的高位到处于身体的低位，需要承受腹腔器官的压力。对于四肢爬行的动物而言，腹腔的压力是向下向头端传导的，没有作用于腹股沟的压力。而人类直立行走后，压力向下传导，耻骨肌孔区的薄弱因素便暴露出来。由于直立行走的需要骨盆也发生了变化，腹股沟管变长变宽，变得更加倾斜，形成了腹股沟管的保护机制之一。但是骨盆的变化也产生了股管，成为股疝的主要原因之一（直立行走的因素在第 2 章及第 3 章有详细论述）。

2. 直立行走引起的慢性应力因素　直立行走带来的继发性因素称为腹膜后脂肪下移学说。这一学说的主要观点是：腹腔内的所有器官在本质上都固定于后腹膜，由于直立行走的原因，腹腔内的器官受重力因素影响有逐渐向下移动的情况，腹膜后脂肪也不例外。腹膜后脂肪的下移改变了内环口的大小，进而改变其位置和倾斜度，从而产生腹股沟斜疝。这点在手术中可以得到证实。我们在很多的腹股沟斜疝手术见到精索脂肪瘤，这并不是真正的肿瘤，而是腹膜后脂肪通过内环口突出于腹股沟管，有部分患者根本无法找到疝囊，而只是见到脂肪瘤，因此有学者称之为"脂肪疝"。

二、发育因素

1. 鞘突未闭　胚胎发育过程中，睾丸在生殖股神经及一系列激素等的作用下下降到阴囊，然后鞘突闭合，完成发育过程。如果鞘突未闭合即产生斜疝，这属于先天性的斜疝；如果鞘突部分闭合，未闭合的部位即产生睾丸鞘膜积液或精索鞘膜积液。

既然睾丸的发育会产生这样的问题，人类为什么还要往这个方向进化呢？进化从来就充满着偶然性和必然性。精子的发育需要较低的体温被认为是一个睾丸发育的原始因素，但这个结论是不正确的。较低的体温是睾丸精子发育的适应结果而不是原始的动力。如同是温血动物的鸟类，睾丸位于体内，同样可以正常地产生精子，可能的原因是鸟类是由爬行动物进化而来，睾丸没有出现哺乳动物的进化方向，并且适应飞行平衡和气动外形的需要，因此进化方向是睾丸位于体内。所有物种的生命活动都与温度和水的分布有关。环境是所有物种生殖方式的决定因素，包括哺乳动物的有性生殖，因此动物的有性生殖是克服不利环境的繁衍行为，本质上是生态学的问题[8]。动物与环境相联系的性腺活动和生殖行为在一年内的特定时间发生，使其可以在合适的时间内发情并繁殖后代。哺乳动物是温血动物，睾丸如果在体内恒定的体温环境，很难体会周围环境的变化。如果睾丸在腹腔外，就可以感受周围环境的影响。在不同的季节，由于气温等因素的影响，驱使动物发情、繁殖等。这种规律符合季节的变化。如一般的小型哺乳类动物多在春天发情，因为它们的孕期很短，可以在夏季产子。大型哺乳类动物如鹿，是在秋天发情的，它们的孕期较长，会在来年的春季产子，只有这样才能保证后代有充足的食物并且提高成活率。有迁徙习惯的哺乳动物，冬季迁徙至南方，春季返回出生地生殖，这样对动物的生存最有利。因此睾丸位于体外可能是哺乳动物进化的结果，而哺乳动物的睾丸在相对低的体温下才能正常地产生精子，是适应进化体外睾丸的结果，而非原因。人类虽然进化程度最高，很大程度摆脱了这一规律，如人类的生殖不受发情期的影响，但本质上人类还是哺乳动物。在各种不同文化类型的群体中，总体上都是年底结婚的比例最高，与大型哺乳动物的生殖周期一致。睾丸的这种进化方向，其代价人类当然也要承担。

　　睾丸发育导致腹腔内残留未闭的鞘膜，有学者认为这是腹股沟斜疝的病因之一。但这一理论考虑的是静态的腹股沟解剖问题，是不全面的。首先在解剖学上，鞘突是腹膜的一部分，而内环口是腹横筋膜形成的，二者不能等同。解剖学上的研究证明鞘突与疝囊并非完全等同的结构[9]，我们在临床工作中也发现，很多腹腔镜探查的患者鞘突未闭，但没有发生腹股沟疝。因此陈双教授指出，对于斜疝的发生与发展，除了鞘突未闭之外，更为重要的是鞘状突-内环（开口位置、大小及形态）和腹股沟管的关闭机制[10]。因此该理论的另一个缺点是未考虑腹股沟管的保护机制，鞘突未闭只是部分先天腹股沟斜疝的病因之一，而对后天性腹股沟疝的病因尚缺乏有说服力的依据。

　　2. 骨盆发育的差异　男性与女性骨盆在形态上的差异是男性和女性发生腹股沟疝类型不同的原因之一，男性更容易患腹股沟斜疝和直疝，女性更容易患股疝。骨盆发育的差异在不同人种之间也有轻微的差别，耻骨弓的高度可能是腹股沟疝的种族因素。耻骨弓的高度是指从耻骨结节到两髂前上棘内侧之间连线的垂直距离。非洲男性的耻骨弓高度>7.5cm，而阿拉伯和欧洲地区男性为 5~7.5cm，这可能是非洲人群腹股沟疝发生率高的原因之一。另外耻骨弓位置低，腹内斜肌起点相对狭窄，腹股沟管更短[5]，腹股沟管的保护机制无法完全发挥作用也是原因之一。还有一种因素就是先天性的骨盆发育异常，主要是指男性骨盆的女性化。这部分患者除了具有男性较易患的腹股沟斜疝及直疝外，股疝发病率也比一般的男性高。在行腹股沟斜疝或股疝手术时应该考虑该问题，以免术后出现遗漏疝。更少见的是骨盆肌肉筋膜发育异常，使耻骨肌孔产生较大的缺损。

三、胶原代谢因素

　　组织的强度主要由胶原蛋白提供，胶原是细胞外间质的主要成分，以Ⅰ型和Ⅲ型纤维为主，占95%以上。Ⅰ型胶原的张力较强，Ⅲ型胶原的张力较低，因此Ⅰ型和Ⅲ型纤维含量的变化可以反映组织强度的变化。目前国内[11]和国外[12]都有研究表明，腹股沟疝患者腹横筋膜Ⅰ型胶原含量减少而Ⅲ型纤维含量增加，因此认为这是腹股沟疝发病的原因之一。胶原蛋白随年龄的增长而变化，陈双[12]指出35岁以后腹横筋膜胶原含量随年龄增长而减少，认为这对解释腹股沟疝主要发生于中老年有意义。这一理论也得到其他临床病例的支持，如马方综合征患者存在胶原代谢的问题，同样也是腹股沟疝的高发患者；吸烟患者腹股沟疝相对高发，与吸烟对基质金属蛋白酶（matrix metalloproteinases，MMPs）及组织抑制因子（tissue inhibitor of metalloproteinases，TIMPs）的影响而参与胶原代谢有关。但在高龄人群中，胶原代谢的问题普遍存在而未见腹股沟疝的发生，可见胶原代谢因素也不能认为是形成股疝必然的因素。

四、其他因素

1. 腹壁肌肉及筋膜松弛　多次妊娠的女性股疝高发，主要原因是多次妊娠后腹壁肌肉及筋膜松弛，当然也包括腹外斜肌腱膜的松弛，以及腹横筋膜衍生的结构如腹股沟韧带、凹间韧带、耻骨梳韧带等也不可避免地松弛，其直接后果是由它们围成的股环松弛扩张从而产生股疝。当然，高龄组织退化同样也可引起以上组织的松弛，从而发生股疝。

2. 外伤和手术因素　腹股沟外伤或手术，导致腹股沟区的解剖成分缺损或薄弱，从而引起腹股沟疝。据说Bassini当年在一次战斗中腹股沟受伤，后来发生粪瘘和腹股沟疝，从而激发起他对腹股沟区解剖的研究兴趣而创造了经典的Bassini手术。

外科手术可以从另外一个角度引起腹股沟疝。国内可以检索到很多由于阑尾切除术损伤髂腹下神经而引起腹股沟疝的报道，其原因一般被解释为腹内斜肌及腹横肌失神经支配而产生肌肉萎缩，或收缩无力无法发挥"百叶窗"机制的结果。作者在临床工作中也诊治过类似的病例。

3. 腹内压增高　吸烟除了引起胶原代谢的改变外，也会引起肺部的病变，进而出现慢性咳嗽，慢性咳嗽形成的腹内压增高被认为是腹股沟疝的病因之一。另外，便秘、前列腺增生等也可以引起腹内压增高而引起腹股沟疝。

（李　亮）

参考文献

[1]John T Jenkins, Patrick J O'Dwyer. Inguinal hernia[J]. BMJ. 2008, 336(7638):269-272.

[2]王荫龙,姚伯元,田正刚,等.天津市成人腹股沟疝流行病学调查[J].中华疝和腹壁外科杂志(电子版),2007,1(1):13-14.

[3]唐建雄,华蕾,张狄,等.成人腹股沟疝患病情况多中心研究[J].外科理论与实践,2002,7(6):421-
　　422.

[4]王德炳.克氏外科学[M].北京:人民卫生出版社,2002:1043-1059.

[5]陈双.腹股沟疝外科学[M].广州:中山大学出版社,2005:10-23.

[6]Galinier P,Bouali O,Juricic M,et al.Focusing of inguinal hernia in children [J].Arch Pediatr ,2007,14
　　(4):399-403.

[7]张亚男,陈思梦,李俊生,等.疝与腹壁外科[M].西安:第四军医大学出版社,2008:28-29.

[8]谢平.从生态学透视生命系统的设计、运作与演化——生态、遗传和进化通过生殖的融合[M].北
　　京:科学出版社,2013:295.

[9]陈海芳,张剑凯,李雪鹏,等.腹股沟斜疝层次显示及其应用解剖学研究[J].局解手术学杂志,
　　2010,19(1):10-12.

[10]陈双.腹股沟疝的病理生理[J].中华疝和腹壁外科杂志(电子版),2010,4(3):1-3.

[11]师阳,刘兵,陈强,等.成人皮肤、腹直肌前鞘、腹横筋膜Ⅰ、Ⅲ胶原蛋白含量与腹股沟疝的发病
　　关系[J].新疆医学,2009,39:7-12.

[12]Pans A.New prospects in the etiology of groin hernias[J].Chirurgie,1999,124(3):288-297.

[13]陈双,朱亮如,傅玉如.成人腹股沟区腹横筋膜胶原含量变化与腹股沟疝发病及复发的关系[J].
　　外科理论与实践,2002,7(6):423-425.

第6章　腹股沟疝的临床表现及辅助检查

第1节　腹股沟疝的临床症状及体征

一、临床症状

腹股沟疝是外科常见病，其临床表现为医生们所熟悉，表现为腹股沟区的包块，大小差别很大，从很小的不明显的包块，到巨大的包块（图6-1）都很容易在临床上遇到。包块大小与腹股沟疝的类型有关，一般在站立或用力时出现，平卧后逐渐回纳腹腔而消失。也有一部分患者疝内容物长期不能回纳，这部分疝囊内容物一般为大网膜，与疝囊粘连而无法回纳，但是一般无自觉症状。部分伴有症状，表现为腹股沟区坠胀感、隐痛、消化不良。部分患者有牵涉痛，表现为脐周隐痛，这是中肠疾病的特征性表现，可能与小肠进入疝囊有关。

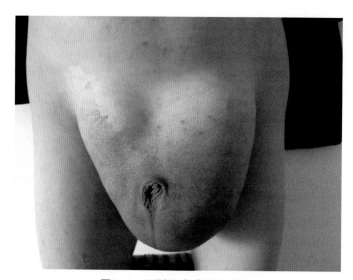

图6-1　双侧巨大腹股沟斜疝

当腹股沟疝发生嵌顿时，出现疝块突然增大，疝块或阴囊明显疼痛。这种情况一般有突然用力的病史，疝块发紧、触痛、拒按。根据嵌顿的内容物不同，症状差别较大。如为大网膜嵌顿则症状轻微，而肠管嵌顿症状较重。根据嵌顿的程度及肠管缺血程度表现差异较大，多伴有肠梗阻的症状，如腹痛、恶心、呕吐等。如果嵌顿发展为肠坏死，可有腹膜刺激症状。

二、局部体征及体格检查

1. **视诊**　第一步是视诊，应取站立位，观察疝块的外形。腹股沟疝表现为腹股沟区包块，但是不同类型的腹股沟疝包块位置及形状差异较大。腹股沟斜疝表现为梨形包块，腹股沟直疝表现为直疝三角的半球形包块，股疝表现为腹股沟韧带下半球形包块。另外一个特点是腹股沟斜疝可逐渐向阴囊进展，使疝内容物进入阴囊。但是直疝也有"进入阴囊"的病例，直疝同时伴有外环口扩张，就可形成如进入阴囊一样的特征。要注意包块的位置，特别是起始部位的位置。包块的位置是根据腹壁下动脉在体表的投影及腹股沟韧带的位置来决定的。腹壁下动脉在体表的投影为腹股沟韧带中点稍内侧与脐的连线，如果包块位于腹股沟韧带以上，腹壁下动脉体表投影的内侧，腹股沟直疝的可能性最大；如果包块呈明显的梨形，当然很容易诊断是腹股沟斜疝。但是早期的斜疝在外形上与典型的梨形差别较大，这时可利用腹壁下动脉的体表投影判断。如果细心观察，包块呈现椭圆形，与直疝的球形有一定的差别，并且呈现外侧低内侧高的状态，外侧根部边缘在腹壁下动脉的外侧，内侧可以在腹壁下动脉内侧。如果包块位于腹股沟韧带的下面，则为股疝。当然巨大的腹股沟疝已经掩盖了以上的解剖关系，因此就无法利用这些解剖标志了。同时应注意观察外生殖器的情况，注意有无外生殖器畸形，并观察骨盆的情况，注意有无男性骨盆女性化的体征。

2. **透光试验**　第二步是进行透光试验。嘱患者平卧，可以使用不透光的圆筒，一端放于包块，另一端放置手电筒，观察者在对侧观察，必要时可关闭灯光。一般而言，透光试验阳性提示睾丸或精索鞘膜积液；透光试验阴性，提示为腹股沟疝。但是在实际工作中，很多临床医生对其实用性提出质疑。主要的原因是成年患者皮肤组织透光性差，无论是鞘膜积液或腹股沟疝，都无法透光；而小儿患者皮肤较薄并且娇嫩，即便是腹股沟疝也可能出现透光试验阳性。

3. **触诊**　第三步是触诊。注意包块的大小、质地、张力和有无压痛，同时触诊阴囊和睾丸，注意有无包块及睾丸的大小。随后尝试将包块回纳腹腔，观察是否可以回纳，是完全恢复还是部分回纳。包块回纳腹腔后，用食指在阴囊根部开始，沿精索斜向上行，可触及外环口，这时需要估计外环口有无扩大及扩大的程度。如果食指可以继续前进伸入腹股沟管，这时可嘱患者咳嗽。理论上如果是斜疝，咳嗽时食指尖有冲击感，这一动作被称为咳嗽冲击试验。如果是直疝，则食指尖无法感受冲击。然后压迫内环口，嘱患者咳嗽或站立，如果包块不再出现，即为腹股沟斜疝；如果包块再次出现即为腹股沟直疝，称为压迫内环试验。咳嗽冲击试验及压迫内环试验的理论基础是包块是否经过腹股沟管进出，理论上具有可行性。但是作者在临床实际诊疗上发现少数病例有不符的情况，腹股沟直疝可出现咳嗽冲击试验和压迫内环试验的阳性结果。手术中发现，直疝的疝囊口偏向外侧，并形成明显的圆形薄弱区，而直疝三角的内侧腹横筋膜薄弱不明显。还有一种情况是明显的直疝同时合并隐匿的斜疝，体检时也可以出现以上情况。

对于嵌顿疝，如估计疝内容物没有坏死，可以同时进行手法回纳。如果疝内容物已经坏死，即不适合进行回纳，此时坏死物质的局限化更为有利。

由于股疝的特殊性，触诊时如股疝疝环小，一般不容易回纳，因此触诊疝环困难。且对于肥胖患者，在平卧后或手法复位的部分回纳，在外观上无法观察，因此以上步骤并不完全实用。而体积较大的股疝，容易误诊为腹股沟直疝或斜疝。作者的经验是根据疝块的主体位于腹股沟韧带的哪一侧来判断，如果主体位于腹股沟韧带的下侧，即为股疝。当然这纯属个人经验，读者应该辩证地理解。

以上体检步骤的优点是患者"站立→平卧→站立"，无需频繁的体位变动。当然体格检查也包括其他部位的检查，在本文不再赘述，可参考本科教材《诊断学》的相关内容。

第 2 节　诊断及鉴别诊断

一、诊　断

诊断腹股沟疝并不困难，根据临床症状及查体，即可得出初步的诊断。诊断主要包括 3 方面的问题：①是否为腹股沟疝，初步判断是斜疝、直疝或股疝。②是否存在急诊情况。③排除其他疾病。有时腹股沟疝表现不典型，应考虑选择辅助检查以帮助诊断，如超声或 CT 等。对于斜疝和直疝的鉴别，下面这个经典的表格被各个版本的教科书和专业书籍反复引用（表 6-1）。但作者认为不应被这些因素所制约，需要根据具体的临床情况进行鉴别。

二、鉴别诊断

腹股沟疝主要应与下列疾病鉴别。

表6-1　腹股沟斜疝和直疝的鉴别

	斜疝	直疝
发病年龄	多见于儿童及青壮年	多见于老年
突出途径	经腹股沟管突出，可进入阴囊	由直疝三角突出，不进入阴囊
疝块外形	椭圆或梨形，上部呈带蒂柄状	半球形，基底部较宽
回纳疝块后压住深环	疝块不再突出	疝块仍可突出
精索与疝囊的关系	精索在疝囊后方	精索在疝囊前外侧
疝囊颈部与腹壁下动脉的关系	疝囊颈部在腹壁下动脉的外侧	疝囊颈部在腹壁下动脉的内侧
嵌顿机会	较多	较少

1. **睾丸、精索鞘膜积液或交通性鞘膜积液，女性子宫圆韧带囊肿**　鞘膜积液是鞘膜闭锁不全的遗留问题，只是部位不同。睾丸鞘膜积液完全在阴囊内，触诊时可触及包块的上缘，并且不能像腹股沟疝那样回纳腹腔。精索鞘膜积液位于腹股沟管，也可完整触及，无法回纳腹腔。鞘膜积液触诊为囊性感，并且由于是包裹性的积液，可有像气球一样的弹性感。交通性鞘膜积液挤压后包块缩小，其特点是包块在站立后由于液体缓慢进入而逐渐增大，平卧后液体流入腹腔，包块逐渐缩小。理论上鞘膜积液透光试验阳性，但是正如第一节所述，其科学性应该批判地看待。女性子宫圆韧带囊肿具有与精索鞘膜积液相同的特点。

2. **腹股沟管隐睾症**　腹股沟管隐睾症是睾丸下降不全的一种，表现为腹股沟管包块，包块为实性，边界清晰。如发生恶变时边界可能模糊，挤压包块有特殊的睾丸胀痛感，同侧阴囊无睾丸可触及。

3. **腹股沟淋巴结肿大**　腹股沟淋巴结肿大的病因较多，如慢性淋巴结炎、腹股沟淋巴结的转移癌等。一般慢性淋巴结炎有炎症的病史，转移癌有直肠或肛管癌的病史。触诊时炎性淋巴结肿大边界清，质地中等；而转移癌边界可以清晰也可以模糊，质地硬。如无癌症病史，触及腹股沟管质地硬的淋巴结，应注意直肠癌或子宫及附件恶性肿瘤的可能。

4. **腹股沟原发性淋巴瘤**　淋巴瘤虽然少见，但腹股沟是原发性淋巴瘤的常见发病部位，肿块的质地较硬，但边界清晰，比一般肿大的淋巴结体积大，同时有淋巴瘤的其他症状。

5. **寒性脓肿**　腰椎结核形成的寒性脓肿常沿髂腰肌向下扩张至腹股沟区大腿根部。但是这类患者一般有结核或腰部疾病的症状，并且肿块往往较大，较腹股沟斜疝更偏外侧。仔细询问病史和体格检查，或借助放射学检查可以鉴别。

6. **大隐静脉结节**　大隐静脉在卵圆窝处注入股静脉，如在该部位出现结节易与股疝相混淆。大隐静脉曲张平卧或挤压时可以消失，鉴别的要点是注意下肢其他部位同样有静脉曲张的表现，并且挤压股静脉近端时可使结节增大。

7. **睾丸扭转**　睾丸扭转易与嵌顿疝相混淆。患者突然感到睾丸剧烈疼痛，腹股沟局部疼痛、腹痛、恶心、呕吐等症状与嵌顿疝相似，少数患者甚至有休克症状。这类患者睾丸肿大，阴囊水肿，睾丸与附睾分界不清，压痛明显。

8. **急性化脓性（或坏疽性）阑尾炎**　腹股沟疝以右侧多见。急性化脓性或坏疽性阑尾炎时，脓液或坏死物质容易进入疝囊，疝囊疼痛及压痛明显。并且由于腹膜炎腹肌收缩，疝囊容易鼓起 [1]，有些病例疝囊疼痛明显而腹痛不明显，易误诊为嵌顿疝或绞窄性疝。

第 3 节　辅助检查

腹股沟疝的诊断主要依据临床症状和体征，典型的病例不需要进行辅助检查。辅助检查主要应用于不典型病例的鉴别诊断，以及复杂疝或复发疝的病情评估。

一、放射学检查

1. 腹部立位平片检查 腹部立位平片对普通的腹股沟疝诊断意义有限，但是对嵌顿疝的诊断有一定的意义。放射学表现与肠梗阻一样，多为肠胀气、肠壁增厚和阶梯状气液平面。典型患者可出现疝囊内固定不变的肠积气或气液平面，从嵌顿部位开始逐级升高的气液平面，并发肠坏死穿孔时，可见膈下游离气体。

2. 疝囊造影 疝囊造影主要用于诊断困难时，如怀疑隐匿疝或不明原因的腹股沟疼痛。但 Fitzgibbons 等 [2] 研究显示疝囊造影增加住院时间并且出现假阴性。主要的操作步骤是：用穿刺针在脐下正中处穿刺，注射造影剂 50~80mL，仰卧或左右翻身使造影剂积于腹股沟区，然后检查。但是影像判读存在较大的困难。有以下几种观点：①斜疝来自腹股沟外侧窝，诊断主要的困难是判断鞘膜未闭合真正的疝囊，小于 2cm 的三角形突起意义很难确定，可能是早期的斜疝。②根据腹膜脂肪下移学说，精索脂肪瘤带动腹膜下移，因此疝囊在最初形成时应该是锥形的，而鞘膜未闭形成的应该是个球面。因此如果是三角形的放射影像，可能是疝囊，如果是钝圆的放射影像，可能是鞘膜，但是其准确性有待临床检验。③根据疝囊的指向判断，典型的斜疝疝囊的侧面指向中下方，连续而无切迹，明显偏离腹壁。④交通性鞘膜积液，造影剂可以进入未闭的鞘膜，但是一般无法看到造影剂进入的通道，需要 12h 后行延迟阴囊显影。⑤直疝疝囊位于腹股沟中窝，直疝的造影表现为腹股沟中窝憩室样突起，但是正常的隐窝和隐匿的疝囊之间的标准很难判定。股疝与股窝之间的界限同样也难判定。

疝囊造影目前在国内已很少开展，因此经验有限，主要的问题是隐匿疝与正常隐窝之间很难分别，鞘膜与腹股沟斜疝的隐匿疝也难以鉴别，并且这种检查有一定的并发症。

3. 电子计算机 X 线断层扫描（CT） 目前 CT 技术发展迅速，采用薄层扫描和多平面重建技术，采集信息量大，图像清晰，因此认为依据 CT 检查可对临床无症状和体征的隐匿疝做出准确的诊断。CT 可以清楚显示疝囊的边缘，测量疝环的大小并可显示疝内容物（图 6-2）。目前的多排螺旋 CT 对解剖细节显示清晰，可以清晰显示腹壁下动脉、内环、腹股沟韧带、精索、子宫圆韧带，并可多平面重建显示腹股沟管、股三角、直疝三角，提供精细和即时的解剖信息 [3]，因此可为临床和基础解剖研究提供一种新途径。对于股疝，有学者提出可根据疝囊与耻骨结节的位置关系及股静脉是否受压 [4] 来鉴别。

二、磁共振成像

磁共振成像（MRI）可以做冠状面及矢状面的成像，也可进行多平面重建，从而清晰显示疝囊和疝环，在 T1WI 和 T2WI 均呈低信号。也可以清晰显示连续光整的肠壁及肠黏膜皱襞，肠内容物则为混杂信号，液体成 T1 低 T2 高的信号特征，气

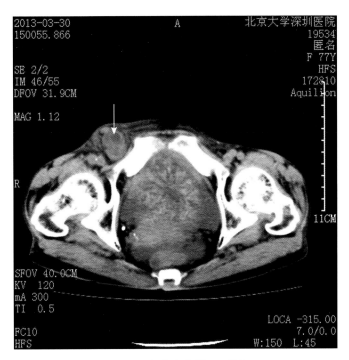

图6-2 疝内容物的CT图像

白箭头所指为腹股沟斜疝疝囊内的肠管

体在 T1 和 T2 均为低信号。肠系膜和大网膜因以脂肪组织为主，T1 和 T2 均为高信号，脂肪抑制像可见脂肪为低信号，血管为高信号。而发生嵌顿时，疝囊内液体增多，疝囊以上腹腔出现肠梗阻影像。而出现绞窄性肠梗阻时，增强时疝内容物无强化。

MRI 成像的优点是软组织分辨率高，可以作为活体解剖研究的理想工具，对研究腹股沟管的保护机制有重要的意义。

三、超声检查

20 世纪开始，超声检查在医学中广泛应用，起到了重要的辅助诊断作用，也可在治疗过程中起引导作用。超声检查是临床上用于腹股沟疝最多的检查，其优势在于实时、无创、可重复且经济。采用彩色多普勒血流显像可以提供动静脉血流信息，可以显示腹壁下动脉及疝内容物的血流灌注情况。对于超声成像的原理，读者可以参考相关的专著，本文主要介绍其在腹股沟疝中的应用。

1. **诊断** 超声检查可以清楚显示腹壁的层次，采用高频探头可以观察浅筋膜和肌肉的走行。肌纤维为低回声或中等回声，包绕肌纤维的肌束膜、肌外膜、筋膜、脂肪和结缔组织等显示为有序的线状或条状回声[5]。诊断腹股沟区疾病时，主要的标志是髂前上棘、耻骨结节、腹直肌、髂外动静脉、股动静脉和腹壁下血管。根据疝囊与这些解剖标志的关系来判断疝的类型，文献报道对于腹股沟斜疝与直疝的分辨准确率为 86% [6]。超声对于临床医生的意义在于：①对于难复性疝，超声可以帮助临床医生判断内容物的性质。②当腹股沟嵌顿疝与睾丸扭转无法鉴别时，超声可以判断包块的性质，方便诊断。③判断腹股沟嵌顿物的性质，如肠管有气体影，多普勒超声无血流信号，肠管可能已经坏死，如果是大网膜的影像可以不急于处理，对嵌顿物性质的判断有助于临床决策。④有助于隐睾、肿瘤、睾丸鞘膜积液、淋巴结肿大等的鉴别。

　　2. 超声引导下的神经阻滞　超声可以清楚辨别腹部的层次，利用髂腹下神经与髂腹股沟神经在腹部各层次的走行关系，可以对腹壁及腹股沟的神经进行阻断，在临床上可以用于手术的麻醉及腹股沟神经痛的治疗。

（吕国庆，李　亮）

参考文献

[1]李亮,隋梁,吕国庆,等.经下腹部正中切口后入路在腹股沟疝急诊手术中的应用[J].海南医学, 2010,21(19):37-45.

[2]Fitzgibbons RJJR,Giobbie-hurder A,Gibbs JO,et al.Watchful waiting vs repair of Inguinal hernia minimally symptomatic men: a randomized clinical trial[J].Jama, 2006,295(3):285-292.

[3]徐列印,何敏丽,陈乾.成人腹股沟区多排螺旋CT解剖[J].华夏医学,2012,25(1):42-45.

[4]Shigeru Suzuki,Shigeru Furui,Kota Okinaga,et al. Differentiation of Femoral Versus Inguinal Hernia: CT Finding[J].AJR,2007,189(2):W78.

[5]陈双.腹股沟疝外科学[M].广州:中山大学出版社,2005:43-66.

[6]Korenkov M,Paul A,Troidl H.Color Duplex Sonography:Diagnostic Tool in the Differentiation of inguinal hernias[J]. J Ultrasound Med,1999,18(8):565-568.

第 *7* 章 腹股沟疝的分类分型系统及临床意义

第 1 节　腹股沟疝的分类

腹股沟疝有很多分类方法，根据耻骨肌孔解剖部位的差异，可以分为：腹股沟斜疝、腹股沟直疝、股疝及血管前疝。如果是鞘突未闭引起的腹股沟疝，可以认为是先天因素引起，因此也可以将腹股沟疝分为先天性与后天性。

临床常用的是根据疝内容物的情况和特点分类：

1. **易复性疝**（reducible hernia）　疝内容物很容易回纳腹腔，称为易复性疝。

2. **难复性疝**（irreducible hernia）　疝内容物回纳困难或不能完全回纳入腹腔，但并不引起严重的症状，称为难复性疝。这种疝的形成有两种原因，一是疝内容物与疝囊粘连而不能回纳，常见的是大网膜与疝囊粘连；二是腹股沟缺损巨大，腹股沟管的保护机制已完全丧失，此外疝内容物巨大，也常常导致无法回纳。

3. **滑动疝**（sliding hernia）　属于难复性疝的一种。疝内容物不断进入疝囊时产生的下坠力量将疝囊颈部上方的腹膜逐渐拉向疝囊，而髂窝区后腹膜与后腹壁结合松弛，因此易于推移，以致相应的器官成为疝囊的一部分，如盲肠、乙状结肠、膀胱等。

4. **嵌顿性疝**（incarerated hernia）　在疝环较小的情况下，若腹内压突然增高，疝内容物强行扩张疝环，进入疝囊，随后疝囊颈部弹性回缩卡压疝内容物而不能回纳称为嵌顿性疝，也称箝闭性疝。这种情况首先影响的是静脉回流，导致肠壁淤血水肿，疝囊内肠壁及其系膜逐渐增厚，颜色逐渐变深，由淡红色逐渐变为红色或深红色，疝囊内有淡黄色液体积聚。此时动脉一般未受影响，或影响轻微。

5. **绞窄性疝**（strangulatted hernia）：如果嵌顿性疝不能及时解除，肠管及肠系膜受压情况不断加重，使动脉血流减少，最后完全阻断，导致肠壁坏死，成为绞窄性疝。此时疝内积液为血性、暗红色或黑色，继发感染可产生脓液，如疝囊自行破溃即形成粪瘘。

6. **肠管壁疝**（Richter hernia）：肠壁部分嵌顿，但是肠管的系膜侧及肠系膜无嵌顿，肠腔无梗阻或部分梗阻，称为肠管壁疝。

7. **Littre 疝**　指小肠 Meckel 憩室嵌顿于疝囊内。

8. **逆行性嵌顿疝**（retrograde incarcerated hernia）　嵌顿疝内的肠管包括几个肠段，呈"W"形，疝囊内各嵌顿肠段之间的肠管在腹腔内，也称 Maydl 疝。这种疝在手术时应注意，若肠管发生绞窄，不仅疝囊内的肠管坏死，腹腔内的肠管也可能坏死，甚至即使疝囊内的肠管无坏死，而腹腔内的肠管已经坏死。

9. Cloquet **疝** 疝囊横跨耻骨腱膜的股疝。

10. Laugier **疝和** Velpeau **疝** 疝囊经腔隙韧带向外突出的股疝。

11. Teale **疝** 血管前疝，疝囊经股血管前疝出的股疝。

12. Serafini **疝** 血管后疝，在股血管后方疝出的股疝。

13. Hesselbach **疝** 股外侧疝，疝囊在股血管外侧疝出的股疝。

14. Cooper **疝** 生殖股疝，疝囊进入阴囊或大阴唇。

15. Amyand **疝** 疝内容物为阑尾，阑尾常伴有感染、脓肿而影响修补。

第 2 节 腹股沟疝的分型系统

第一节中提到的腹股沟疝的分类是在外科实践中总结出来的，长期以来为外科医生普遍接受并使用，但这种分类没有对腹股沟疝进行详细的描述。对腹股沟疝的种类、病理生理进行准确的描述，从而对腹股沟疝进行准确分型是学科发展的迫切需要。从 20 世纪 40 年代就开始提出各种疝的分型系统，但没有一种是目前普遍使用的，只是某些系统使用频率高，因而接受程度也就较高。

一、目前国内文献出现频率较高的分型系统

1. Nyhus **分类分型系统** 该系统是美国医生 Nyhus 于 1993 年提出（表 7-1），主要分为 4 型，以罗马数字表示。Ⅰ 型为内环大小正常的斜疝，常发生于婴儿、儿童、青少年或青年。在 Ⅰ 型的基础上出现内环扩大即为 Ⅱ 型。Ⅲ 型为腹股沟管后壁有缺陷，其中直疝为 ⅢA 型，斜疝为 ⅢB 型，股疝为 ⅢC 型。Ⅳ 型为复发疝，与 Ⅲ 型一样，直疝为 ⅣA 型，斜疝为 ⅣB 型，股疝为 ⅣC 型。

该分型的特点是简单易记，它是基于有无筋膜缺损及腹股沟管后壁的强度而制订的。该分型可以区分病情的轻重，如 Ⅰ 到 Ⅳ 型，病情逐渐加重；并且腹股沟疝的传统分型也较为清晰，如 A 型代表直疝，因为直疝和斜疝虽然有共同的发病因素，但是并非完全等同，因此区分是有意义的；Ⅰ 型和 Ⅱ 型以先天性因素为主，而 Ⅲ 型和 Ⅳ 型以后天性因素为主。但是腹股沟管后壁有无缺陷很难量化，存在一定的主观性。

表7-1 Nyhus腹股沟疝分型系统

分型	特点
Ⅰ 型	内环口正常的腹股沟斜疝
Ⅱ 型	内环口扩张，腹股沟管后壁完整
Ⅲ 型	腹股沟管后壁有缺陷（ⅢA 型：腹股沟直疝，ⅢB 型：腹股沟斜疝，ⅢC 型：股疝）
Ⅳ 型	复发性疝（ⅣA 型：腹股沟直疝，ⅣB 型：腹股沟斜疝，ⅣC 型：股疝 ⅣD 型：复合疝复发）

2. Gilbert **分型系统** 该系统是 Gibert 于 1980 年设计的一套分型系统（表 7-2），在北美使用较为普遍，国内该分型系统使用的频率也很高，它主要将腹股沟疝分为 5 型。Ⅰ、Ⅱ、Ⅲ型为斜疝，其中内环口基本正常为Ⅰ型，内环口扩张但小于两指尖的为Ⅱ型，内环口扩张且大于两指尖的为Ⅲ型；Ⅳ、Ⅴ为直疝，直疝的底部被破坏但是疝环完整，即所谓的全底型疝为Ⅳ型，直疝的底部不大于 1 指宽的憩室样缺损，疝环完整，即所谓的憩室型为Ⅴ型。1986 年 Rutkow 和 Robbins 在 Gilbert 的基础上增加了Ⅵ型和Ⅶ型，因此该分型又称 Gilbert、Rutkow 和 Robbins 分型系统。Ⅵ型指裤型疝，即斜疝合并直疝的复合疝；Ⅶ型指股疝。

表7-2 Gilbert腹股沟疝分型系统

分型	类型	特点
Ⅰ型	斜疝	内环口基本正常
Ⅱ型	斜疝	内环口小于 2 指尖
Ⅲ型	斜疝	内环口大于 2 指尖
Ⅵ型	直疝	全底型疝，疝环大于 1 指宽
Ⅴ型	直疝	憩室型疝，疝环小于 1 指宽
Ⅵ型	斜疝+直疝	复合疝
Ⅶ型	股疝	单纯指股疝，没有细分

该腹股沟疝分型系统能够得到广泛的应用，说明其有一定的实用性，在 Gilbert 制订的前 5 型分型中主要根据疝环的大小进行分类，如斜疝根据内环口的大小，直疝根据疝环的大小进行分类，但是没有提到腹股沟管后壁的情况，也就是腹横筋膜有无缺损。虽然如此，但是斜疝的内环口大小可以在一定程度反映腹横筋膜的缺损程度，直疝的疝环大小也有同样的意义，并且结合疝囊的形态可以反映直疝的严重程度，显然憩室型Ⅴ型疝囊明显突出要比全底型Ⅳ型腹横筋膜的缺损更为明显。Ⅵ和Ⅶ型是为了腹股沟疝分型的完整而增加的分型。所以该分型的特点是可以对腹股沟疝的病情进行一定程度的量化，对学科交流的标准化建设有一定的意义。

3. **中华医学会外科学分会疝和腹壁外科学组分型** 中华医学会的分型于 2001 年制订并公布（表 7-3），根据疝环缺损的大小、疝环周围组织的完整性、腹股沟管后壁的坚实程度分型。

诊断的记录格式为：腹股沟斜疝（左侧或右侧）Ⅰ型。

中华医学会的分型是依据我国国情制订的，这种分型稍显粗糙，并且存在一定的主观性。

表7-3　中华医学会外科分学疝和腹壁外科学组腹股沟疝分型

分型	疝环缺损直径	疝环周围腹横筋膜情况	腹股沟后壁情况
Ⅰ型	直径≤1.5cm	有张力	完整
Ⅱ型	直径为 1.5~3.0cm	薄且张力降低	不完整
Ⅲ型	直径≥3.0cm	薄而无张力或已萎缩	缺损
Ⅳ型	指复发疝、滑疝		

注：腹横肌弓状下缘和腹股沟韧带上缘的间隙，即耻骨肌孔的上半部内无腱膜及肌肉组织时，则视为腹股沟管后壁结构缺损

二、其他分型系统介绍

1. Harkins 分型　由 Harkins 于 20 世纪 50 年代提出，分为 4 级，内容见表 7-4。

表7-4　Harkins分型

分级	特点
Ⅰ级	婴儿斜疝
Ⅱ级	较大的儿童、健康的年轻成人的简单斜疝
Ⅲ级	中间状态的疝，包括：成人的大斜疝，有坚强组织的老人较小的疝，少数有疝囊颈部较狭窄的直疝
Ⅳ级	进展型疝，指复发疝、股疝以及其他不能归类为Ⅱ、Ⅲ级的直疝或斜疝

2. Casten 分期系统　该分期系统 1967 年由 Gasten 提出，以其姓名命名（表 7-5）。

表7-5　Gasten分期系统

分期	特点
Ⅰ期	有正常内环功能的婴儿和儿童的斜疝，是小的斜疝
Ⅱ期	内环功能不正常，一般是大的斜疝
Ⅲ期	所有的直疝、股疝

3. Halversong 和 McVay 分类　Halversong 和 McVay 都是著名的疝和腹壁外科学专家，该分类由他们修改后于 1970 年提出，共分为 5 类（表 7-6）。

4. Bendavid 分型系统　该分型系统 1994 年由 Bendavid 设计，为加拿大著名的 Shouldice 医院所采用，被认为是最为详细和复杂的分型系统。该系统从 3 个方面进行分型："T"代表类型；"S"代表分期；"D"代表腹壁缺损，以"cm"表示，当缺损不是规则的圆形，而是卵圆形或椭圆形时，测量最宽的距离。在第Ⅱ期中根

表7-6　Halversong和McVay分类

种类	特点
1类	小的斜疝
2类	中等的斜疝
3类	大的斜疝和直疝
4类	股疝
5类	复合疝

据疝囊底部（直疝）在腹股沟管中的位置，又分为一些亚型，分别以"m"表示位于内侧，"l"表示位于外侧，"c"表示位于中心，"e"表示整个腹股沟管后壁。另外以"R"表示复发，"S"代表滑疝，"L"表示脂肪瘤，"I"表示嵌顿疝，"N"表示坏死。

该系统分为5型3期，T分别是：Ⅰ型为前外侧型（斜疝），Ⅱ型为前中侧型（直疝），Ⅲ型后中侧型（股疝），Ⅳ型为后外侧型（血管前疝），Ⅴ型前后侧型（腹股沟股部疝）；S分别是：Ⅰ期为疝囊在腹股沟管内，Ⅱ期为疝囊在皮下环外，Ⅲ期为疝囊进入阴囊。具体分型如下：

● Ⅰ型

　　1期：疝囊从深环出延伸至浅环。

　　2期：疝块超过浅环，但没有进入阴囊。

　　3期：疝块进入阴囊。

● Ⅱ型

　　1期：疝块在腹股沟管的界限内。

　　2期：疝块超出皮下环，但未进入阴囊。

　　3期：疝块进入阴囊。

● Ⅲ型

　　1期：疝块占据股静脉和陷窝韧带之间的一部分。

　　2期：疝块占据整个股静脉和陷窝韧带之间的位置。

　　3期：疝块从股静脉延伸至耻骨结节（即陷窝韧带失去保护作用，如陷窝韧带被破坏或复发）。

● Ⅳ型

　　1期：疝块局限在股静脉的内侧，如 Cloquet 疝和 Laugier 疝。

　　2期：疝块局限在股静脉水平，如 Velpeau 疝和 Serafini疝。

　　3期：疝块局限在股静脉的外侧，如 Hesselbach 疝和 Partrdge 疝。

● Ⅴ型

　　1期：疝块顶起或破坏耻骨嵴和股静脉间一部分腹股沟韧带。

　　2期：疝块顶起或破坏耻骨嵴和股静脉间腹股沟韧带。

　　3期：疝块破坏耻骨嵴到股静脉外侧的腹股沟韧带。

这种分型系统类似于肿瘤的 TNM 分期，其记录格式也类似，如 T_2S_1（m）D_2 表示，2 型疝即直疝，2 期即疝块超出皮下环，但未进入阴囊，疝环位于腹股沟管内侧，直径2cm。

5. Sehumpeliek 分型　Sehumpeliek 和 Arit 于 1994 年提出的腹股沟疝分型系统（表 7-7），又称 Aachen 腹股沟疝分型或 Sehumpeliek-Aachen 腹股沟疝分型。该分型系统既适用于腹股沟疝的腹腔镜手术，又适用于开放性手术，可以用食指尖的直径和标准内镜剪叶的长度（1.5cm）作为测量参考。

表7-7　Sehumpeliek和Aachen分型系统

缺损位置	缺损尺寸
L：外侧/斜疝	Ⅰ级<1.5cm
M：内侧/直疝	Ⅱ级 1.5~3.0cm
Mc：内侧复合	Ⅲ级>3.0cm
F：股疝	

6. 统一分类法　1999 年 R. M. Zollinger Jr.总结了以往各种分型系统的特点，提出了一个新的分型系统，称为统一（unified）分类法（表 7-8）。分为 8 级，分类的依据是传统斜疝、直疝、股疝的解剖位置，内环和直疝底部的完整性，缺损的精确大小和疝囊的长度。

表7-8　统一分类法

级别	特点
Ⅰ级	小的斜疝，有完整的内环和小疝囊，常见于婴儿或儿童
Ⅱ级	中等的斜疝，有一个较大的内环，可大到两横指的直径，疝囊仍在腹股沟管内
Ⅲ级	大的斜疝，内环被破坏，疝囊囊伸入阴囊内
Ⅳ级	小的直疝，直疝底部有一个如小指大小的裂隙孔
Ⅴ级	中等大小的直疝，有大拇指大小的缺损，在其周围可由腹横筋膜底的结构
Ⅵ级	大的直疝，整个疝囊底部向外膨出
Ⅶ级	裤型疝，或复合疝，直疝和斜疝两个疝囊并存
Ⅷ级	股疝
0级	包括上面分级中未提到的复杂疝，巨大的腹股沟疝或异常血管前疝

这个分型系统与 Gilbert 分型系统类似，其优缺点作者认为与 Gilbert 相差无几，但是没有 Gilbert 分型简洁。

第3节 腹股沟疝分型系统的意义

作者在深圳这个移民城市工作，深刻体会到语言标准在交流中的重要性。一个科室的医生来自各个不同的地区，由于语言的差异，有时连明显的方位都会出现误解，如"前后"和"内外"等，新的同事都需要一段时间去适应大家的语言习惯。推而广之，一个学科要在社会层面上取得较大的发展，必须发展一套共同的交流语言。恶性肿瘤的 TNM 分期是肿瘤科医生们交流的标准语言，而腹股沟疝的分型系统就是腹股沟疝外科医生的标准交流语言。但是目前尚无公认的标准分型系统，目前的分型系统多数考虑的是解剖缺损的静态因素，未考虑动态因素，如腹股沟管保护机制的缺陷，也没有很好地考虑机体的代谢因素，如胶原代谢在腹股沟疝发病机制中的作用，当然后者的意义目前也未被完全剖析。虽然如此，在学科发展的当下阶段，这些分型系统仍有现实的临床意义。

（李　亮）

第 8 章 腹股沟疝手术的麻醉

第 1 节　麻醉前的评估

麻醉学科的建立和发展是现代外科学的基石，而现代外科学的发展则对麻醉学科提出了更全面的要求。其他开腹或开胸等创伤较小的手术，手术本身对机体造成的直接影响不大。而腹股沟疝患者具有年龄范围广，并存其他疾病等特点，故手术时对麻醉方法与麻醉药物的选择要求较高，需根据患者的全身状况、麻醉设备条件以及麻醉医生的熟练程度进行综合考虑。

一、麻醉前的准备

麻醉医生在术前一定要访视患者，切不能因为腹股沟疝是"小手术"而忽略这一步。术前访视目的包括：熟悉患者的全身状况，建立良好的医患关系，制订完善的麻醉方案。

1. 查阅病历资料和相关辅助检查结果，如果是急诊情况，如嵌顿疝，还要了解水电解质平衡的情况，补充询问与麻醉有关的病史，特别是重要器官的疾病史，用药史及药物过敏史等。

2. 与手术医生交流，了解诊断的详细情况，腹股沟疝的类型，拟选择的手术方式等。

3. 对患者进行体格检查，重点是与麻醉相关的情况，如心脑血管和肺部功能，检查口腔及呼吸道，评估插管的难易。检查腰椎情况评估是否有椎管内麻醉禁忌证。

二、麻醉评估的标准

一般使用美国麻醉协会的 ASA 评估标准（表 8-1），即使是 Ⅰ 、Ⅱ 级患者和简单的手术，仍然有一定的死亡率，麻醉医生和手术医生都应该认真对待。临床上有时可能遇到的特殊问题是，高龄患者腹股沟疝发病率高，并存疾病多，并且腹股沟疝对患者生活质量影响较大，家属照顾困难，往往积极要求手术，这时需要临床医生和麻醉医生客观评估，避免仅仅根据经验做一般性的评估后就仓促进行麻醉和手术。

表8-1　ASA病情分级和围术期死亡率 [1]

分级	标准	死亡率（%）
Ⅰ	体格健康，行一般手术	0.06~0.08
Ⅱ	除外科疾病外，有轻度的并存疾病，功能代偿健全	0.27~0.40
Ⅲ	并存疾病较重，体力活动受限，但尚能应付日常工作	1.82~4.30
Ⅳ	并存疾病严重，丧失日常工作能力，经常面临生命危险	7.80~23.0
Ⅴ	无论手术是否，生命难以维持 24h 的濒死患者	9.40~50.7

第 2 节　常用麻醉药物介绍

本节着重介绍局麻药物的相关知识。一般认为局麻药可以和神经膜的受体相结合，抑制膜上钠通道开放，阻断钠离子的流入，使其去极化速度减慢而起神经阻断作用。临床常用的局部麻醉药有一个基本的化学结构：芳香基–中间链–胺基。芳香基为亲脂性，有利于药物穿透神经膜，并影响其作用强度；胺基为亲水性，有利于药物输送到神经纤维及轴索浆；中间链为酯或酰胺结构，因此在化学结构上局麻药分为酯类和酰胺类。常见的酯类局麻药为：可卡因、普鲁卡因、丁卡因等。常见的酰酯类局麻药为：利多卡因、丁哌卡因、罗哌卡因等。因为胺基是一种弱碱，性质不稳定并且难溶于水，因此常与酸结合，如盐酸或碳酸，形成相应的盐，而易溶于水，性质变得稳定。局麻药的非离子成分与该药穿透神经膜的强度有关，是局麻药作用强度的决定因素。我们知道药物的解离常数 PKa 越接近于人体的 pH 值，解离度越低，因此药物非离子状态越多，起效就越快。反之身体局部的 pH 值，也会影响药物的起效时间。药物作用强度的另外一个影响因素是与血浆蛋白的结合力，结合力越大，作用时间越长。

一、常用局麻药物

1. **普鲁卡因**　普鲁卡因是酯类局麻药，是临床应用的合成局麻药。主要应用于皮下浸润。PKa 为 8.9，起效时间慢，时效约 1h，能被血浆中胆碱酯酶迅速代谢，半衰期小于 8min，因此全身毒性低，最大剂量为 1000mg。

2. **丁卡因**　丁卡因为酯类局麻药，是最早的医用局麻药之一，目前主要用于气道的局部麻醉。需要注意的是，PKa 为 8.5，时效 3~4h，麻醉效能和毒性均较普鲁卡因强 10 倍。由于毒性较大，一般不用作浸润麻醉，即使用作表面麻醉，亦应注意最大剂量不超过 100mg。

3. **利多卡因**　为氨酰基酰胺类中效局麻药。具有起效快，弥散广，穿透性强，无明显扩张血管作用的特点。PKa 为 7.9，时效 2h，成人单次最大剂量 400mg。

4. **丁哌（布比）卡因**　为长效酰胺类局麻药，起效慢，但持续时间长。外周感觉神经阻滞时间为 4~12h。但是丁哌卡因心血管毒性大，有导致心搏骤停的报道，且不易复苏。PKa 为 8.1，最大剂量 200mg。

5. 罗哌卡因　罗哌卡因在效能上与丁哌卡因相似，不同的是心血管毒性明显降低。利多卡因、丁哌卡因和罗哌卡因致惊厥量之比，约为 5:1:2；致死量之比约为 9:1:2。罗哌卡因有血管收缩的作用，PKa 为 8.1，最大剂量 200mg。

二、血管收缩剂

在临床实践中，部分医生习惯在局麻药中加入血管收缩剂，目的是延长麻醉作用时间，同时降低血管内吸收速度，从而减轻全身毒性。并且能收缩局部血管，减少术野出血。另外，尚有其他作用，可能与其 α 肾上腺能受体激动作用有关 [2]。常用的有肾上腺素和去甲肾上腺素。

第3节　麻醉方法

麻醉方式是决定麻醉效果和安全的主要因素 [3]。麻醉方式的选择应根据手术和病情的需要，当地的医疗条件，卫生经济学的原则 [4]，以及对术后护理的影响等进行选择。因为腹股沟疝手术范围较为局限，一般情况下对重要的生命器官影响甚小，因此可在局部麻醉下进行，局部麻醉的应用在发达国家占主导地位。但是，腹股沟疝是患者发病年龄跨度最大的病种之一，并且发病率高，在不同的人群皆有发病，因此患者的性格及心理背景具有很大的差异，这些在进行麻醉方式的选择时也应考虑。

一、局部麻醉

局部麻醉的优点很多，包括：简单易行；卫生经济学价值高，不仅麻醉本身的收费低，而且可以实现"一日住院"，总体社会医疗开支降低；术后尿潴留由硬膜外麻醉的 20% 左右降低到 1% 以下 [5,6]，因此无需留置导尿管；术后无需特殊护理，可即刻恢复正常生活，而术后早期下床活动正是外科医生所提倡的；局部麻醉的禁忌证也少。但是，部分患者局部麻醉时仍然会出现疼痛或其他不适感，不适合婴儿或儿童手术，对精神高度紧张者也不适用。局部麻醉包括一般的局部麻醉和腹壁神经的阻滞麻醉，具体的操作过程将在第 4 节讲述。

令人迷惑的是，我国是发展中国家，在腹股沟疝的手术中局麻并非最常见的选择，只是在国内大型疝外科中心局麻才是主流。

二、椎管内麻醉

椎管内麻醉包括硬膜外阻滞麻醉和蛛网膜下腔阻滞麻醉，这两种方法均需由麻醉医生完成。

1. **硬膜外阻滞麻醉**　麻醉效果好，对循环呼吸影响小，麻醉和术后管理方便，术后并发症少，尿潴留发生率低。临床仍有部分患者术后发生尿潴留，可能与麻醉有关，也可能与术后卧床有关。根据术中外科医生反映，部分患者牵拉精索可有不适感 [7]，需术中追加局部麻醉阻断，这是腹股沟疝手术麻醉的较好选择之一。

2. **蛛网膜下腔阻滞麻醉**　操作较硬膜外麻醉简单，但是并发症发生率比硬膜外麻醉高，麻醉效果好，肌松程度满意。也是腹股沟疝手术较为理想的麻醉选择之一。

3. **硬膜外联合蛛网膜下腔阻滞麻醉**　综合了前面两种麻醉的优缺点，可用于时间较长的手术，如复杂的腹股沟疝手术、复发疝的手术等。

以上 3 种麻醉的禁忌证为：凝血功能障碍，穿刺部位或附近皮肤有感染，神经系统疾患，低血压，腰椎畸形，生命体征不平稳的嵌顿疝或绞窄疝等。

三、全身麻醉

全身麻醉也是腹股沟疝手术麻醉的选择之一，并且有些情况下是首选的麻醉方式，如：小儿外科患者，精神高度紧张的患者，急诊手术估计有开腹可能的嵌顿疝或绞窄性疝的患者，特殊文化需要的患者。但是全身麻醉对身体影响较大，因此不是常见的腹股沟疝手术麻醉方式。

1. **静脉麻醉**　静脉麻醉主要用于一些时间短的体表手术，如小儿患者的腹股沟疝内环结扎术，或者局麻手术时的辅助麻醉。

2. **静吸复合全麻**　是气管插管与静脉麻醉的复合麻醉，对循环干扰较大，在普外科一般用于开腹等中、大型手术，腹股沟疝手术较少应用，主要用于腹股沟嵌顿疝或绞窄性疝，估计需要开腹手术等特殊情况时。

第 4 节　局部麻醉的方法

局部麻醉是腹股沟疝的主要麻醉方法之一，是用局麻药物暂时性阻断相应区域神经冲动的传导，使这些神经支配的区域产生麻醉作用。如果从正规的医学分类来说，局麻方法有 7 种：①表面麻醉；②局部浸润麻醉；③区域阻滞麻醉；④神经干和神经丛阻滞；⑤蛛网膜下腔阻滞；⑥硬膜外阻滞；⑦静脉局部麻醉。但是由于椎管内麻醉有其特殊性，习惯上局麻通常只包括前 4 种。腹股沟疝手术时常用的有：局部浸润麻醉，区域阻滞麻醉和神经干阻滞麻醉。

一、局部浸润麻醉

将局麻药物逐层注射于手术区域的组织内，阻滞神经末梢而达到麻醉作用，称为局部浸润麻醉。在腹股沟疝手术中，这是最简单的局部麻醉方法。

操作方法为：

1. 在手术切口的一端进针，针面斜向下，注射局麻药形成皮丘，然后将针拔出，在第一个皮丘的边缘进针形成第二个皮丘，同法在切口上形成皮丘带，麻醉起效后切开皮肤和皮下组织。

2. 然后逐层麻醉，边麻醉边手术，根据术中患者的疼痛情况追加局麻药物，直至完成手术。

3. 切开皮肤和浅筋膜后，可以将局麻药物注射到腹外斜肌腱膜下，对髂腹下及髂腹股沟神经有较好的阻滞作用。但是由于生殖股神经包裹在精索内导致麻醉效果较差，需要再次追加对生殖股神经的阻滞。

该麻醉方式对加强腹股沟管后壁的无张力修补术或传统的有张力修补术，可以达到理想的麻醉效果，但是对分离腹膜前间隙的腹膜前修补术麻醉效果差。另外，局部浸润麻醉药液直接注射于手术切口，会对组织层次的辨认产生一定的影响。

二、区域阻滞麻醉

在手术区域的四周及其底部注射局麻药，阻滞通过手术区的神经纤维，称为区域阻滞麻醉。

主要操作步骤：

1. 皮下浸润，沿切口皮下注射局麻药，与局部浸润麻醉的皮丘注射相同，浸润切口全长。

2. 皮内注射，针尖穿刺至皮内，在此层沿切口注入局麻药，一般为 3mL。

3. 深部皮下注射，在与皮肤垂直的方向进针至深部皮下脂肪组织内，注射局麻药，一般为 10mL。

4. 腱膜下注射，在切口的外侧角经皮下脂肪穿刺，突破腹外斜肌腱膜，此时有突破感，注射药物 10mL。这一步对髂腹下及髂腹股沟神经有较好的阻滞作用，但是生殖股神经由于包裹在精索内导致麻醉效果较差，游离疝囊时会有疼痛感，需要再次追加对生殖股神经的阻滞。

5. 也有学者选择在内侧耻骨结节上皮肤穿刺至耻骨结节后注射局麻药。

这种麻醉方法效果与局部浸润麻醉基本相同或稍好，但是也存在同样的问题，即游离腹膜前间隙有疼痛等不适。有人建议在腹膜前间隙注射药物，但是该间隙分离范围大，并且充满腹膜外脂肪，直接局麻效果差。

三、神经阻滞麻醉

在神经干、丛、节的周围注射局麻药，阻滞其冲动传导，使受其支配的区域产生麻醉作用，称为神经干和神经丛或神经节阻滞麻醉。腹股沟区的神经支配主要有 3 组：髂腹下神经、髂腹股沟神经及生殖股神经，因此麻醉主要针对这 3 组神经，一般是髂腹下及髂腹股沟神经的阻滞麻醉。操作成功的关键是熟悉这些神经的解剖，有徒手进行的解剖定位法和超声引导下的神经阻滞麻醉。

1. 解剖定位法髂腹下神经及髂腹股沟神经阻滞麻醉

方法一

在髂前上棘做第一个标记，髂前上棘向内、向下 3cm 处做第二个标记，消毒，做皮丘。在第二个标记的位置进针，针头向头侧及外侧，碰到髂骨内侧后，注射局麻药 10mL，然后以更倾斜一些的角度在同一部位进针，认真体会穿刺针通过腹壁的 3 个肌层，在退针的过程中再次注射局麻药，重要的是使药物注射到腹壁的各个层次。如果患者腹壁肌较发达或肥胖，可以在更徒的角度再次进针，然后从第一个标记部位向脐做皮下局部浸润麻醉，再从脐到耻骨结节部位做皮下浸润麻醉。

方法二

从髂前上棘内侧 2cm 处垂直进针，能感觉到腹外斜肌、腹内斜肌、腹横肌筋膜面的突破感，退针至腹横肌水平，即腹横肌与腹内斜肌之间的间隙，注射局麻药 5mL。最好做扇状注射，形成阻断面。

方法一可以多次进针注射药物，因此可以在较大范围内阻滞，适合于体型较大的患者。方法二操作简单，但范围较为局限，适合于体型较小或儿童患者。这两种方法的不足都是易进入腹腔或血管误穿刺等，可能引起肠穿孔及血管损伤等并发症[8]。

2. 超声引导下的髂腹下、髂腹股沟神经阻滞麻醉 解剖定位法的缺点是对技术依赖性高，掌握起来较为困难，因此并发症发生率稍高，有时不能准确麻醉神经。在超声的引导下，于准确的腹壁层面进行阻滞，效果更加确切，并可以留置导管进行持续的阻滞。具体操作将于第 9 章详细叙述。

局部浸润麻醉和区域阻滞麻醉对髂腹下神经及髂腹股沟神经的阻滞都是在神经穿出腹内斜肌之后进行，因此只能麻醉腹股沟管的后壁，对腹膜前间隙没有阻滞作用。髂腹下及髂腹股沟神经阻滞麻醉与之最大的不同是在更高的层面阻滞这两根神经，因此它们腹膜前间隙的分支也被阻滞，从手术医师的角度而言，可以方便地进行腹膜前间隙操作是其最大的优点。在超声引导下，可以进行更精确的阻滞，留置导管进行持续的阻滞，并且可以减少药物的使用量。其缺点是无法达到椎管内麻醉的阻断效果，少数患者术中仍有牵拉不适感，这时可以进行镇静或附加少量静脉麻醉，但是与椎管内麻醉相比，没有腰椎穿刺的风险及尿潴留等并发症。

（洪　飚，李　亮）

参考文献

[1]吴孟超,吴在德.黄家驷外科学[M].北京:人民卫生出版社,2008:430-469.

[2]范志毅.局部麻醉图谱[M].北京:科学出版社,2008:1-8.

[3]Gunl O,Arikan Y,Celikel N.Clinical assessment of spinal and epidural　in inguinal hernia repair[J].

J Anesth,2002,16(2):119-125.

[4]Kendll J,Wildsmith JA,Gray IG.Costing anaesthetic pratice.An economic comparison of regional and general anaessthesia for varicose vein and inguinal hernia surgery [J].Anaessthesia,2000,55(11): 1106-1113.

[5]Jensen P,Mikklesen T,Kehlet H.Postherniorrhaphy urnary relention: effect local, regional and general anesthesia:a review[J].Reg Anesth Pain Med,2002,27(6):612.

[6]Kingsnorth AN,Bowley DMG,Porter C.A prospective study of 1000 hernia: results of plymouth hernia service[J]. Ann R Coll Surg Engl,2003,85(1):1822.

[7]陈双.腹股沟疝外科学[M].广州:中山大学出版社,2005:74-83.

[8]Marhofer P,Greher M,Kaprals L.Ultrasound guidance in regional Anaesthesia [J].Br J Anaesth, 2005,94(1):7-17.

第 9 章　超声引导下髂腹下神经及髂腹股沟神经阻滞麻醉

　　髂腹股沟神经和髂腹下神经阻滞是腹股沟手术应用最多的区域阻滞麻醉方式。解剖定位法的穿刺阻滞技术不能准确将药物注射到神经周围，文献报道成功率不到20%[1]。超声引导下的神经阻滞使这一技术进入了精确医学的时代，并且符合目前麻醉可视化的潮流。20 世纪 80 年代这种方法首先用于臂丛神经阻滞，此后应用越来越多，并在临床实践上证明其优越性较为明显。在国内这一技术尚未普及，随着医学的进步和社会经济的发展，我们相信广泛开展这一技术的黄金时代即将到来。

第 1 节　相关超声知识介绍

　　超声检查是临床最常见诊断和治疗的影像学方法之一。下面介绍一些超声设备和超声学基础知识。

一、探头选择

　　超声探头在频率范围、外形、超声波入射方式上有很大的差别，按波束的几何形状分为：线性探头、凸型探头、扇形探头等。探头的选择根据穿刺部位的组织结构特点来决定。高频线性探头用于浅表组织成像，低频的凸型探头用于深部组织成像，因此腹股沟区一般选用高频的线性探头。作者的操作习惯是选用 8~13MHz 的高频线性探头。

二、穿刺针的选择

　　一般的神经穿刺针为 30° 或 15° 斜面，也有专门用于超声定位的神经穿刺针，优点是针头易于辨认。专门设计的置管持续神经阻滞套件是理想的选择，如条件不允许，可用普通的注射器代替。

三、神经阻滞针超声下的成像

　　1. **扫描轴**　探头长轴与四肢或躯干长轴垂直为短轴切面，探头长轴与躯干或四肢长轴一致为长轴切面。探头与躯干长轴在斜位上分为左右斜位，在腹侧和背侧分为前后斜位。探头长轴在躯体侧面并与躯干的长轴方向一致，反应的是冠状面结构的投影，称为冠状位。

　　2. **介入轴**　是指超声定位神经阻滞的两种基本入路，包括平面内技术和平面外技术。平面内技术是指穿刺针与声波扫面在同一平面，整个针体及针尖均可显示，比较直观，与我们的习惯性思维相符，适合初学者。缺点是穿刺路径较长，通过组织结构较多。平面外技术是指针体与超声扫面平面垂直，只能显示针的横断面，但是穿刺路径短，可沿神经长轴置管，缺点是针尖难以辨认。

3. 穿刺角度与针的斜面方向　当穿刺角度陡直时，由于穿刺针的侧面放射丢失部分声波，因此穿刺针看起来比较微弱；而当穿刺角度表浅时，穿刺针与声波成直角相交，成为良好的反射截面，成像较好。针尖的斜面也是影响成像的重要因素，斜面朝向探头可以获得清晰的成像。

4. 穿刺针的直径及表面　粗针的成像效果好，对结构的辨认清晰，大于17G的穿刺针超声成像明显提高，细针则反之。粗针的另一特点是穿刺不适感增加、回弹感明显，细针则相反。细针手的移动与针的移动一致性高，更容易将局麻药注射到筋膜平面。专业穿刺针表面经过特殊的处理，成像更为清晰。

5. 增益调节　如成像质量不符合操作者的要求，可请助手帮忙调节增益。减少增益可以提高穿刺针的可见度，待准确辨认针尖后再将增益调节到可辨认其他结构的范围。

第2节　神经阻滞的实施

一、准备工作

1. 术前访视　实施神经阻滞麻醉前需行术前访视。

2. 需明确的问题　实施神经阻滞麻醉时，需要明确以下问题：实施哪种类型的阻滞，是否留置导管和留置导管的时间，以及替代方案（麻醉效果不佳时的补救措施）。

3. 物品准备　包括：药物，超声设备，监护设备，穿刺针套件，急救药物器械的准备等，建议常规准备20%脂肪乳以备抢救局麻药中毒。

二、操作步骤

1. 患者的准备　患者取平卧位，操作者站于拟阻滞部位的同侧，超声设备在操作者容易观察的范围，常规监护吸氧，根据情况可以给予相应的镇静。标记体表标志，主要是髂前上棘和肚脐连线。

2. 无菌术　操作者洗手消毒，戴无菌手套，穿无菌手术衣。无菌手术衣为非必需措施，但如果要留置导管，无菌要求高，建议使用，以免导管尖端触及有菌区域。单纯神经阻滞麻醉可以不穿无菌手术衣。皮肤消毒至少2次，超声探头需套无菌膜或无菌塑料套，并使用无菌超声耦合剂。

3. 扫描和穿刺　一般采用短轴切面扫描神经，注意将外侧髂嵴保留在视野内，注意辨认腹壁的各层结构（图9-1），特别是3层腹肌。将穿刺针穿刺到腹内斜肌与腹横肌的平面，可采用由内向外（指由患者的内侧向外侧）的平面内技术或平面外技术，如果见到神经，可将药液注射于2根神经之间。采用多点注射技术，注射后可见腹内斜肌与腹横肌被局麻药物分离呈囊带状。由于神经直径小，有时不能见到，部分患者肌层之间的间隙也不容易辨认。这时可采用多普勒技术，辨认旋髂深动脉。旋髂深动脉与髂腹下神经及髂腹股沟神经同在腹内斜肌与腹横肌之间的间隙，可作为解剖标志，见到旋髂深静脉的信号后可确认这个间隙，然后注射药物。在注射药物之前一定要回抽，确保药物不会进入血管内。也可同时采用神经刺激仪精确定位阻滞的神经及其支配区域。

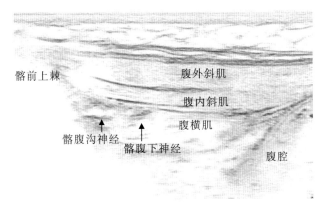

图9-1　穿刺时的超声影像

4. **留置导管**　如果预计手术时间较长，为便于追加药物或需要术后镇痛等，可以留置导管。一般需要助手配合，可以根据注射后局麻药的扩散或注射少量气体来确定，气泡在超声上为高回声的亮泡。

5. **评估麻醉效果**　使用原穿刺针的针头，轻轻接触麻醉区域的皮肤，确认麻醉效果，如效果不理想，需要继续追加药物，或辅以静脉麻醉。

三、阻滞成功的超声影像学特征

注射成功后应用探头进行扫描，以评估阻滞的效果，一般使用短轴切面扫描。阻滞成功的金标准是"环月征"，其原理是局麻药液成功地将神经完全包绕。但是这种典型的表现不一定都会出现。如果扫描发现药液将神经大部分包绕或沿神经长轴扩散良好，根据经验一般可达到麻醉的要求。如果发现药液位于神经的一侧，需要调整穿刺方向，继续注射药物。

四、辅助用药或补救措施

髂腹下神经及髂腹股沟神经阻滞麻醉，对于大部分的腹股沟疝手术来说可以达到理想的麻醉要求。但是由于周围神经阻滞麻醉无法达到硬膜外阻滞的效果，这时可以通过静脉进行镇静镇痛，也可以由手术医生辅以局部浸润麻醉。

第3节　应用体会

髂腹下神经与髂腹股沟神经阻滞是传统的技术，但是在超声引导下的穿刺临床应用时间并不长。目前主要应用于腹股沟疝、精索静脉曲张和隐睾的手术，也可应用于术后镇痛和腹股沟疼痛的治疗。

一、优　点

就麻醉技术而言，外周神经阻滞麻醉对呼吸循环影响较小，能够保持内环境的相对稳定，因此有学者认为非常适合特殊人群[2]，如老人、儿童[3]和心肺功能差的患者。超声引导下的髂腹下神经及髂腹股沟神经阻滞麻醉，由于可视、精确，可减少麻醉药的用量，且麻醉效果确切，不良反应少[4]。另外超声引导下穿刺迅速准确，穿刺次数少，患者更加舒适[5]。对于解剖上有变异或定位困难的患者及幼儿，超声技术的辅助作用是非常明显的[6]。

二、存在问题

手术中引起疼痛和不适的原因主要有2个：第一是皮肤，皮肤的神经交叉支配多，单纯阻滞髂腹下神经与髂腹股沟神经可能不能完全阻断其他节段的神经支配。一般而言只有3个节段以上的脊髓受损，才会产生一个节段的皮肤感觉异常[7]。另外，因为手术接台的时间紧凑而过早地开始手术，此时麻醉尚未完全起效。第二是在分离疝囊时，由于疝囊属于腹膜并且精索也受生殖股神经的支配，单纯阻滞髂腹下神经与髂腹股沟神经也不能完全阻断痛感。对手术医生而言，这两个问题很容易解决，只需术中加用少许局部浸润麻醉。在麻醉医生与外科医生的合作过程中，最为临床医生接受的是分离腹膜前间隙时的麻醉效果明显好于其他局部麻醉。另一问题就是超声引导下的神经阻滞技术虽然精确但仍有并发症发生，如血管和神经损伤、感染或局麻药毒性反应等。

三、在治疗腹股沟疼痛时的应用

腹股沟疼痛是外科的疑难问题，腹股沟疝术后神经损伤或神经受卡压是重要的原因之一。行髂腹下神经及髂腹股沟神经阻滞麻醉可以起到诊断及治疗的作用。可选择性地阻断某些神经，如髂腹下神经及髂腹股沟神经、生殖股神经甚至腰椎旁神经，根据阻滞后疼痛消失与否，就可以明确是哪些神经引起的疼痛，从而进行有针对性的治疗。神经阻滞的麻醉作用可以缓解疼痛，也有治疗的作用。可以通过穿刺局部注射糖皮质激素，消除组织水肿，减少渗出，抑制组织增生，松解粘连，使瘢痕软化减轻对神经的压迫，从而缓解症状。超声引导下髂腹下神经与髂腹股沟神经阻滞的合理应用在疼痛的治疗上可发挥重要的作用[8]。

（洪　飚，李　亮）

参考文献

[1]Marion Weintraud,Peter Marhofer,Adran Brsenberg,et al.Ilioinguinal/ Iliohypogastric blocks in children:where do we administer the local anesthetic without direct visualization ［J］.Anesth Analg, 2008,106:89–93.

[2]La Grange P,Foster P,Pretorius L.Application of the doppler ultrasound blood flow detector in supraclavimlar brachial plexus block［J］.Br J Anaesth,1978,50(9):965.

[3]黄飞,李小玲,万帆,等.髂腹下/髂腹股沟神经阻滞在小儿腹股沟区手术中的临床应用[J].中国 妇幼保健,2007,28(30):4290–4292.

[4]洪飚,郑利民.超声引导髂腹股沟/髂腹下神经阻滞麻醉在斜疝手术的应用[J],罕少病杂志.2012,19 (2):5–7.

[5]Borgeat A,Capdevila X.Neurostimulation/ultrasonography:the Trojan war will not take place［J］.Anes- thesiology,2007,107(5):896–898.

[6]王立平,钱超文.超声引导在局麻中的作用[J].医学影像学杂志,2008,18(12):1454–1457.

[7]李福年,周荣祥,李杨.腹壁与疝外科学[M].北京:人民卫生出版社,2004:16.

[8]贺柏林,穆娅玲,张宏.神经阻滞疗法[J].药物与临床,2003,18(4):28–32.

第 *10* 章　腹股沟疝的围术期处理与手术方法选择

第1节　术前准备

一般医生和患者都认为腹股沟疝手术是个小手术，这种观念是长期形成的，但这是错误的。目前疝和腹壁外科已经成为了一个独立的专科，与肝胆外科、胃肠外科等，同是普外科的重要组成部分。因此，必须纠正腹股沟疝手术是个小手术这个错误观点。尤其是认为腹股沟疝手术相对安全，因此一旦发生重大的并发症患者家属就很难接受。这时，充分的术前准备就显得非常重要。

一、治疗对腹股沟疝发生和复发有直接影响的疾病

1. 肺部疾病　长期慢性咳嗽是腹股沟疝的病因之一，也是腹股沟疝术后复发的原因之一，因此术前应争取控制慢性咳嗽。另外，吸烟是慢性咳嗽的重要原因，且可影响胶原代谢，这也是腹股沟疝的病因之一，因此术前要求患者最好戒烟。

2. 便秘的治疗　便秘可引起腹内压增高，导致术后腹股沟疝复发，并且便秘会随着年龄增长而逐渐加重，与腹股沟疝的发病规律相同。虽然便秘的影响显著，但便秘的原因很多情况下并不清楚，其治疗也是普外科和消化内科的疑难问题，甚至有的患者终生无法治愈。因此，虽然便秘的治疗对腹股沟疝非常重要，如果经过诸多努力和系统的治疗也无法缓解，应与患者充分交流后再行手术。需要强调的是，与患者的交流应有书面的依据。

3. 前列腺增生症　前列腺增生时患者排尿困难，也会使腹内压增高并导致腹股沟疝术后复发。如果前列腺增生症没有得到控制，手术后尿潴留也会增加。前列腺增生症与便秘不同，有多种治疗手段，包括药物和手术治疗，术前治疗并不困难，因此建议尽量控制病情后再行疝手术。

4. 腹水的控制　腹水造成的持续腹内压增高容易导致腹股沟疝复发。腹水最常见的原因是肝硬化，术前可通过输注白蛋白、利尿等措施控制腹水。肝硬化导致腹水的另一个问题是腹股沟疝手术后肝硬化仍在进展，最后难免再产生腹水而导致腹股沟疝复发。如果腹水是由于恶性肿瘤所致，一般患者已是癌症的终末期，进行腹股沟疝的择期手术意义不大，建议放弃择期手术治疗。

二、基础疾病的治疗

1. 心血管疾病　对于高血压患者，如果血压<160/100mmHg，无需特殊处理。

血压过高时，麻醉风险和手术应激影响增大，这时需要将血压控制在理想水平。心肌梗死是围术期死亡的重要原因之一，最好在控制后 6 个月以上再进行手术，特殊情况至少应该在控制后 3 个月以上再行手术。心力衰竭的患者，应在完全控制后 3~4 周再实施手术。其他的心血管疾病也应进行相应的处理。

2. **呼吸功能障碍**　对于一般的腹股沟疝患者，手术对呼吸功能影响不大，可以不做特殊准备。但是对于巨大的或双侧较大的腹股沟疝，疝囊内容物回纳后，会使腹内压增高而影响呼吸，因此术前需要进行呼吸锻炼、化痰等处理，必要时可请呼吸内科医生协助治疗。

3. **肝脏、肾脏疾病**　除前面提到的肝硬化腹水外，其他原因一般不直接对腹股沟疝手术产生影响。轻度的肝功能损害无需进行准备。中重度的肝功能损害，应进行必要的内科治疗。对于传染性肝脏疾病，最好在控制其传染性后再进行手术。肾脏疾病使身体对麻醉及手术创伤的负担加重，但对腹股沟疝手术的影响也较小。但是为了安全，术前也应进行相应的准备。肾脏问题比较特殊的情况是，腹股沟疝的手术是否会影响腹膜透析。腹股沟疝的腹膜前修补术至少在围术期和网片未与身体融合之前，不应进行腹膜透析，但是具体停止多长时间，作者没有体会，也未见相关的文献报道。为减少手术风险，可以进行局部麻醉。

4. **糖尿病**　糖尿病可影响手术的耐受力，增加感染的机会。血糖一般应该控制在 5.6~11.2mmol/L，即尿糖为+~++。围术期应该用胰岛素进行控制，并定期监测血糖。近年的研究表明，应激后将血糖控制在一个较低的水平，如 6.1mmol/L，会给患者带来更多的好处 [1]。这是对于危重病或大手术而言，但腹股沟疝手术属于择期手术，可以从容地进行充分的术前准备。

三、巨大腹股沟疝的处理

一般来说，腹股沟疝难以达到巨大切口疝的体积，但是巨大或较大的双侧腹股沟疝，如果内容物突然回纳，造成腹内压短时间内升高，可能导致腹腔筋膜室综合征，对呼吸、心血管、泌尿、中枢神经、门体循环、内脏等系统都会造成较大的影响 [2]。此时不适合立即手术，应该参照切口疝的治疗原则进行准备。最简单的办法是在回纳疝内容物后用疝气带防止继续脱出。一天可以进行多次，每次持续的时间以患者能够忍受为原则，直至患者完全适应后再进行手术。如果有必要可采用人工气腹技术，但目前在腹股沟疝的治疗领域，鲜有气腹技术干预的病例。双侧腹股沟疝建议分期进行手术，一般至少间隔 24h。

四、潜在的致命危险——胃食管反流

胃食管反流在疝和腹壁外科一直未受到充分重视，胃食管反流有时候是一种致死性的疾病 [3,4]。著名的血管外科专家汪忠镐院士就深受其扰，曾多次由于食管反流而有生命危险。其原理为酸性胃内容物可以通过反流进入气管，酸性的物质对呼吸道形成强烈的刺激，引起气管激惹和痉挛[5]，导致呼吸窘迫而造成严重影响甚至死亡。在巨大腹股沟疝或切口疝内容物回纳后，腹内压增高，会加重食管反流，因此，对于临床上有反酸、胃灼热症状的患者应该警惕。但是有临床症状的患者只是该类患者的冰山一角，有的甚至会误诊为"顽固性哮喘"[6]而长期治疗无效。作者在临床上也遇到这样的病例。患者为男性，诊断为巨大腹股沟斜疝，手术后数小时突然出现呼吸窘迫，气管插管见气管内充满黄绿色的胃液。遗憾的是患者终因抢救无效而死亡，国外也有类似的报道[7,8]。

五、抗生素的应用问题

1. **抗生素使用混乱**　抗生素在国内的应用十分混乱。作者与国内部分医生交流时发现，抗生素的应用差别非常大，代表性的有4种用法：①手术切皮前30min静脉注射一次，术后不再应用。②手术切皮前30min静脉注射一次，术后再应用一次。③手术切皮前30min静脉注射一次，术后继续使用至第3天。④手术切皮前30min静脉注射一次，术后继续应用至第7天。腹股沟疝手术多数需要植入网片，属于异物植入手术，出现抗生素应用差别巨大的原因，主要是不同学者对植入异物手术与Ⅰ类切口的无菌手术有不同的理解，带有很大的主观性。同时，这也是目前国内特殊的医疗环境和医患关系平衡的结果。

2. **指南的主张**　按照欧洲的指南，一般不主张常规应用抗生素，只有存在高危因素，如：复发疝、老年、糖尿病、接受免疫抑制药物治疗、某些外科因素（手术时间长或放置引流管）等情况，才预防性使用抗生素。中华医学会外科学分会疝和腹壁外科学组2012年6月在重庆举行的年会上公布了国内的指南，其中有类似的提法，但也指出对于预防性应用抗生素的问题目前尚存在争议。需要指出的是，抗生素的滥用是社会问题[9]，而不仅是医院或医生的问题。国外对网片感染发生率的统计为1%~8%[10]，但是一旦发生处理起来十分棘手。国内外也有不少文献[11,12]不主张常规预防性应用抗生素或手术后应用抗生素[11-13]，也有学者认为预防性使用抗生素可以降低感染的发生率[14]。

第2节　腹股沟疝手术选择的原则

当今是循证医学的时代，循证医学的基本原则是：医生对患者的诊断、治疗、预防、康复和其他决策应该建立在当前最佳临床研究证据、临床专业知识技能以及患者的需求三者结合的基础上。对手术方式的选择必须首先符合循证医学原则，其次的原则是医疗的成本问题，即卫生经济学原则。

一、循证医学原则

1. **最佳临床证据——手术的"微创"问题**　目前，国内的公共健康教育尚不完善，各种媒体上可见大量伪科学的广告或论调。在疝和腹壁外科领域主要出现的是把微创手术与腹腔镜手术概念相混淆，并以此来吸引患者就诊。需要指出的是，腹腔镜手术并不等同于微创手术，两者是完全不同的概念。腹腔镜在某些手术是微创的，如腹腔镜胆囊切除术就是毫无争议的微创手术，但是腹腔镜腹股沟疝手术并不是微创的，特别是腹膜后应用网片的手术。以上观点的主要依据是：腹腔镜手术需要全身麻醉，对心肺等影响大；腹腔镜手术的分离创面并不比开放性手术小；一般而言腹腔镜手术的时间更长，接受麻醉和手术创伤的影响更为明显；腹腔镜手术气腹引起的并发症增加，其他并发症发生率也较开放性手术高[15]；腹腔镜手术的复发率稍高。相对而言，局麻下的开放性手术创伤则更少，如：局麻对身体几乎没有影响；局麻手术时间更短；局麻患者术前术后即刻可以正常生活，无需特殊监护和护理。另外椎管内麻醉，如腰麻和硬膜外阻滞麻醉，对身体也有一定的影响，并且尿潴留的发生率增加。因此，从循证医学最佳临床证据的角度考虑，首选局麻下的开放性手术。美国的统计数据分析，腹腔镜手术也不是主流的手术[16]。但有学者认为腹腔镜在某些领域具有优势，如双侧腹股沟疝手术[17]，腹股沟疝合并慢性腹痛时可以同时检查腹腔、盆腔，从而发现隐匿疝。但是隐匿疝与鞘膜未闭很难鉴别，很多所谓的隐匿疝可能是鞘膜未闭。在前面的章节中已经讨论了鞘膜未闭与隐匿疝的区别，鞘膜未闭并不是后天性腹股沟疝的病因。

2. **临床专业知识与技能**　不同医生的知识、技能水平和结构有很大差异，从疝和腹壁外科的角度考虑，最好是掌握几个有代表性的手术。一般而言，传统的有张力修补手术、开放的无张力修补术和腹腔镜手术各掌握一个式式并不断钻研是可行的，根据外科医生的特长去选择式式。重要原则是应该尊重患者的知情权，实事求是地告知患者各种式式的优缺点，由患者自愿去选择。同时遵循"公开、理解、自愿"的原则[18]，不能根据个人的意愿去诱导患者进行选择。以上是根据临床工作而言，从另一角度看，不同的学者有不同的选择，有的学者专注于腹腔镜疝的手术治疗，部分医院或者医学中心已经发展到单孔腹腔镜手术的水平，甚至有尝试机器人手术的，作为一个学科方向，这种选择也有合理的一面。

3. **患者的需求**　如果与其进行充分交流，患者一般可以做出理性的选择。作者的临床体会是多数患者选择开放性的手术，但是对于麻醉的选择国人差异很大，有的选择局麻，有的选择腰麻或硬膜外麻醉，甚至还有要求全麻下进行开放性手术，不过前两者占多数。有些患者有特殊的要求，在了解腹腔镜手术和开放性手术的基础上要求行腹腔镜手术，主要是出于对外表美观的考虑，也有患者出于对高科技的"向往"。

二、卫生经济学的问题

对于患者的选择，有时不能有求必应，这并非医生不尊重患者的需求。对于患者来说，当然希望得到最好的医疗服务，包括：最好的住院条件、最好的医生、最好的药物和最好的材料（网片）。但是患者无尽的欲望是要受到制约的。对于医院而言，需要考虑经营的成本。昂贵的腹腔镜设备和高级网片，在目前医疗保险按单病种付费的基础上，如果无限满足患者的要求，长此以往医院将无法维持经营。对于社会而言，也会是无法承受的负担。这是直接的医疗成本，考虑到随访等长期费用，腹腔镜手术也更高[19]。对于开放性手术，硬膜外麻醉比局麻成本更高[20]。另外还需考虑直接的非医疗成本（如监管医保系统的各种花费）和间接成本（如患者休假对生产力的影响）等，从卫生经济学的角度来看，局麻下腹股沟疝手术无疑是最理想的选择。患者的选择是应该受到制约的，但国内的医保政策对医院有不少限制，对患者的就医行为，特别是患者过高的要求没有明确的限制，使医院和医生在应对患者的一些不合理要求时缺乏明确的依据，因此而无奈满足这些不合理的要求。如果患者的费用由自己负担而没有医疗保险的限制，可以适当满足患者的要求。如果患者支付能力有限，采用传统的修补术或价格低廉的网片不失为一种选择。

三、总　结

选择手术时，首先应考虑手术适应证，然后综合考虑循证医学及卫生经济学原则，选择合理的术式，局麻下开放性腹股沟疝手术无疑是最佳的选择。但是，不同地区有不同的文化背景，不同的社会群体也有不同的需求，不同医院或医学中心对学科也有不同的规划，因此多元化选择也是允许的。

第3节　手术后的随访

手术后的随访是腹股沟疝治疗的一部分，其重要的意义之一是总结经验，特别是复发或有并发症病例的总结，随访资料是重要的科研依据之一。一般而言，第一次随访的时间在术后4周，根据具体情况，可以在术后6~12个月再随访一次，如无异常，可以不必再进行常规随访。如果出现并发症，如血清肿、神经痛等，应根据具体情况决定随访的时间和频率。随访的主要内容根据手术类型和患者的具体病情而定，一般包括：是否复发，有无腹股沟疼痛和异物感，血清肿的出现和消失时间，血清肿的吸收情况，以及与之有关的其他因素，如吸烟或者戒烟的情况等。如果是出于科研的需要，可根据科研项目的设计决定随访的时间和内容，对长期疗效的追踪，一般需要随访3年以上。

（李　亮）

参考文献

[1]石汉平,詹文华.围术期病理生理与临床[M].北京:人民卫生出版社,2010:73.

[2]申英末,陈杰.切口疝[M].北京:人民军医出版社,2011:35-36.

[3]汪忠镐.食管反流与呼吸道疾病——胃食管喉气管综合征[M].北京:人民卫生出版社,2010:20-30.

[4]Vakil N,van Zanten SV,Kahrilas p,et al.The montreal definition and classification of gastroesophageal reflux disease:a global evidence-base consensus[J].Am J Gastroenterology,2006,101(8):1900-1920.

[5]汪忠镐,吴继敏,刘建军,等.胃食管反流导致的呼吸窘迫的原因[J].医学研究杂志,2008,37(11):1-3.

[6]汪忠镐,宁雅婵,吴继敏,等.反流引起的呼吸道表现:胃食管气道反流及其误诊误治[J].临床误诊误治,2011,24(3):1-4.

[7]Powell N,Huntley B,Beech T,et al.Upper gastrointestinal symptoms and asthma:a manifestation of allergy[J].Gut,2008,57(7):1026-1027.

[8]Huggins S.The role of gastroesophageal reflux disease in asthma [J].J Am Acad Nurs Pract,2008,20(5):238-242.

[9]李亮,刘颜,王玲,等.腹股沟疝临床路径的实施与医疗流程改进的探讨[J].重庆医学,2012,41(13):1316-1317.

[10]Falags ME,Kasiakou SK.Mesh-related infections after hernia repair surgery [J]. Clin Microbiol Infect,2005,11(1):3-8.

[11]Aufennacker T J,van Geldere D,van Mesdag T,et al.The role of antibiotic prophylaxis in prevention of wound infection after Lichtenstein open mesh repair of primary inguinal hernia:a multicenter double-blindrandomized controlled trial [J].Ann Surg,2004,240(6):955-966.

[12]赵晨辰,梁存河,谭嗣伟,等.无张力疝修补术预防性应用抗生素进展[J].中华疝和腹壁外科杂志(电子版),2012,6(3):6-8.

[13]梁兆克,孙林.生物网片植入腹股沟疝修补后预防性应用抗生素的荟萃分析[J].中国组织工程研究与临床康复,2011,15(47):8869-8872.

[14]Yerdel MA,Akin EB,Dolalan S,et al.Effect of single-dose prophylactic ampicillin and subbactam on wound infection after tension-free inguinal hernia repair with polypropylene mesh:the randomized double-blind,prospective trial[J].Ann Surg, 2001,233(1):26-33.

[15]景恩义,刘雅莉,杨克虎,等.腹腔镜与开放式无张力疝修补术治疗成人腹股沟疝疗效的系统评价[J].中国循证医学杂志,2010,10(7):875-881.

[16]Rutkow I M.Demographic and socioeconomic aspects of hernia repair in the United States in 2003[J].Surg Clin North Am,2003,83(5):1045-1051.

[17]Feliu X,Jaurrieta E,Vinas X,et al.Recurrent inguinal hernia:a ten-years review[J]. Laparoendosc Adv Surg Tech A,2004,14(6):362-367.

[18]应向华.卫生保健伦理学——临床实践指南[M].北京:北京大学医学出版社,2005:137.

[19]刘军麟,殷梅.腹腔镜与开放性腹股沟疝修补(Lichtenstein)的长期费用比较分析[J].中华普通外科文献(电子版),2010,4(5):69-71.

[20]黄健,刘永强,谢伟,等.局部和硬膜外麻醉方式下腹股沟疝无张力修补术的卫生经济学评价[J].中华疝和腹壁外科杂志(电子版),2010,4(1):34-35.

第 *11* 章　腹股沟疝的前入路组织修补术

腹股沟疝的前入路组织修补术，是在实用的网片出现之前的主流手术，并且在将来仍会是不可或缺的手术之一。如对于未成年人，或者患者拒绝植入网片，就只能采用该术式。该类手术的基础术式是 Bassini 手术，由 Bassini 发明和发表，并被人们所推崇。此后出现的各种术式都是在其基础上进行改进，如 Halsted 手术、Marcy 手术、Ferguson 手术、Andrews 手术以及 McVay 手术等，都离不开 Bassini 的基本手术方式 [1]。对 Bassini 手术具有真正意义上的改进是 Shoudice 手术，因此又称为 Bassini-Shoudice 手术。随后 Billroth 采用移植自身的阔筋膜进行手术，但因移植的筋膜无法形成足够强度的腹股沟管后壁，复发率高，此术式很快就被淘汰了。

第 1 节　Bassini 手术

Bassini 手术是基于对腹股沟区解剖的深刻理解，它结束了在此之前对腹股沟疝治疗的"蛮荒时代"，在腹股沟疝的治疗上具有划时代的意义。该手术的基本技术原则是彻底消除疝囊，解剖重建与功能重建。解剖重建是指重建一个加固的腹股沟管后壁，把腹内斜肌、腹横肌和腹横筋膜与腹股沟韧带和髂耻束缝合。功能重建是重建腹股沟管的主要保护机制。腹股沟疝的病理生理是腹股沟管变宽变短，因此手术需要纠正这种改变，使腹股沟管恢复正常的状态。

一、手术步骤

1. **麻醉**　一般选择局部麻醉，可以根据具体情况选择各种麻醉方式。

2. **切口**　在腹股沟韧带中点上两横指及耻骨结节之间，做平行于腹股沟韧带的切口，逐层切开皮肤，Camper 筋膜和 Scarpa 筋膜也需要分层切开。在 2 层筋膜之间有 3 组腹壁浅血管（有时为 2 组），可以用电刀电凝。如果血管较粗，建议结扎 [2]。有时可能成为皮下出血的来源。

3. **显露切开腹外斜肌腱膜**　切开腹外斜肌腱膜，从外环处开始直至内环口的位置，注意保护其下的髂腹下神经，然后游离腹外斜肌腱膜两叶，下至腹股沟韧带最低点，上至腹内斜肌上。

4. **分离和提起精索**　从腹股沟管后壁游离精索，在精索与耻骨结节之间的间隙较为疏松，可以作为分离的起始路径。建议使用电刀在疏松的组织间隙间细致分离，然后用悬吊带悬吊精索，也可以使用阑尾钳提起精索。继续用电刀游离精索，外至内环口，内至耻骨结节。

5. 切除提睾肌、彻底消除疝囊　此时注意判断是斜疝还是直疝。直疝容易观察，隐匿的斜疝不易辨认，如果是直疝需要注意探查有无斜疝可能。纵行切开提睾肌游离疝囊。如果疝囊较大进入了阴囊，可以横断疝囊，继续向内环口位置游离疝囊，在疝囊颈部结扎疝囊，切除提睾肌。如果是直疝，可直接回纳疝囊或缝扎疝囊颈部。注意避免损伤疝囊内的脏器，滑疝时脏器已成为疝囊的一部分，此时尤其需要注意。

6. 切开腹横筋膜，创建"三层结构"　从内环口位置开始直至耻骨结节，在与腹股沟韧带平行处切开腹横筋膜，注意保护腹壁下血管。用手指把深面的腹膜外脂肪推开，同时探查股环有无扩张。切开腹横筋膜打开腹股沟管底部就完成了 Bassini著名的"三层结构"，即腹横筋膜的边缘、腹横肌和腹内斜肌[3]。

7. 解剖重建与功能重建　解剖重建与功能重建通过缝合"三层结构"与腹股沟韧带或髂耻束来进行（图 11-1）。缝合的边距为 2cm，针距为 1cm[3]，也有学者提倡边距为 3cm [1] 或 1cm [4]，完成所有缝合后再打结。关键的技术可以总结为"前三针与最后一针技术"，也就是：第一针穿过腹横筋膜、腹横肌、腹内斜肌和腹直肌外缘的腱膜，然后将其缝合至耻骨结节骨膜和紧靠耻骨结节内侧面的腹直肌腱鞘，完成第一针缝合；第二针缝合组织与第一针相同；第三针将腹横筋膜、腹横肌、腹内斜肌与腹股沟韧带的反折部和髂耻束缝合；随后的缝合与第三针相同，一般需要缝合 6~8 针；最后一针是所谓的半荷包缝合，在精索穿出部位下方约 1cm 处缝合腹股沟韧带和髂耻束，然后缝合腹横筋膜、腹横肌、腹内斜肌的"三层结构"。缝合的要求是打结后形成开口向外的半荷包。打结要求轻柔可靠，以免撕裂组织。打结后保持适度的张力，以免组织缺血影响愈合或切割组织而裂开，内环口重建后要求可使血管钳尖端自由插入。

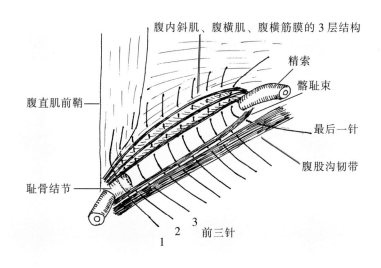

图11-1　前三针与最后一针缝合示意图

8. 缝合腹外斜肌腱膜、重建外环口　将精索复位，全面检查手术创面，彻底止血。然后缝合腹外斜肌腱膜，重建外环口至示指尖大小，然后逐层缝合 Camper 筋膜和 Scarpa 筋膜以及皮肤。

二、改良Bassini手术

在疝和腹壁外科没有受到重视之前，Bassini 手术与前面介绍的不同，进行的都是步骤简化了的手术，只是将联合腱与腹股沟韧带缝合在一起，以加强腹股沟管后壁。陈双教授把它称为"改良的 Bassini 术式"，并指出其与经典的 Bassini 术式的不同是 [5]：一是省略了切开或切除腹股沟部分提睾肌，这可能会导致不能准确找到和处理疝囊；二是省略了切开腹横筋膜，以致腹股沟管后壁修补不正确；三是忽略了常规探查其他并存疝，满足于发现一个疝囊，从而导致了较高的复发率。

三、技术相关问题

1. 手术操作精细化　手术操作要求精细，做到"无血"手术。切忌传统的追求潇洒手术的"大刀阔斧"风格。

2. 注意保护神经　在现代的无张力疝修补术的时代，我们对神经的保护并不太在意，因为无张力疝修补术可以切除神经以利于网片的放置，并且不影响疗效。但是纯组织修补术依靠的是组织的强度，在失去神经的营养作用后，肌肉萎缩并且收缩无力，成为复发的因素之一。

3. 切除提睾肌的问题　正规的 Bassini 手术主张切除提睾肌，但在国内传统上不主张切除提睾肌。原因主要是：①提睾肌的作用是在神经冲动的刺激下上提睾丸，切除提睾肌后睾丸无法上提，出现比另一侧的睾丸低垂的现象。并且国人根深蒂固的传统观念使解释工作很难进行，可能会引起不必要的医疗纠纷。②国外切除提睾肌是因为多数国家处于高纬度地区，平时阴囊处于收缩的状态，切除提睾肌后睾丸下垂不明显。我国多数地区比较温暖，因此切除提睾肌后阴囊下垂比较明显。主张切除者认为切除提睾肌可以使治疗更加彻底，切除提睾肌后使重建腹股沟管后壁的最后一针作用更加完美，使内环口更加向外，可更好地发挥腹股沟管的重建功能，减少复发的机会，并且切除提睾肌对患者的性功能及生殖功能毫无影响。也有人采取折中措施，切除部分提睾肌。

4. 手术缝线的选择　对于手术缝线，有的学者选择可吸收缝线，有的则选择不可吸收缝线。但是由于 Bassini 手术属于有张力的修补术，缝合的组织有分离的倾向，并且腹股沟韧带内侧面光滑，因此缝合的组织愈合比较困难。由于可吸收缝线吸收时间一般为 60 余天，在缝线吸收后，组织也可能没有完全愈合而出现裂开，导致复发。因此作者不建议使用可吸收缝线，以不可吸收缝线更合理。

5. "三层结构"的缝合边距问题　前面提到在缝合腹横筋膜、腹横肌、腹内斜肌的三层结构时，对于其缝合的边距有 3 种提法，分别是：3cm、2cm、1cm。理论上缝合的边距越宽，组织撕裂的可能性就越小。这里可以借用切口疝的经验——在关闭腹腔时，最理想的缝合方法是连续缝合，缝线长度是切口长度的 4 倍。间断缝合时针距 1cm 及边距 1cm，即可达到这一要求 [6]。腹股沟的切口本质上也是个腹部切口，并且腹股沟疝患者存在胶原代谢障碍的问题，并且缝合的组织是有张力的，因此缝合的边距至少 1cm，作者认为缝合的边距越大越好，条件允许时应该适当增宽边距。

四、术后注意事项

1. 卧床休息，以平卧为主，但是下肢可适当活动，以利于血液循环。
2. 抬高阴囊，可以穿紧身的内裤，对切口有压迫作用，同时可抬高阴囊。
3. 必要时给予止咳及缓泻等治疗。
4. 避免重体力劳动。

五、手术的局限性

1. **术后复发率偏高**　Bassini 手术经受了历史的考验，毫无疑问是成功的手术。但是，术后复发率仍然偏高，一般的观点是复发率达 10%~15%，特别是复发疝手术复发率更高 [7]，在目前的无张力疝修补术时代已不适用于复发疝。

2. **手术本身的局限性**　Bassini 手术也有其局限性，该手术属于自体组织的有张力修补术。手术虽然重建了腹股沟管的解剖和功能，但是无法解决腹股沟疝的胶原代谢问题，因此对于先天性因素引起的腹股沟疝，因无胶原代谢障碍的因素，疗效较佳。该手术纠正了腹股沟管变宽变短的病理生理改变，因此对斜疝修补效果比直疝好，但是对于后天因素引起的腹股沟疝疗效稍差，如胶原代谢问题或老年患者腹股沟管组织薄弱的患者。

3. **耻骨肌孔修补不完整**　该术式对耻骨肌孔的修补不完整，由于缝合的两层组织对腹股沟韧带的牵拉会使股环变宽，有继发股疝的可能，文献报道为比自然发病率高出 15 倍 [8]。因为耻骨肌孔的特点，女性的腹股沟疝必须针对全耻骨肌孔进行修补 [9]，因此该术式不适合女性腹股沟疝。

4. **其他**　由于是有张力缝合，并且在"前三针与最后一针技术"中的前两针缝合耻骨结节骨膜，因此疼痛明显；并且对术后的活动限制较多，如重体力劳动等会受到限制。

六、无张力疝修补术的适应证和禁忌证

自从实用网片的发明，腹股沟疝无张力修补术迅速在全球发展起来，其优秀的疗效是不容置疑的。同时 Bassini 手术也从来没有被忽视，也不可能被取代。传统的理论认为，腹股沟直疝和斜疝都适合 Bassini 手术，但在今天，普通大众对网片的知晓度已经较高。一位腹股沟疝复发的患者找到你说："虽然我经济能力有限，

但是国产的网片还是能负担的，为何不给我使用网片？"这时候你会非常尴尬。这种情况下应该以今天的眼光来重新审视 Bassini 手术的适应证与禁忌证。

1. **适应证** 目前认为其适应证为年轻患者的原发直疝和斜疝，疝环缺损较小，腹股沟管组织坚韧，无导致腹股沟疝发生和复发的合并症。还存在特殊的情况，即患者在知情的情况下拒绝植入网片，这时也可以采用 Bassini 手术，但必须是在患者充分理解病情并书面同意的情况下。如果按照 Nyhus 分型，Ⅰ型和Ⅱ型是适应证；如果按照 Gilbert 分型，Ⅰ型、Ⅱ型和Ⅴ型是适应证。

2. **禁忌证** 股疝、复发疝、巨大的腹股沟疝特别是双侧疝的患者不适合 Bassini 手术；另外肥胖患者也不适合，如 BMI>20% 者；年龄大于 65 岁的患者以及腹股沟组织薄弱的患者，长期吸烟的患者胶原代谢不正常，也不适合；成年的年轻患者但是合并胶原代谢不正常，如马方综合征患者合并腹股沟疝，也不适合。

第2节 Bassini 手术真正意义的改良——Shoudice 手术

在众多 Bassini 手术的改良中，可以说 Shoudice 手术才是真正意义上的改良。该手术是基于 Bassini 手术的原理，但是在细节上做了很大的改进。由于该手术在治疗效果上的优越性，以及外科医生对其的推崇，尤其是在不能使用人工材料的情况下，该手术就显得极为重要。因此至今加拿大的 Shoudice 医院仍然是腹股沟疝外科的圣地。

一、手术步骤

1. **前期步骤** 麻醉及切开游离腹外斜肌腱膜之前的步骤，精索及疝囊的处理，腹横筋膜的切开及形成3层结构等步骤均与 Bassini 手术相同。

2. **重建腹股沟管后壁** 改良手术是使用2根不锈钢丝（32号或34号）进行缝合，共缝合4层（图11-2），每根钢丝缝合两层。

第1层缝合从内侧开始，在近耻骨处缝合髂耻束，注意不要缝合耻骨的骨膜。然后缝合腹横筋膜、腹直肌外缘、腹横肌及腹内斜肌，打结后向内环侧连续缝合上述各层次。当缝合至一半时，由于离腹直肌的距离较远，可以不缝合腹直肌。到达内环口内侧位置时，缝线带上提睾肌并与髂耻束缝合，重建新的内环口，完成第1层缝合。缝合第1层时注意应留够联合腱游离缘方便第2层的缝合。

第2层缝合利用第1层的缝线，从内环口侧向耻骨结节方向缝合，将联合腱游离缘与腹股沟韧带缝合，直至耻骨嵴水平，与原缝线打结。

第3层缝合使用另外一根缝线，从内环口开始向耻骨结节方向缝合。将腹内斜肌、腹横肌和腹横筋膜与腹外斜肌腱膜的下内面缝合，在与腹股沟韧带平行的方向，直至耻骨嵴水平，完成第3层缝合。

第4层缝合利用第3层的缝线从耻骨嵴向内环口方向缝合。缝合的组织与第3

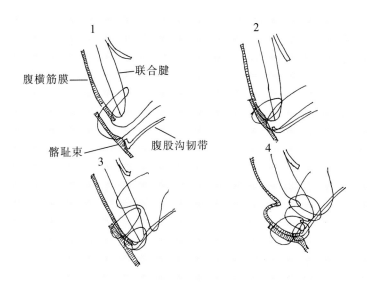

图11-2 重建腹股沟管后壁缝合示意图

图中1、2、3、4分别表示第1~4层的缝合

层相同，注意将腹外斜肌腱膜缝合覆盖在疝的中心位置，位于耻骨嵴的侧方，这是疝易复发的部位[1]。

3. **检查精索和内环口松紧** 检查精索和内环口的松紧程度，确保精索不被压迫，复位精索，缝合腹外斜肌腱膜。将精索内侧固定于耻骨防止睾丸随时间的推移而摆动[3]。其他步骤与 Bassini 手术相同。

二、何谓真正意义的改良

1. Bassini 手术是有张力的手术，而 Shoudice 手术被称为低张力手术，其理由是4层缝合的组织可以互相分担张力，因此组织撕裂的可能性更小。

2. 4层组织加固腹股沟管后壁，并且在第4层将腹外斜肌腱膜缝合至疝囊中心位置，腹股沟管后壁更加牢固。

3. 第1层缝合在内环口的最后一针将提睾肌与髂耻束缝合，所起的作用类似于 Bassini 手术中内环口的半荷包缝合，可以缩小内环口，并使内环口的方向更加向外。由于在精索的内侧有4层组织加强，因此相当于在内环口形成了4层的加强层，内环口的内侧难于扩张，而极少有腹股沟疝从精索的外侧疝出。

综上所述，Shoudice 手术相对于 Bassini 手术而言，既保持了 Bassini 手术功能重建与解剖重建的特点，又有一定程度的发展。

三、术后注意事项

与 Bassini 手术相同。

四、手术的局限性

局限性与 Bassini 手术基本相同，但比 Bassini 手术疗效更好，并且有学者用于复发疝也取得了较好的疗效。

五、无张力时代的手术适应证

手术适应证与 Bassini 手术相同。但因其疗效更佳，可以适当地放宽适应证。

第 3 节　Bassini 手术的拓展——McVay 手术

Chester Bikwell McVay 对腹股沟疝的特色观点是：腹内斜肌、腹横肌下面的纤维不与腹股沟韧带相连，而是汇入覆盖在耻骨梳上的 Cooper 韧带；另外，腹横筋膜与股血管前筋膜实质上是同一结构，因此正确的解剖重建是与下部的 Cooper 韧带缝合，而不是与腹股沟韧带缝合。McVay 手术就是在这一理论的指导下产生的，但是 Chester Bikwell McVay 并不是最早提出该理论的人。

一、手术步骤

1. **充分显露 Cooper 韧带及股鞘**　McVay 手术在切开腹横筋膜创建"三层结构"时，要求充分暴露 Cooper 韧带。围绕股血管清除周围组织，遇到血管建议结扎，常见的是闭孔血管，暴露股前筋膜。

2. **减张切开**　因为腹股沟管后壁重建的张力较大，需要减张切开腹外斜肌和腹直肌前鞘。具体的办法是在腹外斜肌腱膜和腹直肌前鞘联合处做一减张切开，从耻骨结节开始向内环方向切开。

3. **修补重建内环**　在精索的内侧间断缝合 1~2 针，缝合关闭内环。

4. **腹股沟管后壁的重建**　将腹内斜肌、腹横肌、腹横筋膜与 Cooper 韧带缝合（图 11-3）。从耻骨结节至股静脉内侧，然后继续将腹内斜肌、腹横肌及腹横筋膜与股前筋膜缝合，注意保护血管。重建外环口，所有缝线在全部完成缝合后再打结。

5. **其他操作**　其他操作与要求同 Bassini 手术。

二、术后注意事项

与 Bassini 手术相同。

三、何谓手术适应证的拓展

1. 我们不应该以今天的知识去评判过去，但是以今天的知识去重新审视既往的成就，无疑有利于医学的进步。现在的观点认为 Cooper 韧带、腹股沟韧带都是腹外斜肌腱膜的衍生结构。McVay 法可以看做是组织修补术年代的全耻骨肌孔修补术，但与我们今天使用网片进行腹膜前技术的全耻骨肌孔修补术不同，它修补的层

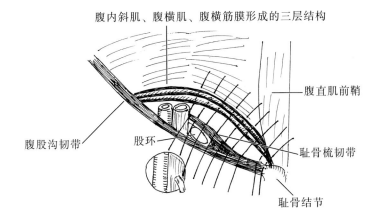

图11-3　将腹内斜肌、腹横肌、腹横筋膜与Cooper韧带缝合

次是在股血管的前面。股血管通过的区域是个潜在的间隙，有发生疝的可能，而网片可以完全覆盖耻骨肌孔。虽然 Chester Bikwell McVay 的原意并非如此，但是作者认为，无论是过去，还是在今天，它都拓宽了组织修补术的适应证，可以应用于股疝。因为女性的腹股沟斜疝及直疝手术后继发股疝比例高，因此也适合于女性的腹股沟斜疝及直疝手术。

2. McVay 手术无需利用腹股沟韧带，因此在复发疝选择进行传统式时，可以有更大的余地。

四、手术的局限性

1. 将"三层结构"缝合于 Coper 韧带，与缝合于腹股沟韧带相比，其跨度较大，因此张力也大，也许是有张力修补术中张力最高的手术，因此可能导致复发，这也是手术后疼痛明显的原因之一。

2. 血管损伤的风险较高。

3. 有压迫股血管的风险，使血流缓慢，可增加血栓的发生率。一些有潜在下肢血管性疾病的患者，可能因压迫引起的血流缓慢而诱发疾病。

4. 如果 McVay 手术后复发，腹股沟区的所有组织都已遭到破坏，这在无张力修补术出现之前是个灾难性的结果，将会使再次手术效果变得非常差。

五、手术适应证

除 Bassini 手术的适应证外，可以应用于股疝，以及女性腹股沟斜疝及直疝。在复发疝时，如果腹股沟韧带被破坏，患者拒绝植入网片的无张力修补术，也可采用该术式。

第4节 Bassini 手术的其他衍生术式

Bassini 手术之后的其他改进，多数没有实际意义上的改进，只是基于对腹股沟疝的理解产生的偏颇。当然，这受时代的限制，我们不应该以今天的眼光来批判他们的观点，在当时他们对学科的发展仍具有重要的意义。另外在一些特殊的病例中，其他术式也可能是首选的。

一、重视内环口的改进——Marcy手术

Marcy 的主要观点是：疝的发生主要是内环口的扩大所致，因此修补术应缩小内环口。疝囊高位结扎之前的步骤与 Bassini 手术相同。切除提睾肌要求从腹内斜肌上切断，完全切除和消除疝囊，然后向外侧牵拉精索，将扩张的内环口周围的腹横筋膜、腹横肌和腹内斜肌间断缝合，缩小内环口（图11-4），以容纳血管钳的尖端通过为原则。提高疗效的手段是缝合腹横筋膜时，尽量找到坚韧的腹横筋膜，必要时可以向较高的位置解剖以找到坚韧的腹横筋膜。该手术没有考虑胶原代谢的因素导致的组织改变，对于青年或青少年的斜疝较为适合。在成人腹股沟疝手术中根据 Condon 的统计结果，强度能够满足缝合要求的腹横筋膜只有 20%[10]。换言之，因腹横筋膜没有足够的强度而使腹股沟疝复发率较高。中老年患者的腹股沟疝一般都存在胶原代谢的问题，不建议使用。最理想的适应证是内环口部位隐睾的患者，特别是小儿及青少年患者，由于睾丸的存在使这个部位发育受到影响，内环口扩张，腹横筋膜、腹横肌及腹内斜肌受其影响，使这个部位存在发育缺陷。但是隐睾症患者不一定有胶原代谢的改变[11]。由于该修补术张力较低，术后疼痛较轻。

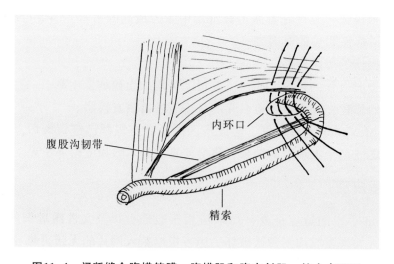

图11-4 间断缝合腹横筋膜、腹横肌和腹内斜肌，缩小内环口

二、构建新的腹股沟管——Guarnieri生理性疝整形术

Guaemieri 生理性疝整形术与 Marcy 手术虽然同为针对内环口的手术，但是两者的理念不同。Guaemieri 手术强调的是功能重建，Guamieri 医生提出的手术理念是调整解剖结构以适应功能需要[5]。疝的复发多因内环口缺损过大、修补不当所致，通过关闭内环口将其向内侧移位，重建一个新的内环口，使腹股沟管变窄变短，目的是为了更好地配合腹内斜肌的功能，并利用腹外斜肌腱膜进行自身成形术。该手术与 Bassini 手术的主要不同点是，精索的输精管、血管与提睾肌分离，对于中、小的斜疝疝囊不必处理，将其置于腹膜前间隙中，直疝的疝囊将其表面薄弱的层次切除后，然后切开腹横筋膜直至内环口，将疝囊置于腹膜前间隙之中。从内环口开始，水平向内侧切开腹横筋膜约 3cm（根据患者的体型可以有适当的变动），目的是使内环口内移。将输精管及精索血管牵向内侧端，将原来的内环口封闭，并缝合切开的腹横筋膜，重建新的内环口。然后第二次缝合，将原来的腹横筋膜切开部位与提睾肌缝合。如果腹横筋膜薄弱，可以加强腹股沟管后壁。先沿耻骨和腹壁下血管之间的间隙重叠缝合腹横筋膜（腹横肌腱膜），再按上述方法重建内环口[5]。将腹外斜肌腱膜的下叶与腹外斜肌腱膜的上叶重叠缝合，同时重建外环口，使重建的外环位置在腹外斜肌腱膜的上叶与腹直肌鞘之间，精索在腹外斜肌腱膜重叠的两叶之间通过，结果是外环口也随之上移。

上述重建的内环口被联合腱覆盖，相当于加强了腹股沟疝保护机制的"百叶窗"机制。如有需要可再加强腹股沟管后壁，与 Bassini 手术的功能重建与解剖重建内涵相同。另外，重建使精索走行在腱膜性的管道之间，重建的腹股沟管前壁和后壁都是坚韧的组织，强度比原来的腹股沟管明显加强。但遗憾的是，该手术在国内甚少开展，仅在陈双教授主编的《腹股沟疝外科学》及一些国外的专著中有记载。据说复发率较低，经 5~10 年的长期随访，复发率仅为 0.6%[5]。

三、加强腹股沟管前壁的手术——Fergusion手术

Ferguson 手术在大学本科教材中作为典型的加强腹股沟管前壁的手术进行介绍，一般医生较为熟悉。但是目前几乎没有开展，因此临床经验非常少。作者在诊治一些复发疝时，结合患者提供的病历资料，发现在一些地区仍有开展。主要的手术方法是：完成疝囊高位结扎后，根据内环口周围的情况，适当修补内环口周围的腹横筋膜，然后将腹内斜肌与腹横肌下缘在精索前与腹股沟韧带缝合，腹外斜肌腱膜对边缝合或叠瓦状缝合。

四、精索移位于皮下的手术

1. Halsted Ⅰ 手术　该手术疝囊处理之前的步骤与 Bassini 手术相同，用不可吸收的缝线将联合腱与腹股沟韧带缝合加强腹股沟管后壁。疝囊较大而周围组织薄弱

时，可在腹直肌鞘上做减张切口，同时将腹直肌和腹直肌鞘的外缘与腹股沟韧带缝合。然后将腹外斜肌腱膜在精索下缝合，使精索移位于皮下，形成精索下的4层结构。

2. Halsted Ⅱ 手术　Halsted Ⅰ 手术的缺点是出现较多的睾丸并发症。因此，Halsted 在总结经验的基础上提出了 Halsted Ⅱ 手术，主要是将腹外斜肌腱膜叠瓦状缝合，使精索在腹外斜肌腱膜形成的隧道中通过，精索不位于皮下，同时保留了提睾肌。

五、腹外斜肌腱膜用于加强腹股沟管后壁的手术——Andrews手术

Andrews 手术与 Bassini 手术的不同，主要是将腹外斜肌腱膜的上叶也用于加强腹股沟管的后壁，将腹外斜肌腱膜的上叶、腹内斜肌、腹横肌与腹股沟韧带缝合，将腹外斜肌腱膜的下叶与上叶缝合，使精索在腹外斜肌腱膜形成的隧道中通过，但是该手术不打开腹横筋膜。

第五节　小　结

腹股沟疝的组织修补术有各种方式，在不同的专著有不同术式的记录，同时同一术式在不同的专著中也有不同的理解，因此回归历史的原貌很重要。最典型的例子莫过于国内的"改良"Bassini 手术与经典的 Bassini 手术的区别了。传统的腹股沟疝修补手术仍有 10%~15% 的复发率[12,13]，复发疝的复发率高达 20%~30%[14]，被认为是组织修补术金标准的 Shoudice 手术复发率也有报道为 0.3%~33%[15]。在国内由于缺乏规范化的医师培训制度和医疗行为，复发率可能更高。作者认为，良好的手术效果在于对适应证的把握和腹股沟管保护机制的深刻理解。应该认识到广泛应用人工材料进行的无张力修补术并不是对传统的颠覆，而是一种有益的改进[16]。因此我们在临床实践中，对于经典手术，必须以今天的眼光重新审视其适应证，结合具体的条件（包括技术条件和社会条件）进行选择。

（李　亮）

参考文献

[1]郭仁宣,苏东明.腹外疝外科治疗[M].沈阳:辽宁科学技术出版社,2003:317-337.

[2]张亚男,陈思梦,李俊生.疝与腹壁外科[M].西安:第四军医大学出版社,2008:65-79.

[3]马颂章.疝外科学[M].北京:人民卫生出版社,2002:99-129.

[4]马颂章.疝和腹壁外科手术图谱[M].北京:人民军医出版社,2008:69-73.

[5]陈双.腹股沟疝外科学[M].广州:中山大学出版社,2005:85-119.

［6］Israelsson LA.The surgeon a risk factor for complications of midline incisions ［J］. Eur J Surg, 1998,164（2）:353–359.

［7］Liem MS,van Duyn EB,van Der Graaf Y,et al.Recurrenles after conventional Anterior and laparoscpic inguinal hernia repair［J］.Ann Surg,2003,237（1）:136–141.

［8］Mikklisen T,Bay-Nislsen M,Kelhet H.Risk of femoral hernia after inguinal Herniorrhaphy［J］.The British Journal of Surgery,2002,89（4）:486–488.

［9］李亮,隋梁,吕国庆,等.女性腹股沟疝无张力修补术原则探讨[J].中华疝和腹壁外科杂志(电子版),2010,4(2):96–99.

［10］Condon RE.Reassessment of groin anatomy during the evolution of preperitoneal hemia repair[J]. Am J Surg,1996,172(1):5~8.

［11］丁宇,李亮,关志成,等.成人隐睾症腹股沟管情况评估与一期无张力修补术[J].海南医学, 2011,22(4):14–16.

［12］Schumpelick V,Treutner KH,Arlt C.Inguinal hernia repair in adults ［J］.Lancet,1994（8919）:375– 379.

［13］Fasih T,Mahapatra TK,Waddington RT.Early results of inguinal hernia repair by the mesh-plug technique first 200 cases［J］.Ann R Coll Surg Engl,2000,82(6):396.

［14］候利民,姜洪池.腹股沟疝的治疗进展[J].中国实用外科杂志,2001,21(2):113.

［15］Vrijland WW,Randomized clinical trial of non-mesh versus mesh repair of primary inguinal hernia ［J］.Br J Surg,2002,89(3):293–297.

［16］赵同民,陈杰.腹股沟疝单纯组织修补术——解剖学修补术[J].中华疝和腹壁外科杂志(电子版),2008,2(1):58–60.

第12章 腹股沟疝的后入路组织修补术

由腹股沟区皮肤开始，逐层切开，游离精索，结扎疝囊并进行修补，这种手术入路称为前入路手术（anterior approach）。后入路（posterior approach）手术与此相反，在腹股沟以上的部位做切口，由腹直肌后进入腹膜前间隙进行修补，不打开腹股沟管，不强调游离精索。实际上后入路手术比 Bassini 手术出现的要早，1886 年英国爱丁堡的 Annandale 提出了后入路的腹膜前修补术。但由于 Bassini 手术的巨大成功，掩盖了后入路手术的光芒。后入路手术比较有代表性的是 Nyhus 手术。

一、Nyhus手术步骤

1. 切口一般在耻骨联合上方 2~3cm，长 7~8cm，逐层切开。见到腹直肌鞘后切开向内侧牵拉腹直肌，然后逐层切开腹外斜肌腱膜、腹内斜肌及腹横肌。这时可见到腹横筋膜，切开腹横筋膜即可进入腹膜前间隙。

2. 钝性游离腹膜前间隙，可以暴露直疝三角、内环口及股环，也可见到髂耻束。由于切口较小，可以结合手指触诊探查识别以上解剖结构。对于直疝及股疝，一般游离后可将疝囊的腹膜游离到腹腔一侧。较小的斜疝也可以完全游离，但是较大的斜疝则需要横断疝囊，然后缝合腹膜。

3. 根据具体的情况选择适当的修补方式。斜疝需要对内环口进行重建，使内环口缩小。直疝和斜疝可将腹横筋膜、腹横肌、腹内斜肌与髂耻束缝合。股疝缝合关闭股环后，将以上 3 层结构与 Cooper 韧带缝合，要求使用不可吸收的缝线。Nyhus 认为如果腹横筋膜缺损大于 4cm 则需要放置网片，已不属于组织修补术的范畴。

4. 将腹外斜肌腱膜缝合，关闭切口。

二、Nyhus手术的优点

1. 前入路手术不能在直视下评估腹横筋膜，而后入路的 Nyhus 手术却可以直视腹横筋膜，完成腹横筋膜和内环口的重建。

2. 因为不经过腹股沟管，避免了对髂腹股沟神经、髂腹下神经的损伤。Dittrick 等发现，切断髂腹股沟神经与保护髂腹股沟神经术后的复杂区域疼痛综合征（一种慢性神经损伤导致的病理性疼痛综合征）发生率分别为 3%和 25% [1]。但是也有人认为没有切断髂腹下神经和髂腹股沟神经术后未出现疼痛 [2]。在前入路的复发疝手术时，可以避开原瘢痕组织及解剖结构的紊乱，从而避免副损伤 [3]。

3. 如果术中更改术式，可植入网片，后入路的疝成形术比前入路的加强腹股沟管后壁的手术更具优越性。

三、Nyhus手术的缺点

1. 仍然为组织修补术，但也是有张力的修补术，其固有的缺点仍无法避免，将病理性的组织缝合在一起，有较高的复发率。

2. 无法像前入路手术那样剥除斜疝的疝囊或疝囊的大部分[4]，因此术后疝囊积液较常见。但无需特殊处理，一般可自行吸收。

四、对Nyhus手术的评价

1. Nyhus 手术为后来的腹腔镜疝手术的入路提供了重要的参考。实际上腹腔镜手术建立腹膜前间隙的方法与 Nyhus 手术非常类似。

2. Nyhus 手术如果需要时，可同时植入网片进行个性化的修补，复发率比 Bassini 手术低，总体复发率在 0.8%以内[5]。

五、Nyhus手术的适应证与禁忌证

在无张力修补术时代，需要重新审视传统疝修补术的适应证。杨斌[6]等的研究认为 Nyhus 手术适用于成人斜疝、直疝、股疝，特别是复发疝、巨大疝或复杂疝，嵌顿疝合并肠梗阻。并建议缺损大于 3.5cm 时需要放置网片。Nyhus 手术包括用自身组织进行的有张力修补术，也包括采用网片进行的疝成形术。对于组织修补的术式，建议在小的斜疝、直疝或股疝进行。由于国人的身材特点，作者建议采用缺损小于 3.5cm 为标准，对于缺损大于 3.5cm、复发疝、巨大疝或复杂疝建议加用网片，但这严格意义上已经不属于组织修补术。作者所在医院发现在腹股沟嵌顿疝等急诊情况下采用后入路的手术比前入路手术更有优势[4]。

六、Nyhus手术的其他问题

同 Bassini 手术。

（刘　铮）

参考文献

[1]Dittrick GW,Ridl K,Kuhn JA,et al.Routine ilioinguinal nerve excition in inguinal hernia repairs[J]. Am J Surg,2004,188(6):736-740.

[2]Tsakayannis DE, Kiriakopoulos AC, Linos DA.Elective neurectomy during open "tension-free"inguinal hernia repair[J].Hernia,2004,8(1):67-69.

[3]陈双.腹股沟疝外科学[M].广州:中山大学出版社,2005:110.

[4]吕国庆,李亮,隋梁,等.腹股沟疝前入路与后入路无张力修补术疗效比较[J].海南医学,2011,22 (2):26-28.

[5]Nyhus LM.The posterior (preperitoneal) approach and iliopubic track repair of inguinal and fermoral hernias——an update[J].Hernia,2003,7(2):63-67.

[6]杨斌,张育超,赖东明,等.Nyhus 后入路修补治疗腹股沟疝的临床应用[J].中国微创外科杂志,2007,7(12):1135-1136.

第13章 腹股沟疝的前入路无张力修补术

第1节 概 述

一、无张力修补术的产生

腹股沟疝的无张力修补术与 Bassini 手术一样具有里程碑的意义，它使腹股沟疝的治疗效果有了质的飞跃。很早以前，医学家就对腹股沟疝形成的机械原理提出过疑问。1922 年 Harrison 指出腹股沟疝的高发年龄是 50~60 岁，这时已经过了身体状态最好的阶段，说明组织的改变是腹股沟疝的病因之一。Billroth 采用移植自身的阔筋膜进行手术，可以认为是采用自体组织的无张力修补术，但效果不佳并很快被淘汰。由此他推测：如果能生产一种合适的人工合成材料，组织密度像筋膜、肌腱一样坚韧，则将发现完全治愈疝的方法。一种名为"尼龙线织补腹股沟管疝修补术"可以被认为是最早的非自体组织的无张力修补术。该手术采用一根很长的尼龙线在组织中反复编织样缝合，在联合腱与腹股沟韧带间形成类似网片的结构。随着材料学的发展，Billrothd 的愿望终于实现，20 世纪 50 年代开始出现聚丙烯的网片。1984 年 Lichtenstein [1] 提出无张力疝成形术的概念，使 Lichtenstein 手术成为无张力修补术的金标准，新的无张力修补术术式一般都与它进行对比。很快，由于新型网片的开发，各种前入路的无张力修补术术式相继出现，它们都来源于 Lichtenstein 的基本观念。在国内，1997 年马颂章首次引进了当时被称为"疝环充填"式的无张力修补术。

二、前入路无张力修补术的基本术式

所谓的无张力修补术是针对以前的前入路组织修补术而言，如 Bassini 手术，将"三层结构"与腹股沟韧带和髂耻束强行缝合，由于结构有分离的倾向而产生张力，因此称为有张力的手术。但是如果在腹股沟管的后壁植入人造的网片，就不存在以上的问题，从而称为无张力修补术。实际上以后产生的腹膜前植入网片的技术，已经与联合腱和腹股沟韧带之间的张力无关，但习惯上很多人仍称其为无张力修补术。Lichtenstein 称为 "tension-free hernioplasty"，即无张力的疝成形术，其实称疝成形术似乎更为合理。

1. 针对腹股沟管后壁的疝成形术 Lichtenstein 手术是典型的加强腹股沟管后壁的手术。植入的网片与机体的纤维化形成一个坚固的腹股沟管后壁，防止疝的复

发，仍属基于机械原理的修补术，通俗地说就是"打补丁"的做法。

2. 针对腹股沟缺损的修补术 腹股沟疝网塞修补术是针对腹股沟缺损的典型手术。最早用于复发疝的手术，其主要观点认为为了复发的腹股沟疝要游离瘢痕组织再植入与平展一张平片是没有必要的，因为这些病例常出现稳定的瘢痕与较小的缺损，没有必要去破坏这些结构，使用一个网塞堵住缺损是有效的办法。此后手术适应证扩展到原发疝。通俗地说，这种术式是"堵漏"的做法。

3. 加强腹股沟管后壁与针对腹股沟缺损结合的手术 实际上这种手术是 Lichtenstein 手术和腹股沟网塞修补术的结合，目的是通过两种网片的结合增加疗效，平片可以加固腹股沟管后壁，而网塞可以堵塞腹股沟缺损，并且可以将腹腔内的压力分散传递给平片。通俗地说就是"堵漏+打补丁"的做法。

4. 加强腹股沟管后壁与腹膜前技术的结合 这种手术方式是采用双层网片，既加强了腹股沟管后壁，又在腹膜前植入网片，起到全耻骨肌孔修补的作用，双层网片起到双重加强的作用。就像是防洪时，既在堤坝的里面放置挡板防止渗漏，又在外面进行加强。代表性的手术是应用爱惜康疝修补装置的手术。该术式起主要作用的是腹膜前的网片，因此在腹膜前技术的章节中进行介绍。

三、各种术式的基本评价

Lichtenstein 平片无张力修补术的主要特点是简单易学，效果确切。单纯的腹股沟管网塞修补术现在已较少使用，使用较多的是网塞+平片的腹股沟疝修补术，这种术式可能更适用于复发疝，因为它就是针对复发疝而设计的。加强腹股沟管后壁与腹膜前技术并结合应用疝修补装置的手术代表了另一种理念，效果理想，但是操作稍复杂，也是目前常用的术式之一。目前没有证据表明哪种术式在疗效上具有统计学意义上的优势。

目前很多厂家开发不同的网片，从而产生了不同名称的术式，它们本质上都是以上术式的变化。有些只是网片形状稍微变化，有些外形有较大的变化，甚至有"复杂"的多件型的网片，但是其基本原理是没有变化的。作者认为这些改变的意义不大，对于厂家而言，这可能可以避免专利权的纠纷。

（孙卫江）

第 2 节　Lichtenstein无张力疝成形术

一、手术步骤

1. 麻醉：推荐使用局部麻醉，可以采取硬膜外阻滞麻醉或其他麻醉。

2. 切口要求可以暴露耻骨结节和内环即可，一般在腹股沟韧带中点上 2 横指至耻骨结节之间，熟练的医生切口可以更小。沿皮肤张力线逐层切开皮肤、Camper 筋膜和 Scarpa 筋膜。

3. 暴露并切开腹外斜肌腱膜，方向为从外环口至内环口，注意其下的髂腹下神经。游离腹外斜肌腱膜，上叶游离至联合腱上约 3cm，下叶游离至腹股沟韧带最低处，外侧游离至内环口外侧约 5cm，目的是有足够的空间放置网片。

4. 游离精索，可在精索与耻骨结节之间的间隙进行游离，该间隙为无血管间隙，且较为疏松。游离并提起精索，用电刀内侧游离至耻骨结节，外侧游离至内环口。

5. 髂腹下神经的处理，由于髂腹下神经常位于精索的上侧，妨碍网片的放置，可以将其切除。要求是切除一段神经，而不是切断神经。残留的断端埋于腹内斜肌内，以免形成神经瘤，引起慢性疼痛。也有学者主张保护神经，在网片上剪出缺损使神经通过。

6. 斜疝的疝囊游离是切开提睾肌提出疝囊，完全游离疝囊后回纳腹腔，一般无需结扎疝囊。较大的进入阴囊的疝囊，可以横断并缝扎疝囊；较小的直疝疝囊直接回纳；大的直疝疝囊用可吸收线进行缝扎。注意合并疝的情况，尤其是直疝，还要注意合并斜疝的可能。直疝较易发现，在处理斜疝时一般不易遗漏。其他少见的并存疝还有壁内疝（间质疝）[2] 和低位半月疝等。由于该手术不打开腹横筋膜，探查股疝时需要做一小切口进入腹膜前间隙进行探查。

7. 取一 8cm×16cm 的网片，其内侧需要修整成与腹股沟管内侧相同的圆角外形。将精索牵开，网片与耻骨结节上的腹直肌前鞘用单丝不可吸收的缝线缝合固定。注意缝合的深度，不要缝合到骨膜，以免术后不适感明显[3,4]。网片与腹直肌鞘重叠 1~1.5cm。将网片的下缘与腹股沟韧带连续缝合，一般要求缝合 3~4 针，缝合至内环口。缝合时注意股血管及腹股沟韧带下的股神经。如果合并股疝或原发疝为股疝，应该与 Cooper 韧带缝合。网片的外侧剪开一缺口，上片占 2/3，下片占 1/3，缺口处通过精索。用不可吸收缝线将上、下片的下缘（即上片是剪开处的边缘，下片是非剪开处的边缘）固定于腹股沟韧带，形成新的内环口。网片外侧的上下片重叠形成类似腹横筋膜的悬吊，同时形成一个穹状突起的网片镟形物，确保内环口区域的无张力修补[2]。网片的上缘与腹内斜肌用可吸收线缝合固定，注意保护髂腹下神经（图 13-1）。

8. 缝合腹外斜肌腱膜，重建外环口至示指尖大小，逐层缝合切口。

二、术后的处理

术后无需特殊处理，提倡下床活动，可进行一般的正常生活和非体力工作，避免剧烈运动和体力劳动。

三、手术相关问题

1. **网片的大小** 专业书籍一般对网片的大小描述为 8cm×16cm，作者所在医院

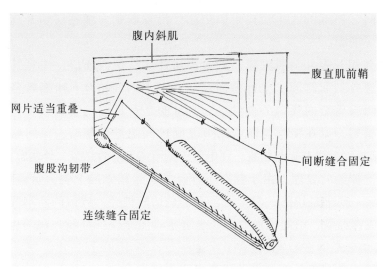

图13-1 平片的固定示意图

使用 7.5cm×15cm 的网片，也有医院采用 5cm×10cm 的网片，甚至有些学者采用 4cm×6cm 的网片，这是因为不同厂家生产的网片尺寸大小有差别。但是作为临床医生，必须根据科学的原则选择合适大小的网片。作者在临床病例调查中发现，腹股沟疝术后复发主要在两个区域：耻骨结节和精索通过网片的部位。主要原因是网片收缩。由于网片被剪开后剪开部位由中心变成边缘，网片收缩使精索通过部位扩大，从而导致疝复发。在 Lichtenstein 手术中由于没有网塞，对平片放置的要求更高，腹外斜肌腱膜游离应超过 8cm [6]，网片必须平展，必须覆盖内环及耻骨结节旁两个易复发的部位，并且要超出一定的范围，耻骨结节侧超出 1~2cm，内环口超出至少 3cm，同时要考虑腹股沟管长 4~5cm。作者认为选择网片时要考虑网片具有皱缩的倾向，文献报道聚丙烯皱缩率达 20% [7]，网片的大小至少应为 5cm×10cm，唐建雄 [8] 指出平片宽 4~5cm、长 10~12cm 可以满足要求，而 Amid [9] 建议平片宽 5~8cm、长 12~15cm，当然还要根据患者的体型选择合适大小的网片。

2. 髂腹下神经的切除问题　对于神经的切除有两种针锋相对的观点，一种认为应该切除，另一种认为不应该切除。支持切除的理由是髂腹下神经的存在妨碍网片的放置，且在放置网片的疝成形术中，起主要作用的是网片与组织的成纤维作用形成的坚固腹股沟管后壁，联合腱等组织所起的作用不大，失神经支配后其收缩无力等影响很小，并且神经痛与网片收缩和炎症反应有关 [10]，切除神经可以减少神经痛。不支持切除神经者采用在网片上剪出缺损使神经通过，认为减少神经的损伤可以降低术后神经痛的发生率。

但是如果从神经痛的机制分析，或许对我们有所启发。外周神经和中枢神经共同参与神经痛的发生，外周神经受损后，早期异位放电是早期急性疼痛的原因，并且这些异位放电不断刺激脊髓后角的中枢，诱发脊髓背角长时程的增强等中枢敏化现象出现，中枢敏化和下行易化系统的激活在神经痛的后期维持中起重要的作用 [11]。

如果需要保留神经，应做较广泛的游离。在游离神经的过程中，可能因牵拉导致神经非肉眼可见的损伤，从而产生急性的刺激。此后由于网片和局部炎症的持续刺激，瘢痕或网片收缩造成的卡压，也会产生持续的刺激，这可能也是术后腹股沟神经痛的原因之一。实际临床工作中，有学者发现保护神经与切断神经相比腹股沟疼痛的发生率增加[12]，当然也有不同的意见[13,14]。需要指出的是，术后腹股沟神经痛在药物治疗无效的情况下，手术切除神经可改善病情[15]。

是否切除髂腹下神经是个有争议的问题，从理论分析及作者的临床体会来看，如果神经对网片的放置产生影响，应该切除，以减少术后的神经疼痛概率。

3. 网片的缝合固定问题　由于 Lichtenstein 手术单纯采用网片加强腹股沟管后壁，因此缝合固定网片非常重要，但是由于缝合过多，术后腹股沟慢性疼痛的发生率也最多。如何减少术后慢性疼痛的发生率是比较重要的问题，一部分学者从缝合固定网片的技术上进行了改进。

(1) 耻骨结节部位的缝合固定。第一个容易产生慢性疼痛的部位是耻骨结节。早期国内对疝和腹壁外科的知识推广不到位，一些医生将网片缝合到耻骨结节的骨膜上，由于骨膜上分布着丰富的神经，导致术后慢性疼痛发生率较高，因此 Lichtenstein 主张将网片缝合到附着于耻骨结节的腹直肌前鞘上。也有学者对此进行了专门的研究，隋梁等[16]认为耻骨结节处附着的结构包括：腹股沟韧带内侧端的腱纤维，皮下环的内侧脚，腹内斜肌、腹横肌和腹直肌前鞘，并形成致密的腱膜组织，主张注射局麻药或生理盐水 2mL，使以上筋膜鼓起，从而与骨膜分离，然后再行缝合，如此可减少术后的慢性疼痛。

(2) 网片与腹股沟韧带的缝合固定。第二个容易产生疼痛的部位是网片与腹股沟韧带的缝合固定处。这里要求采用连续缝合，但也有学者采用间断缝合，此处缝合时应该注意生殖股神经。生殖股神经分为生殖支和股支，股支经过腹股沟管的腹横筋膜下并在腹股沟韧带下随股血管进入腹股沟区支配大腿的内侧；皮支穿过腹股沟韧带或腹股沟韧带与腹外斜肌腱膜交界处后分布于腹股沟区[17]。由于该神经细小，肉眼难以发现，并且常位于腹横筋膜之下并靠近腹股沟韧带，因此容易被缝扎。这也是术后发生慢性疼痛的原因之一。缝合固定网片的下缘时应只与腹股沟韧带缝合固定，尽量不要缝合到腹横筋膜。

(3) 其他部位的固定。对于网片的上缘应采用间断缝合，因为肉眼判断髂腹下神经及髂腹股沟神经并不困难，直接缝合误扎它们的可能性不大。

4. 网片的选择　由于目前网片的种类较多，因此存在选择的问题。较好的选择是使用单丝的大网孔网片，它感染的概率低，并且与组织的成纤维反应配合较好。目前这类网片还有轻量型的网片，术后舒适感较好。还有部分可吸收的网片。有学者报道使用膨体聚四氟乙烯的网片进行 Lichtenstein 手术，认为可以减少与精索的粘连，减少术后的射精疼痛，并且网片柔软、舒适性好。作者认为这并非理想选择，其一是这种类型的网片属于防粘连网片，与组织的融合性差。该类型的网片缺少网孔，组织的纤维组织生长倾向于包裹网片，而与之融合不全面，因此不能像大网孔网片那样与成纤维反应很好融合从而形成坚固的腹股沟管后壁；其二是价格较高。由于青少年及儿童患者不能使用人工合成的网片，有学者采用脱细胞真皮基质生物网片作为这类患者手术的修补材料[18]，认为网片可以被吸收而逐渐降解，可作为一种"过渡态的结构"而不影响发育，特别适用于年龄较大的青少年，并且效果理想。但是需要指出的是目前这仅仅是一种尝试。

四、手术的评价

1. 手术的优点 Lichtenstein 手术的优点经受住了考验并得到了公认，它改变了腹股沟疝修补术的观念，开创了"无张力修补术"的时代。它可以在局麻下完成，操作简洁，容易推广，复发率低，且术后疼痛轻，患者术后可以很快恢复正常工作和生活。

2. 手术的缺点 虽然 Lichtenstein 手术优点明显，但它不是建立在全耻骨肌孔修补的理念之上，无法对耻骨肌孔进行全面的修补，对女性腹股沟斜疝或股疝不适用，因为这部分患者继发股疝的概率很高[19]。虽然可以将网片的下缘与 Cooper 韧带缝合，但是这种方法目前在我国医疗耗材供应充足的地区并非理想的选择。

五、手术适应证与禁忌证

1. 适应证 成年男性伴有腹横筋膜缺损或薄弱的腹股沟斜疝或直疝，复发疝。有学者将网片的下缘固定于耻骨梳韧带用于修补股疝，但在当今的社会条件下，各种不同类型及价格的网片都有供应，对于股疝还是以腹膜前的疝成形术为最佳选择。

2. 禁忌证 不适合与身体发育阶段的青少年或儿童腹股沟疝患者，有学者将脱细胞真皮基质生物网片用于这类患者，也只是初步的尝试，不宜作为常规。

（李　粤，李　亮）

第3节　腹股沟疝的网塞修补术

腹股沟疝的无张力修补术中，网塞修补术有较长的历史。早期用充气的膀胱在狗的身上做试验，以后应用于人体，也有使用银制的金属丝网，而目前使用的是聚丙烯网塞。

起初，腹股沟疝网塞修补术是为复发疝而开发的，其早期观点是：为了复发的腹股沟疝游离瘢痕组织再放置平片是没有必要的，通常瘢痕组织已经稳定，从而使缺损相对较小，因此没有必要破坏瘢痕组织，使用卷曲的网塞堵住修补缺损而达到无张力。以后在网塞的基础上加用平片的术式，被称为腱膜上网片，即"平片+网塞"的无张力修补术。早期的网塞是用聚丙烯卷曲而成，一般使用 20cm×2cm 的平片卷曲而成，以后出现了各种形状的网塞，如：锥形、伞形、花瓣形等。

一、手术步骤

1. 麻醉：建议采用局部麻醉，也可以采用硬膜外等其他麻醉方式。

2. 请患者咳嗽，或做其他增加腹压的动作，在疝环孔上做一小切口，逐层切开，直至腹外斜肌腱膜。

3. 切开腹外斜肌腱膜，并做适当的游离，注意其下的髂腹下神经及髂腹股沟神经。

4. 游离疝囊并结扎，不必常规游离精索，为了游离疝囊的需要才进行必要的游离。

5. 适当游离腹膜外间隙，将网塞推入腹膜前间隙，嘱患者咳嗽，以网塞不脱出为合适标准，将网塞用不可吸收的缝线固定在疝环上，并缝合腹横筋膜。

6. 逐层缝合切口。

二、术后注意事项

与 Lichtenstein 手术相同。

三、腹股沟疝网塞修补术的相关问题

1. 单纯的腹股沟疝网塞修补术是在较小的切口下进行的，并且手术操作较为简单，报道的复发率较低。

2. 由于网塞的面积较平片大为减少，报道的异物感也明显降低。

3. 腹股沟疝网塞修补术是针对复发疝而设计的，由于锥形的网塞面积较小，因此不建议用于原发较大的腹股沟疝。且其假设条件是瘢痕组织形成坚固的腹股沟管后壁，因此只需用网塞堵塞即可达到修补的目的。实际的临床工作中我们发现形成的瘢痕组织有时不够坚固，也有多发缺损，还有潜在缺损被掩盖的可能。

4. 网塞移位的问题。文献报道和临床工作中还发现网塞移位入阴囊或其他部位，这可能是由于网片不固定或使用可吸收线固定所致，因此使用不可吸收缝线固定可以大大减少移位的可能性。

四、手术适应证与禁忌证

目前单纯的腹股沟疝网塞修补术已经很少见，大多进行的是网塞加平片的无张力修补术。如果在术中能够证实成人复发疝其他部位为坚固的瘢痕组织，单纯复发部位缺损就可以使用单纯的网塞手术。成年男性的原发疝如果疝环不大，除疝环周围以外其他部位的腹横筋膜薄弱不明显，也可以采用单纯腹股沟疝网塞修补术。有学者将此术式用于股疝的修补，经股路径进行无张力修补，但有可能压迫到股血管，因此我们不建议使用。

（谢　兵）

第4节　腹股沟疝预成形（Perfix）网塞加平片（Mesh Plug）的修补术

在腹股沟疝单纯网塞修补术的基础上，Rutkow 和 Robbins 第一次采用网塞加平片的标准手术方法并取得了良好的疗效，因此这种方法也称为 Rutkow 技术。该术式也是最早引进国内的术式，当时命名为疝环充填式无张力修补术。在国内的开展较为普遍，这可以从国内发表的关于腹股沟疝无张力修补术的论文中得到佐证，在这些论文中网塞加平片的术式占了相当的比例。随着学科的发展和各种类型网片的推广，近年该术式在国内的开展率有所下降，但在基层医院仍然是主流术式之一。

一、手术步骤

1. 麻醉及切口与网塞手术相同，但切口要求略长，一般为 4~6cm。

2. 逐层切开皮肤、浅筋膜和腹外斜肌腱膜，注意保护髂腹下神经及髂腹股沟神经。

3. 游离腹外斜肌腱膜，上至联合腱上 2cm，下至腹股沟韧带。

4. 游离精索，从内环口至耻骨结节。如为斜疝，纵行切开提睾肌游离疝囊，小的疝囊直接回纳腹腔即可，大的进入阴囊的疝囊，可以横断并缝扎，远端旷置；如为直疝，则在疝囊颈部切开腹横筋膜，回纳疝囊；注意可能存在合并疝。

5. 放置网塞，用不可吸收缝线固定于腹横筋膜的边缘，也有学者将其固定于联合腱和腹股沟韧带。可嘱患者咳嗽，检查放置的可靠性。

6. 放置平片，内侧覆盖耻骨结节，精索从网片的分开部位通过，用不可吸收缝线在精索外侧缝合网片的两叶。一般不需要缝合固定网片，如果确实需要，可以缝合固定 1~3 针，一般与耻骨结节、腹股沟韧带及联合腱固定（图 13-2）。

7. 检查精索，逐层缝合切口。

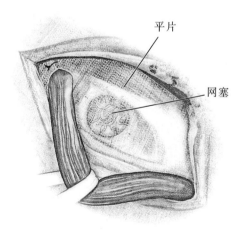

图13-2　网塞及平片放置后的效果图

二、术后注意事项

与 Lichtenstein 手术相同。

三、手术相关问题

1. **网塞的问题**　根据疝环缺损的大小选择网塞。体型瘦小的患者，可能引起局部不适和异物感，有学者建议剪掉部分内瓣 [20]。网塞的主要并发症是移位，可能移位进入阴囊或腹股沟管内。移位的原因有两点，一是网塞没有固定；二是采用可吸收缝线固定，缝线吸收后就没有了固定的作用，因此建议采用不可吸收缝线来固定网塞。从网塞的移位我们可以认为，网塞承受了腹腔内较大的压力，就像用塞子去堵住漏水的水管一样，压力大时仍然可将塞子推开，这也是网塞手术的缺点之一。

2. **平片的问题**　网塞加平片手术是单纯网塞修补的改进，网塞加平片的手术中起主要作用的是网塞，而不是平片，因此不主张对平片进行固定。平片的主要作用是覆盖腹股沟管，预防网塞以外区域的复发，因此平片的面积要比 Lichtenstein 手术中小。Gilbert 主张在腹股沟疝网塞加平片的修补术中不缝合固定 [21]，而 Rutkow 和 Robbins 主张在网塞加平片手术中进行缝合固定。作者在临床实践中习惯进行缝合固定，网塞缝合 3~4 针，平片缝合 3 针，但是否需要缝合，应该视患者实际情况而定。

3. **感染的问题**　就作者的临床工作体会，使用锥形网塞的手术感染概率稍高。作者在工作中遇到 3 例该手术后感染的患者，反复切口换药无法治愈，逐渐形成感染性的窦道，再次手术发现锥形的网塞内与窦道相通，形成长期难以愈合的窦道，取出网塞和平片切除窦道后患者即痊愈。陈思梦等 [22] 认为网塞会造成"人工无效腔"，因此在急诊和合并腹水患者的手术时不是理想的选择。

4. **马鞍疝的处理**　传统上认为马鞍疝应该使用两个网塞，分别堵住两个疝囊。也有认为只要在主要的疝囊应用网塞，平片可以起到加强腹横筋膜的作用，无需两个网塞。作者认为，马鞍疝即为比较严重的疝，条件允许时，不必拘泥于网塞加平片的技术，腹膜前技术是更好的选择，如 UHS 或 PHS 技术，且使用两个网塞的费用超过了一个腹膜前技术的网片，至少在国内是如此。如果条件不允许，当然是灵活处理为原则。

四、Millikan与Rutkow技术的不同

Rutkow 技术使用巴德公司生产的预成型网塞和平片，与 Millikan 技术使用的网塞和平片并没有本质的不同，主要是技术上的差异。Millikan 技术要求网塞放置的位置更深，位于腹横筋膜之下，网塞的内瓣固定于腹横筋膜边缘，因此无需剪除内瓣。该技术认为外瓣在腹腔内压力下可以展开，因此也有人将其称为腹膜前技术，

文献报道腹膜前技术有更低的复发率[23]。有学者认为 Millikan 技术网塞可以在腹腔的压力下展开，而 Rutkow 技术网塞无法展开，因此 Millikan 技术比 Rutkow 技术形成"网塞瘤"的机会少。而预成型（Perfix）的网塞加平片技术没有将网塞放入腹膜前间隙，将网塞的外瓣固定于腹横筋膜或联合腱和腹股沟韧带（图 13-3）。

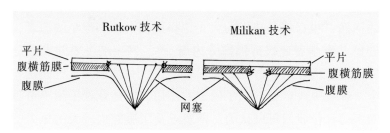

图13-3　Rutkow与Milikan技术网塞放置的不同

五、不同的网塞

对于网塞技术，一种观点认为锥形的网塞对腹腔刺激性明显，并可能对子宫产生刺激。因此对网塞进行了一些改进。有的网塞为球面或类似草帽的形状，如爱惜康的 UPP 网塞；Hernia Mesh 手术使用的平底短型网塞（T2 型）、平塞组合型网片（T4）等；也有采用不同的材料制成的网塞，如 UPP 网塞为大部分可吸收的轻量型网塞。虽然有很多的改进，但是基本的原理仍然是 Millikan 技术与 Rutkow 技术，但是网塞放置的位置基本上向 Millikan 靠近，在腹膜前间隙，如 UPP 手术和 Hernia Mesh 手术等。

六、手术疗效的评价

大量的手术都已证实 Millikan 与 Rutkow 技术在原发腹股沟斜疝和直疝时疗效确切，手术操作简洁，复发率低，术后无特殊不适。但该术式只是针对耻骨肌孔的一部分，无法做到全耻骨肌孔修补，因此有继发股疝的可能。锥形网塞形成的"人工无效腔"有增加感染概率的可能，因此在急诊和合并腹水的患者也不是理想的选择。另外锥形网塞应用于股环也可能会造成股血管的压迫。

七、手术适应证与禁忌证

1. **适应证**　成年男性伴有腹横筋膜缺损，或薄弱的腹股沟斜疝、直疝或复发疝。

2. **禁忌证**　女性腹股沟斜疝或直疝需要使用腹膜前技术，因此不适合。锥形网塞形成的"人工无效腔"在急诊和合并腹水的患者也不是理想的选择。另外锥形网塞应用于股环也可能造成股血管的压迫。有学者对网塞在股疝修补中的放置进行了各种"改进"，其实任何改进与腹膜前全耻骨肌孔修补相比都不会更为合理，因此不建议应用于股疝。

（李　冠）

参考文献

[1]Lichtenstein IL,Shulman AG,Amid PK,et al.The tension-free hernioplasty[J].Am J Surg,1989,157(2):188–193.

[2]马颂章.疝外科学[M].北京：人民卫生出版社,2003:141–146.

[3]Muldoon RL,Marchant K,Johnson DD,et al.Lichtenstein vs anterior preperitoneal prosthetic mesh placement in open inguinal hernia repair:a prospective,randomize trial [J].Hernia,2004,8(2):98–103.

[4]Paily A,Thornton M.Chronic pain following a Lichtensteininguinal hernia repair: a clinical and legal dilemma [J].ANZ J Surg,2009,79(78): 517–520.

[5]李亮,隋梁,吕国庆,等.腹股沟疝平片无张力修补术后复发原因及其再手术方法选择[J].海南医学,2011,22(8):77–79.

[6]黄磊,唐键雄,陈革,等.疝环充填和平片无张力腹股沟修补术后复发分析[J].外科理论与实践,2003,8(6):485–487.

[7]Amid PK.Classification of biomaterials and their related complications in abdominal wall hernia surgery [J].Hernia,1997,1(1):15–21.

[8]唐健雄,黄磊.腹股沟疝的解剖学特征与无张力修补手术的关系[J].临床外科学,2011,19(6):363–365.

[9]Amid Pk. Groin hernia repair: open techniques[J]. World J Surg, 2005, 29(8):1046–1051.

[10]Robert J,Fitzgibbons JR,Varun P.Laparoscopic inguinal hernia repair [J].Am Surg, 2006,72(3):197–206.

[11]刘玉璇,国大亮,陈柳,等.外周神经疼痛的研究进展[J].天津中医药,2012,29(2):204–206.

[12]Dittrick GW,Ridl K,Kuhn JA,et al.Routine ilioinguinal nerve excision in inguinal hernia repair [J].AM J Surg,2004,188(6):736–740.

[13]Alfieri S,Rotondi F,Di Giorgio A,et al.Influence of preservation versus division of ilioinguinal,iliohypogastric,and genital nerves during open mesh herniorrhaphy: prospective multicentric study of chronic pain [J].Ann Surg,2006,243(4):553–558.

[14]王荫龙,张新,谢加东.预防性切断髂腹下神经对 Lichtenstein 手术术后疼痛影响的分析[J].外科理论与实践,2010,15(6):627–631.

[15]李非.外科失误的预防和处理[M].北京：北京大学医学出版社,2012:464.

[16]隋梁,李亮,冯子毅,等.腹股沟疝无张力修补术中网片在外环处的固定[J].岭南现代临床外科,2009,9(4):248–250.

[17]张本斯,王凡,叶纯,等.腹股沟神经卡压征的应用解剖[J].中国临床解剖学杂志,2003,21(4):336–338.

[18]申英末,陈杰,杨硕,等.脱细胞真皮基质生物网片在青少年(6~18岁)患者腹股沟疝中应用的研究[J].中华疝和腹壁外科杂志(电子版),2011,5(1):53–56.

[19]李亮,隋梁,吕国庆,等.女性腹股沟疝无张力修补术原则探讨[J].中华疝和腹壁外科杂志,2010,4(2):96–99.

[20]陈双.腹股沟疝外科学[M].广州:中山大学出版社,2005:134.

[21]Gilbert AI.Sutureless repair of inguinal hernia [J].Am J Surg,1992,163(3):331-335.

[22]陈思梦,刘力嘉.腹股沟疝急诊手术应用网片的建议[J].临床外科学,2010,18(3):151-153.

[23]Pelissier EP,Blum D, Nego P,et al.Transinguinal preperitoneal repair with the polysoft patch: prospective evaluation of recurrence and chronic pain [J].Hernia, 2008,12(1):51-56.

第14章 腹股沟疝的开放腹膜前技术

　　腹股沟疝的腹膜前技术包括传统的组织修补术和使用网片的疝成形术。组织修补术在前面的章节中已经介绍，这里只讨论使用网片的疝成形术。对于腹膜前间隙及 Brogros 间隙的解剖，在第 3 章中有详细的论述，为了与目前手术医生的理解相适应，本章多数地方仍采用目前对腹横筋膜的一般理解。腹膜前技术的手术入路包括前入路手术和后入路手术。前入路是指经皮肤经腹股沟管逐层进入腹膜前间隙，代表性的手术是使用超普疝修补装置的无张力疝修补术（Gilbert 手术）和 Kugel 手术。后入路手术是指不经过腹股沟管的直接解剖进入腹膜前间隙，代表性的手术包括：TEP（totally extraperitoneal prosthetic）、TAPP（transabdlominal preperitoneal prosthetic）和 Stoppa 手术等。腹膜前技术强调的是全耻骨肌孔的修补，使用足够大的网片完全覆盖耻骨肌孔及以外的一定区域，因此要求游离足够的腹膜前间隙，以及输精管腹壁化以有利于网片的放置。

第1节　应用双层疝修补装置的无张力修补术（Gilbert手术）

　　超普疝修补装置（ultrapro hernia system, UHS；图 14-1）是爱惜康公司的产品，为部分可吸收的大网孔轻量型网片，其前一代产品是普理灵疝修补装置（prolene hernia system, PHS），均为双层疝修补装置。上层网片为长方形，类似于 Lichtenstein 平片，放置于腹股沟管，下层网片为圆形或椭圆形，放置于腹膜前间隙，可以完全覆盖耻骨肌孔外 2cm，中间为连接体（或者颈部）。

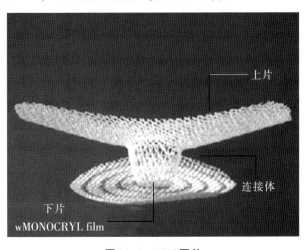

图14-1　UHS网片

一、手术步骤

1. 麻醉采用硬膜外麻醉或局麻，也可以采用其他麻醉方式。

2. 切口取腹股沟韧带中点上 3cm 至耻骨结节，长约 6cm，可适当延长或缩短。

3. 逐层切开皮肤、Camper 筋膜、Scarpa 筋膜和腹外斜肌腱膜，游离腹外斜肌腱膜，上至联合腱上 3cm，下至腹股沟韧带，要求足够放置上层网片。

4. 游离并提起精索，如为斜疝，切开提睾肌，游离疝囊至可见腹膜前的脂肪。要求尽量完全游离，不要切开疝囊，较大的疝囊可以横断，远端旷置，近端缝合关闭。沿内环口分离腹膜前间隙，根据个人习惯，可以用手指分离或纱布分离（图 14-2）。如为直疝，需要注意合并斜疝的可能。可以切开提睾肌探查，然后沿直疝的疝囊颈部切开腹横筋膜，游离腹膜前间隙。游离腹膜前间隙时可以提起腹壁下血管以利于分离。股疝时疝囊回纳较难，可在腹股沟韧带下游离疝囊，切除多余疝囊后缝扎疝，一般即可回纳腹腔。如实在无法回纳疝囊，可以切断腹股沟韧带，放置网片后再重建腹股沟韧带。游离的要求是外侧至髂腰肌，内侧至腹直肌后，下至耻骨梳韧带下，上至联合腱上，输精管腹壁化。

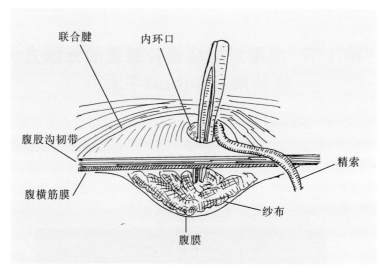

图14-2　用纱布分离腹膜前间隙示意图

5. 放置双层疝修补装置。将网片的上片沿长轴折 3 折后对折，用镊子或卵圆钳夹住（图 14-3），把下片以网片的连接体为中心叠成伞状，经疝环对准脐的方向将网片推向腹膜前间隙[1]，然后向外拉出，可将下层网片大致展平。然后可用拉钩拉起腹横筋膜，用镊子或手指充分展平网片，但是完全展平网片不太可能。如为股疝，有学者将下片与耻骨梳韧带缝合固定 1~2 针。将腹横筋膜与网片连接体缝合以缩小缺损。也有学者将连接体固定于联合腱和腹股沟韧带。展平上层网片，可以适当修整网片以适应腹股沟管。网片应超过耻骨结节外 2cm，剪开网片以便精索通过（图 14-4）。将上层网片分别在耻骨结节、腹股沟韧带和联合腱处缝合固定 3 针。

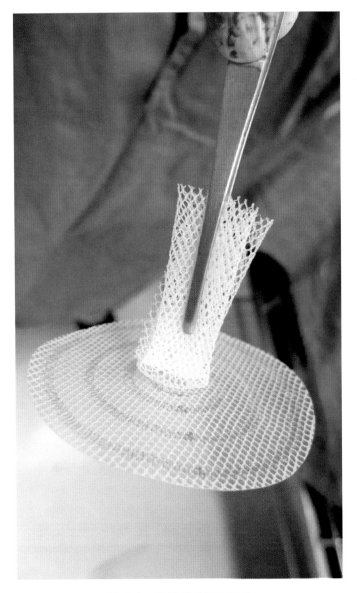

图14-3　折叠后的UHS网片

6. 检查手术创面，严密止血，复位精索，缝合腹外斜肌腱膜并重建外环口，逐层缝合切口。

二、术后注意事项

术后无需特殊处理。提倡下床活动，可进行一般的正常生活和非体力工作，避免激烈运动和体力劳动。

三、手术相关问题

1. 筋膜构造理论指导下的双层疝修补装置的手术　该手术方式首先不游离精

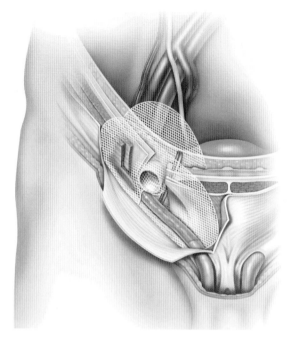

图14-4　网片放置后的效果图（由爱惜康公司授权使用）

索，而是先切开提睾肌游离疝囊，切开精索内筋膜，在精索内筋膜与疝囊之间游离腹膜前间隙。精索内筋膜实际上是腹横筋膜，而疝囊实际是腹膜，因此相当于在腹横筋膜与腹膜之间游离腹膜前间隙。然后提起精索，上片内侧部分放在精索后的精索外筋膜深面，精索外筋膜是腹外斜肌筋膜的延伸，实际上网片可以达到阴囊的入口，所以空间足够大而无需修剪网片。然后将网片剪出缺损使精索通过，无需固定网片。这种手术方式强调的是筋膜的解剖，要求对腹股沟和阴囊的解剖有深刻的认识。

2. **巨大疝囊与复发的原因**　在临床实践上，我们发现采用双侧疝修补装置的无张力修补术中，巨大的直疝往往复发率稍高，其原因在于巨大的疝囊回纳腹腔后造成的空间形成腹膜前间隙的假象。在巨大的疝囊回纳腹腔后开始分离腹膜前间隙，如果采用纱布钝性分离，在填塞的过程中，纱布可能只是填塞了疝囊，腹膜前间隙也只是稍被分离，并且由于疝囊的空间较大，手指探查时也会造成输精管腹壁化的假象，实际上手指触及的是腹壁内侧面，这时候放置的下层网片是不合格的，因此容易复发。疝囊较大的斜疝也存在同样的问题，但不如直疝这样明显。为了避免"假腹膜前间隙"和"假输精管腹壁化"的现象可以采用以下的办法。

（1）不要回纳疝囊，高位结扎或缝扎并切除远端疝囊，这样可以避免回纳疝囊造成的以上假象。但是目前有些专家不提倡切除和结扎疝囊，认为可能增加慢性疼痛的发生率。

（2）在筋膜构造理论指导下的双侧疝修补装置手术，分离腹膜前间隙时，先不回纳而是牵拉疝囊，在疝囊和精索内筋膜之间分离腹膜前间隙和输精管腹壁化，完成分离后再回纳疝囊。

3. **双层疝修补装置的错误理解**　采用双层疝修补装置的 Gilbert 手术被认为是

"三合一"的修补手术，在各种期刊上可见到大量的该类论文。这种观点认为下层网片起的是腹膜前间隙修补的作用，网片连接体起的是网塞的作用，而上层网片是 Lichtenstein 手术的作用。其实这是对这种装置的误解。根据腹股沟区板层构造学我们认为，浅肌腱板层包括 Scarpa 筋膜、腹外斜肌腱膜、腹股沟韧带；深肌腱板层包括腹横筋膜与腹横筋膜衍生结构，如髂耻束、腹股沟管内环的前后缘、腹横筋膜悬带、腹横肌腱膜、股鞘前壁和耻骨梳韧带。在股区主要是耻骨上支及紧密联系于耻骨的结构，如耻骨肌、耻骨肌筋膜和股鞘前壁。因此我们也可以认为应用双侧疝修补装置的手术符合腹股沟区的板层构造学说，疝装置的连接体只是连接双侧网片，起到支持和稳定两层网片的作用，并没有网塞修补的作用，也无需网塞修补的作用。也正是因为连接体的存在，该网片才称为"疝修补装置"，因此称为"二合一"更为合理。作为医生，应该避免一些不正规的宣传影响我们的专业判断。

4. **下层网片的放置**　由于腹股沟区的腹膜前间隙并不是一个平面，而是一个穹隆顶样的凸面，因此网片不可能放置平整。但是网片不能形成明显的折叠，否则可能使网片部分区域不能完全覆盖耻骨肌孔，特别是术后网片的皱缩可能加重这一因素。网片可以有一定的弯曲，但必须使下层网片达到基本平整地覆盖腹膜前间隙的耻骨肌孔。

5. **输精管腹壁化的长度**　腹膜前修补术的一个重要步骤是输精管腹壁化，这被认为是预防复发的关键步骤。雷文章[2]主张输精管腹壁化的长度是 3~4cm，陈吉彩[3]建议为 5~7cm。作者认为输精管腹壁化是为了放置下层网片，必须有足够的空间使下层网片展平。如果不考虑继发股疝，Gilbert 手术与 Lichtenstein 手术没有区别，因此下层网片的重要意义之一是避免继发股疝。但是过多的输精管腹壁化，可能引起射精疼痛等不适。综合考虑作者认为不必拘泥于游离多长输精管，只要足够下层网片展开即可。重点是避免巨大疝囊回纳造成的假性腹膜前间隙，此时网片的下层只是放置在疝囊内，而并非腹膜前间隙。

四、术式的评价

由于双层疝修补装置的双层修补理念及全耻骨肌孔修补的特点，使它可以牢固地加固腹股沟区，减少复发，并且可以避免 Lichtenstein 手术单纯加强腹股沟管后壁而导致继发股疝，或由于腹股沟区的加固而后壁出现隐匿性股疝[4]，这对于女性[5]、老年或腹壁薄弱患者[6]尤其有意义。因为该术式效果确切，因此主张用于疝囊较大、腹横筋膜缺损较大的腹股沟斜疝或直疝、马鞍疝和股疝，也主张用于复发疝，其术后复发率低，适应证范围广。但同时它对手术技术的要求也较高，需进行腹膜前修补，分离组织较多[7]，要确保网片覆盖整个耻骨肌孔，手术耗时也更多[8]。新一代的双侧疝修补装置（UHS），大网孔的网片采用部分可吸收材料，术后可使纤维更加有序地生长，融合及舒适度更好。有报道采取该类型网片治疗切口疝可以提高患者的满意度[9]，有人认为可以替代 Lichtenstein

手术[10]。但是部分学者认为腹膜前修补术破坏了腹股沟区的泌尿生殖脂肪筋膜室，少数患者术后会出现射精疼痛等不适。

五、手术适应证与禁忌证

1. 适应证 各种类型的腹股沟疝均适用，而不像 Lichtenstein 等加强腹股沟管后壁的无张力修补术那样不适合女性患者。对男性及女性的腹股沟疝均适应，如：腹股沟斜疝、腹股沟直疝、马鞍疝、股疝。对于疝环大的腹股沟疝、复发的腹股沟疝、老年腹股沟疝尤其适合。

2. 禁忌证 有下腹部手术史者腹膜前间隙分离困难，不建议应用，但并非绝对禁忌；采用腹膜前修补术后复发者不适用；未成年患者不适用。

（隋　梁）

第 2 节　Kugel 手术

Kugel 手术是另外一种典型的腹膜前疝成形术，网片依靠腹腔内的压力和组织的静水压而固定，不必过多的缝合。Kugel 网片（图 14-5）是一种聚丙烯的单丝双层网片，两层网片在外围结合，结合处为单丝的弹力条。弹力条具有一定的刚性，方便网片展开。弹力条之外是一圈呈放射状的游离裙带，可以方便地覆盖一些不规则组织。Kugel 网片常用的大小是 8cm×12cm，缺损大时可用 11cm×14cm。

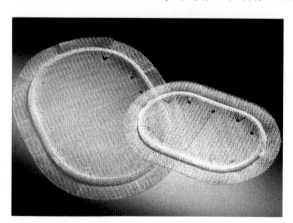

图14-5　Kugel网片

一、手术步骤

1. 麻醉使用局麻或硬膜外麻醉，特殊情况也可以采用其他麻醉。

2. 切口方法有两种，一种是在疝囊的正上方做长 3~4cm 的切口，另一种是在耻骨结节和髂前上棘之间的连线中点做一斜切口，1/3 在该中点的下方，2/3 在该中点上方，切口的长度可以根据具体情况延长。

3. 逐层切开直至腹外斜肌腱膜，游离腹外斜肌腱膜，无需切开外环口。

4. 钝性分离腹内斜肌至腹直肌外侧缘，打开腹横肌，暴露腹横筋膜。

5. 在内环口的内上方切开腹横筋膜，钝性分离腹膜前间隙，并处理疝囊，如果发现精索脂肪瘤，同时予以切除。腹膜前间隙的分离要求有足够的空间，对输精管（女性为子宫圆韧带）进行腹壁化处理，使网片可以覆盖内环口之外，同时覆盖直疝三角和股环。

6. 斜疝小的疝囊可以通过腹膜前间隙直接拉回，大的疝囊可以切断，用可吸收缝线缝合腹膜，远端旷置，必要时可以切除疝囊。

7. 直疝疝囊的处理可以用手指将腹膜与腹横筋膜完全分开，疝囊较大时可能形成完全分开的假象，因此必须确保分离到作为解剖标志的 Cooper 韧带。

8. 小的股疝疝囊一般容易分离，由于股疝较小，有时大网膜粘连于疝囊中，或疝囊较大会回纳困难，此时要注意避免损伤股血管，需耐心细致分离，必要时可切断腹股沟韧带。

9. 网片的放置方法为示指伸入两层网片之间，用网片包住手指，以压肠板推开腹膜，在顺压肠板方向伸向 Cooper 韧带（图 14-6）。触及耻骨后将手指抽出，然后可用镊子协助展平网片，网片不能折叠，保证其可以完全覆盖耻骨肌孔（图 14-7）。

10. 用可吸收缝线缝合腹横筋膜，一般认为无需固定网片。作者习惯同时缝合固定网片于腹横筋膜，股疝或较大的直疝可将网片与耻骨梳韧带缝合固定。逐层缝合切口。

二、术后注意事项

同 Gilbert 手术。

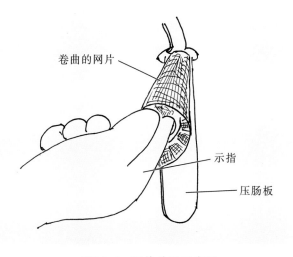

图14-6　网片放置示意图

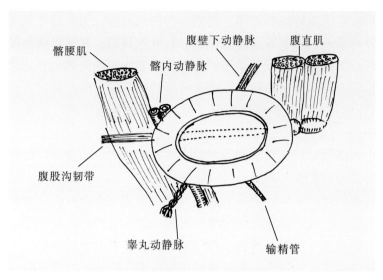

图14-7　网片放置后示意图

髂腰肌　腹壁下动静脉　腹直肌　髂内动静脉　腹股沟韧带　睾丸动静脉　输精管

三、手术相关问题

1. 手术成功的关键　Kugel 手术切口小，经内环口上方进入腹膜前间隙[11]，因此要求对腹股沟区的解剖有深刻理解。特别是腹横筋膜，以及疝囊与腹股沟各个层次之间的解剖关系。辨认正确的腹膜前间隙可将腹壁下动脉作为标志，在其下分离腹膜前间隙。如果熟悉这些解剖即可较容易地完成手术，否则会因层次不正确而使手术变得毫无条理。

2. 及时修补腹膜　在分离腹膜前间隙的过程中，有时可能损伤腹膜，需要及时修补，避免肠管与网片粘连。网片与网片的粘连可能腐蚀肠管，引起肠瘘等并发症。

3. 网片的位置　一般要求网片的位置 3/5 位于腹股沟韧带的上方，2/5 位于腹股沟韧带的下方。这种提法只适合男性患者，不适合女性患者。这是因为女性的耻骨肌孔与腹股沟韧带的关系正好与男性相反。作者认为只要网片正确地覆盖耻骨肌孔即可。

四、术式的评价

Kugel 手术被认为是开放、无张力、免缝合的腹膜前腹股沟疝成形术，是在 Nyhus 腹膜前修补术的基础上发展而来，腹膜前修补术被认为是更为有效的修补方式[12]。Kugel 手术同时也是微创的术式，只需局部麻醉和较少的组织分离就可完成手术，完全可以达到腹腔镜腹膜前疝修补术的全部目的，并且费用明显低廉。但是 Kugel 手术经内环口上方进入腹膜前间隙，与其他手术经内环口或直疝的疝环进入腹膜前间隙不同，需要一个学习的过程[13]，只要熟悉腹股沟区的解剖可以很快掌握。Kugel 手术的优点也很明显，因不涉及腹股沟管的髂腹下神经及髂腹股沟神经，因此神经损伤率低，术后慢性疼痛发生率也低[14]，其他并发症也很少。

五、手术适应证与禁忌证

1. **适应证**　适用于各种类型的腹股沟疝，男性及女性的腹股沟疝均适用，如：腹股沟斜疝、腹股沟直疝、马鞍疝、股疝。

2. **禁忌证**　腹膜前间隙创建困难者，如：有下腹部手术史者、采用腹膜前修补术后复发者不适用，但并非绝对禁忌，未成年患者不适用。

（冯子毅）

第3节　改良Kugel手术

改良 Kugel 手术，采用巴德公司生产的 Modified Kugel 网片（图 14-8）进行手术。与 Kugel 网片不同的是 Modified Kugel 网片为两件型，放置在腹膜前间隙覆盖耻骨肌孔的与 Kugel 网片类似，不同的是带有定位带，为两层单丝自膨性聚丙烯网片，有椭圆形和圆形两种；另一网片放置在腹股沟管后壁。改良 Kugel 手术效果类似采用 UHS 或 PHS 网片的双侧疝修补装置的无张力修补术，手术步骤也大体相似。

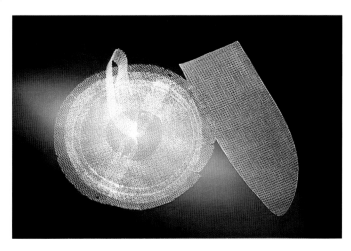

图14-8　Modified Kugel网片

一、与Kugel手术的不同点

1. **进入腹膜前间隙的入路不同**　Kugel 手术在内环口的上方切开进入腹膜前间隙，不分离腹股沟管的结构，不游离精索。而改良 Kugel 手术需要游离和提起精索，并且在腹股沟管层次内需要游离疝囊。斜疝需切开提睾肌游离疝囊到达内环口水平，从内环口游离腹膜前间隙；直疝游离疝囊后，在疝囊颈部切开腹横筋膜，分离腹膜前间隙；股疝在游离疝囊后回纳腹腔，在直疝三角处切开腹横筋膜，游离腹膜前间隙。腹膜前间隙游离的范围要求与 Kugel 手术相同。

2. 植入网片的方式不同 Kugel 手术采用包裹示指的方式经内环口植入网片，而改良 Kugel 手术由于下层网片具有定位带，因此植入腹膜前间隙的方式稍有差异。改良 Kugel 手术时将下片卷成卷状，用卵圆钳夹住，用组织钳提起腹壁下动静脉，将网片放入腹膜前间隙，先朝向耻骨结节方向，然后朝向髂前上棘方向，保持定位带在腹膜前间隙外，牵拉定位带，示指伸入腹膜前间隙网片之上，在网片的各个方向上配合展平网片，必要时可分离腹膜前间隙，使空间足够网片展开，同时可触诊判断网片是否覆盖耻骨肌孔。将定位带的两片分别缝合于联合腱和腹股沟韧带，多余部分剪掉（图 14-9）。

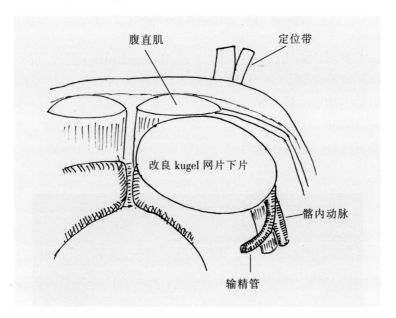

图14-9 改良Kugel手术下片放置后的示意图

3. 改良 Kugel 手术需要放置网片加强腹股沟管后壁 Kugel 手术是单纯的腹膜前间隙修补术，而改良 Kugel 手术需要复合技术，需同时进行腹膜前间隙的修补和加强腹股沟管后壁的无张力修补术。放置上片前将网片剪开并剪出缺损使精索通过，放于腹股沟管后壁，要求覆盖耻骨结节和内环口周围 2cm，网片通过精索部分缝合一针，其他部位可以固定或不固定。

二、术后注意事项

同 Gilbert 手术。

三、手术相关问题与术式的评价

该技术是 Kugel 手术的改进，由 Kugel 网片的一件式变成 Modified Kugel 网片的二件式，并且下片具有椭圆形和圆形两种形态，同时保持传统 Kugel 网片的弹力环结构。在手术技术上，腹膜前网片的放置方向保持了 Kugel 手术的特点，但又借鉴了双层疝修补装置的技术，设计的定位带起类似于在放置 PHS 或 UHS 网片牵拉上片的作用，定位带的固定方式，也类似 PHS 或 UHS 网片结合体的固定，只是 Modified Kugel 网片的上片比下片面积稍小。综上所述，其优缺点与应用双侧疝修补装置的无张力修补术基本相同。

四、手术适应证与禁忌证

同 Gilbert 手术。

（白植军）

第4节　巨大网片加强内脏囊的手术

巨大网片加强内脏囊的手术在国内应用较少，但实际上不是一个新的手术，于 1969 年由法国著名疝外科专家 Stoppa 所开创 [1]，因此又称 Stoppa 手术。它是治疗巨大的腹股沟疝、复发疝或复合疝的有效办法。

一、手术步骤

1. **麻醉**　可选择硬膜外阻滞麻醉、腰麻或全麻。

2. **切口**　一般采用妇产科手术的 Pfannenstiel 切口，是一种横行切口。也可采用下腹部正中切口，逐层切开腹壁、腹横筋膜，直至见到腹膜。

3. **游离腹膜前间隙和疝囊的处理**　可采用钝性结合锐性分离的办法分离腹膜前间隙。分离范围基本包括整个下腹部，正中至膀胱前间隙，两侧至髂前上棘水平，下方至耻骨梳韧带下。斜疝可以在疝囊颈部切断，缝合关闭腹膜，远端旷置；如果疝囊可以完全剥离，也可以完全游离后回纳腹腔。直疝疝囊可以完全游离，多数股疝也可以完全游离，如无法游离，可以横断疝囊后缝合腹膜，远端旷置。

4. **输精管腹壁化**　将输精管与腹膜分开，游离足够的长度。

5. **网片的准备**　将网片平铺在术野，网片的宽度要比两侧的髂前上棘短 1~2cm，一般为 24cm，但要注意腹壁并非一个平面而是一个凸面，否则网片宽度不够。中线的长度为脐至耻骨联合下 2~3cm，平均为 16cm，下缘要求覆盖耻骨梳韧带下 2cm，经过修剪后的网片呈 "∧" 形（图 14-10）。

6. **网片的放置**　由于网片较大，放置较困难，可以先放置一侧再放置另外一侧。作者习惯先将下缘的中间部位放置于耻骨联合后，由于切口距耻骨联合一般为 5cm 左右，可以实现直视下缝合。将网片用缝线固定，然后用镊子夹住网片一侧的

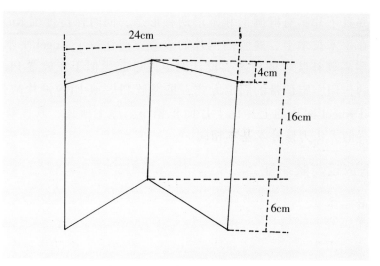

图14-10　网片修剪后的示意图

下角，将网片放在一侧的最低部位，注意将网片下缘覆盖耻骨梳韧带下 2cm（图14-11），如有必要可将网片固定在耻骨梳韧带上。同法放置另一侧，然后放松拉钩，注意观察网片是否展平。最后放置上缘的中点，将其固定于腹壁，用镊子夹住网片的外上角展平网片的上缘。也可以采用专用的腹壁穿刺针，将双侧外上角悬吊固定于腹壁。

　　7. 缝合　缝合逐层缝合切口，如有必要可以在腹膜前间隙放置引流管。

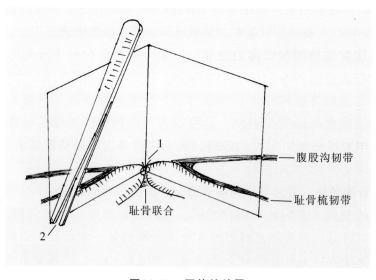

图14-11　网片的放置

1表示先将网片固定在耻骨结节后，2表示用镊子夹住网片一侧
的下角将网片下缘放置在耻骨梳韧带下

二、术后处理

因为手术创面大，术后建议使用抗生素预防性治疗至术后第 1 天。使用引流管时有逆行性感染的风险，可适当延长抗生素使用时间。提倡早期下床活动，术后短期内不适宜进行剧烈运动。

三、手术相关问题

1. **腹膜前间隙的分离**　由于该手术主要用于复发疝及巨大的疝，因此腹膜前间隙往往有粘连，甚至有坚硬的瘢痕。此时可以采用锐性分离，但是需要注意避免损伤大血管和输精管，应精细操作，保持手术创面止血彻底，避免影响判断。

2. **巨大疝的术前准备**　由于巨大的腹股沟疝回纳后，会造成腹内压即时升高，特别是双侧疝。因此术前有必要进行呼吸锻炼，可以在回纳疝内容物后采用疝气带压迫，也可以进行人工气腹。

3. **双侧与单侧手术**　该术式可以兼顾双侧与单侧的腹股沟疝手术，无论是经下腹部的正中切口或者是横切口都可以进行。

4. **网片的选择**　原则上应该选择柔软的网片，不建议使用质地较硬的网片，也不建议使用皱缩率较高的网片。需要指出的是，目前常用的部分可吸收网片，在手术时感觉质地较硬，但是可吸收部分被吸收后，剩余的不可吸收部分顺应性就变得非常好。小网孔的网片与组织的融合性差，成纤维细胞不能穿过网孔，因此也不建议使用，不通透的网片更不建议使用。

5. **网片的修剪**　在修剪网片时应注意网片呈立体状的凸面，不能按照双侧髂前上棘的直线距离进行修剪，否则网片的大小将不合适，同时还要考虑网片皱缩的因素。不建议在网片上剪出缺损通过输精管，这样可能会破坏网片的完整性，网片的外周变得不稳定是个更危险的因素 [15]。正确做法是通过输精管的腹壁化更好地放置网片。

6. **网片的固定**　多数学者认为不应该固定网片。网片周围是密闭的液体环境，在腹压的作用下网片的各个部位承受相同的压力，并且不缝合可以减少慢性疼痛的发生。作者习惯于缝合网片的中线部位，这样可以较方便地展平网片。在腹股沟区不做缝合，以免缝合结扎神经引起慢性疼痛。有时滑动性较大的疝，将网片与耻骨梳韧带缝合固定，可以减少术后复发。

四、术式的评价

1. 该术式是一种创伤性较大的术式，分离面积大，放置的网片较大，术后并发血清肿及血肿的机会较多，因此有人主张常规放置引流管 [16]。连续 2d 且引流量少于 10~15mL 时拔除引流管 [17]。但是放置引流管的同时感染概率也增高，因此也有学者主张不放置引流管。

2. 由于网片较大，因此腹壁的异物感也较其他术式明显，建议使用较柔软的网片。

3. 该手术往往处理的是较大的腹股沟疝，经后入路的手术无法剥除疝囊，因此术后疝囊积液明显。术后较长时间内腹股沟仍然有积液或阴囊积液[18]，这是残余的疝囊分泌和吸收失去平衡的结果。

4. 该手术对耻骨肌孔进行了全面的修补，手术效果好，总体复发率为1%，其中原发疝为0.56%，复发疝为1.3%[1]。

五、手术适应证与禁忌证

1. **适应证**　主要用于治疗疑难和复杂的腹股沟疝。在一定的程度上，这是我们治疗复杂腹股沟疝的"最后一招"，包括以下情况：

（1）双侧巨大的腹股沟疝、股疝，多次手术后复发或单次手术后复发且情况较复杂的腹股沟疝。

（2）双侧腹股沟疝，其中一侧或双侧为复合疝。

（3）单侧腹股沟疝的复发病例，病情较复杂。

（4）合并下腹部其他类型的腹壁疝，例如：切口疝，半月疝[19]等。

（5）腹壁薄弱患者的腹股沟疝。

（6）反复多次手术，腹股沟管解剖结果破坏严重，特别是耻骨梳韧带破坏严重者。如MacVay手术后复发的患者，一般的前入路无张力修补术效果较差，容易复发或继发股疝，可以采用该术式。

2. **禁忌证**　手术区域存在皮肤病或其他感染风险。腹股沟疝的急诊情况，如嵌顿疝，特别是渗出明显时，不建议应用。儿童或青少年患者不适合，有学者认为年龄大于40岁时才能采用该术式[20]。作者认为对成年患者而言，年龄只是个相对因素，应该根据具体情况决定是否采用。

（隋　梁）

参考文献

[1]陈双.腹股沟疝外科学[M].广州:中山大学出版社,2005:134-149.

[2]雷文章.普理灵疝装置修补腹股沟疝的要点[J].外科理论与实践,2008,13(6):511-512.

[3]陈吉彩,陈晓曦,姚建高.普理灵装置在腹股沟疝修补术中的治疗体会[J].温州医学院学报,2011,41(3):287-288.

[4]Ismail M,Garg M,Rajagopal M,et al.Impact of closed-suction drain in preperitoneal space on the incidence of seroma formation afer laparoscopic total extraperitoneal inguinal hernia repair [J].Surg Laparosc Endos Percutan Tech,2009,19(3):263-266.

[5]李亮,隋梁,吕国庆,等.女性腹股沟疝无张力修补术原则探讨[J].中华疝和腹壁外科杂志,2010,4(2):96-99.

[6]Mayagoitia JC.Inguinal hernioplasty with the prolene hernia system [J].Hernia, 2004,8(1):64-66.

[7]Gilbert AI,Granhan MF,Voigt,WJ.A bilayer patch device for inguinal hernia repair[J].Hernia,1999,3(4):161-166.

[8]Huang CS,Huang CC,Lien HH.Prolene hernia system compared with mesh plug technique:a prospective study of short-to-mid-term outcomes in primary groin hernia repair [J].Hernia,2005,9(2):167-171.

[9]Schmidbauer S,Ladurner R,Hallfeldt KK,et al.Heavy-weight vervus pow-weight polypropylene meshs for open sublay mesh repair of incisional hernia [J].Eur J Mid Res,2005,10(3):247-253.

[10]Maillart JF,Vantournhoudt P,Piret-Gerard G,et al.Transinguinal preperitoneal groin hernia repair using a prepertoneal mesh preformed with permanent memory ring:a good alternative Lichtenstein's technique [J].Hernia,2011,15(3):289-295.

[11]Kugel RD.Minimally invasive,nonlaparoscopic,preperitoneal,and sutureless, inguinal herniorrhaphy [J].Am Surg,1999,178(4):298-302.

[12]Kurihara Y,Yamakawa T,Yoshino M,et al.Experience with direct Kugel patch method for repair of adult inguinal hernia [J].Nippon Med Sch,2008,75(1):28-31.

[13]Kugel RD.The Kugel repair for groin hernias [J].Surg Clin North Am,2003,83(51):1119-1139.

[14]Hompes R,Vansteenkiste F,Pottel H,et al.Chronic pain after Kugel inguinal hernia repair [J].Hernia,2008,12(2):127-132.

[15]郭仁宣,苏东明.腹外疝外科治疗[M].沈阳:辽宁科学技术出版社,2003:388-395.

[16]吴日钊,隋梁,李亮,等.开放式双侧腹股沟疝腹膜前修补术防治血清肿的临床研究[J].中华疝和腹壁外科杂志,2011,5(3):14-17.

[17]黄磊,唐建雄,陈革,等.巨大网片加强内脏囊技术在单侧复杂性腹股沟复发疝中的应用[J].外科理论与实践,2005,10(2):142-144.

[18]吕国庆,李亮,隋梁,等.腹股沟疝前入路与后入路无张力修补术疗效比较[J].海南医学,2011,22(2):26-28.

[19]李粤,李亮,隋梁.右侧半月疝合并左侧腹股沟斜疝一例[J].海南医学,2012,23(13):137.

[20]马颂章,唐建雄,李基业,等.疝和腹壁外科手术图谱[M].北京:人民军医出版社,2008:99.

第 *15* 章 腹股沟疝的腹腔镜腹膜前技术

　　腹腔镜腹膜前技术在腹股沟疝的应用是治疗手段的拓宽，在腹腔镜下于腹膜前间隙放置网片加强腹横筋膜是其治疗的基本模式。腹腔镜的腹膜前技术包括：经腹腹腔镜腹膜前腹股沟疝修补术和完全腹膜外腹腔镜腹膜前间隙腹股沟疝修补术，其基本原理是 Nyhus 手术和 Stoppa 手术的延伸。一直以来，人们都将腹腔镜下的腹股沟疝手术等同于腹股沟疝的微创手术，其实两者是完全不同的概念。腹腔镜下的腹股沟疝腹膜前技术应在全麻下进行，需要 CO_2 气腹技术，分离的创面更大，并且手术时间更长；而开放性腹股沟疝无张力修补术可以在局部麻醉下进行，不需要 CO_2 气腹技术，也没有对组织造成大的创伤，手术时间更短。因此至少可以肯定，腹腔镜技术在腹股沟疝的手术上并非微创技术。另外，腹腔镜技术需要昂贵的设备，也不符合卫生经济学原则。因此，开展腹股沟疝腹腔镜手术首先需要正确地评价腹腔镜在治疗腹股沟疝时的价值。

第 1 节　经腹腹腔镜腹股沟疝腹膜前修补术

　　经腹腹腔镜腹股沟疝腹膜前修补术（tansabdominal preperritoneal prosthetic，TAPP）主要的技术原则是进入腹腔，切开腹膜，游离足够的腹膜前间隙，放置网片进行腹股沟疝的腹横筋膜成形术。

一、手术步骤

　　1. **麻醉**　采用静吸复合全麻，也有学者出于经济考虑采用硬膜外阻滞麻醉。

　　2. **体位**　患者取 10°~15° 头低脚高平卧位，术者站于患侧的对侧，助手于患侧持镜，监视器放于患者脚侧的正中位置。

　　3. **套管穿刺部位**　常规置入 3 个套管，脐部置入 10mm 套管，放入腹腔镜镜头，双侧腹直肌外侧平脐水平，分别置入 5mm 套管（图 15-1）为操作孔。单侧腹股沟疝患侧操作孔应比健侧略高，3 个穿刺孔呈扇面分布，双侧疝 3 个穿刺孔可以在同一水平。穿刺孔的位置根据术者的操作习惯和设备条件，可以灵活改变。

　　4. **腹腔探查**　注意观察腹股沟疝的部位、大小、内容物，注意对侧有无隐匿疝，腹腔、盆腔及其他器官有无病变。

　　5. **建立腹膜前间隙**　首先需要辨认 5 条腹膜皱襞。中间为脐正中皱襞，是中线的标志；脐内侧皱襞位于其外侧，脐内侧皱襞与脐正中皱襞间的腹膜下为膀胱；脐内侧皱襞外为脐外侧皱襞，其下为腹壁下动静脉。回纳疝内容物，粘连带可以

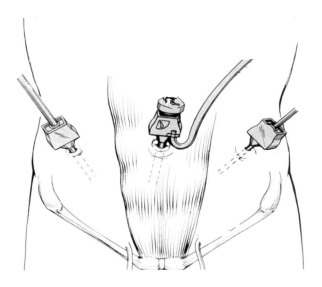

图15-1　套管穿刺部位

用电钩切断。在疝缺损的上缘用电钩或带电剪刀在脐内侧韧带与髂前上棘之间切开腹膜（图 15-2），游离腹膜的上下瓣，注意辨认腹壁下动静脉、股动静脉和死冠。不要切开腹横筋膜，内侧游离至腹直肌后的 Retzius 间隙耻骨联合后，外侧至腰大肌和髂前上棘，上方至联合腱上 2cm 以上，下方至 Cooper 韧带下 2cm（图 15-3）。

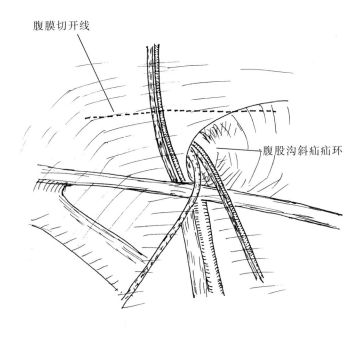

腹膜切开线

腹股沟斜疝疝环

图15-2　腹膜切开示意图

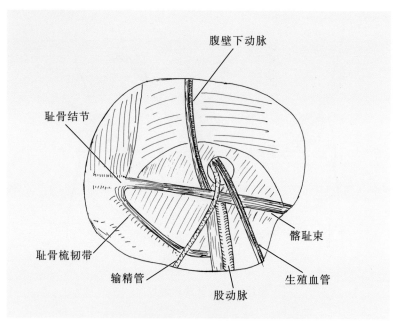

图15-3 腹膜切开后游离显露的解剖标志

6. 疝囊的处理 直疝疝囊在游离腹膜前间隙时就与腹壁分离，直接回纳。小的斜疝疝囊可直接游离回纳，大的斜疝疝囊无法完全回纳腹腔，可以切断疝囊，远端旷置。在放置网片后缝合腹膜的疝环缺损。多数股疝疝囊可以回纳，如无法回纳可以向内侧或上方切开股环，避免向内侧切开股环，否则有损伤股动静脉的可能。实在无法游离疝囊，也可以切断疝囊，远端旷置。

7. 输精管（或子宫圆韧带）腹壁化 将输精管（或子宫圆韧带）从腹膜上向外侧游离一定距离，以避免放置的网片发生卷曲。游离距离不同的学者有不同的标准，一般为6cm。女性子宫圆韧带与腹膜粘连比男性更为紧密[1]，需要耐心分离。

8. 网片的放置 网片的大小一般为10cm×15cm，根据患者的体型，也可以选用15cm×15cm，可以适当对网片进行剪裁，但是不能剪开网片让输精管通过。应将网片卷成圆管状，通过套管放入，将网片放入腹膜前间隙并展开，完全覆耻骨肌孔（图15-4）。将网片钉合于耻骨疏韧带、陷凹韧带和腹直肌，其他部位可酌情钉合固定。应注意壁下动静脉、股动静脉和神经的走行，避免钉合。也可以采用生物蛋白胶和缝合固定。

9. 关闭腹膜 连续缝合关闭腹膜（图15-5），注意横断疝囊的部位必须缝合，以免发生术后肠粘连、肠管被腐蚀等严重并发症。

10. 缝合 撤出器械，放出 CO_2，缝合关闭脐部穿刺孔。

二、术后处理

1. 术后进行生命体征监护及吸氧，一般要求至少6h。

2. 术后进食时间视手术情况而定，一般术后6h可以恢复进半流质饮食。由于

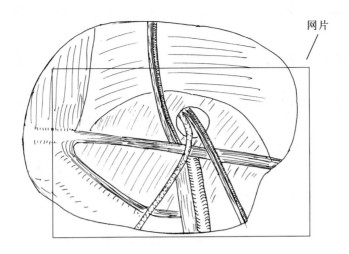

图15-4 网片的覆盖范围

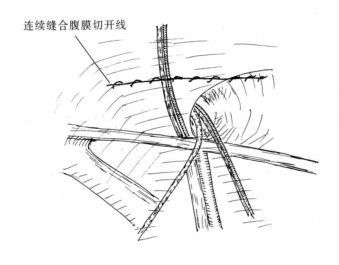

图15-5 连续缝合腹膜切开线

手术进入腹腔，对肠管有一定的干扰，部分患者需要分离肠管与疝囊的粘连，这时需要适当延长进食时间。

3. 术后第 1 天可以预防性应用抗生素。

4. 术后 24h 拔除导尿管。

5. 提倡早期下床活动。

6. 术后避免剧烈运动，尤其是网片未固定的病例。

三、手术相关问题

1. **吻合支** 部分患者腹壁下动脉和闭孔动脉间有一吻合支，出现率约为

77%，有时较为粗大，称为异常的闭孔动脉支。通常在股静脉内侧耻骨梳韧带的后面通过，损伤时可以电凝止血。其为两个动脉的吻合支，有时闭孔侧的一端可能缩回而不易发现，术后出现阴囊血肿，甚至死亡，因此又称此吻合支为"死冠"。手术操作要求精细，严密止血，保持术野的整洁是发现潜在问题的关键。

2. **网片的大小和固定问题** 通常要求选用 10cm×15cm 的网片，网片过小是复发的重要因素[2]。网片至少应覆盖耻骨肌孔外 2cm 以上，在内环口位置，应该超过内环口外侧 6cm。通常的做法是用钉合器对网片进行钉合固定。目前很多学者建议使用生物蛋白胶固定网片，可以避免钉合带来的血管损伤以及钉合神经引起的神经痛。也有学者主张不固定网片，并认为免钉合患者术后恢复较快，并发症更少。但是在麻醉复苏时，必须用手按压手术部位，以免患者在复苏时由于挣扎和呛咳使网片被腹压推移鼓起，造成术后即刻复发。有学者认为疝环大于 4cm 时需要固定网片，小于 4cm 则不需要固定[3]。也有学者认为除双侧直疝外，其他类型的疝均不需要固定。由于复发通常在内侧[4]，因此内侧固定较为重要，并且应使网片超过中线至少 2cm。目前没有证据表明固定与不固定在疗效、并发症和手术时间上存在差异[5]。进行钉合固定时，需要注意"死亡三角"与"疼痛三角"，前者指腹壁下动脉与精索血管之间的区域，损伤股动脉和静脉将造成非常严重的后果；后者指输精管和髂耻束之间的区域，有腰丛的分支通过，包括：股外侧皮神经、生殖股神经的生殖支和股支、股神经，以股外侧皮神经和生殖股神经的股支最为表浅，容易损伤，注意避免钉合和破坏其前面的脂肪组织是保护的主要手段。

3. **对侧隐匿疝的处理** TAPP 手术的优点之一是可以探查对侧腹股沟疝，发现隐匿疝的可能。但是我们一直在混淆一个问题，鞘突并不等于隐匿性斜疝。我们没有足够的依据鉴别鞘突与隐匿性斜疝，除了先天性斜疝外，鞘突与斜疝的病因也无直接的关系。直疝三角和股环的轻微凹陷本身与该部位的隐匿疝也很难鉴别。因此我们之前说的发现隐匿疝的优势，并同时进行 TAPP 手术尚缺乏依据。

4. **双侧腹股沟疝同时手术** 在国内，双侧腹股沟疝的 TAPP 手术，采用两张 10cm×15cm 的网片，在 Reidzius 间隙两张网片部分重叠，这种做法并不合适，至少不规范。TAPP 手术作为腹膜前技术之一，在同时进行双侧腹股沟疝的手术时，应该遵循 Stoppa 手术的原则，采用一张足够大的完整网片，同时覆盖双侧耻骨肌孔及以外的区域。

四、术式的评价

1. 人们很自然地将腹腔镜腹股沟疝修补术看作是微创手术，甚至一些外科医生也有类似的观点，这是错误的。腹腔镜技术相对于开放性手术而言，在腹股沟疝的手术上风险更大，手术创伤也较大。主要依据为：①腹腔镜手术采用的静吸复合全麻比开放性手术的局麻或硬膜外麻醉风险大；②腹腔镜手术没有手指的触觉比开放性手术更容易造成副损伤；③腹腔镜手术分离腹膜前间隙的范围更大，不利于术后的恢复[6]，手术创伤比开放性手术大；④为了制造操作空间而使用的 CO_2 气腹技术也可能引起高碳酸血症等特殊并发症；⑤腹腔镜下腹股沟疝手术时间较长[7]，少数技术非常娴熟的专家可以迅速完成手术，但并不能代表医生的整体水平；⑥一些临床研究认为腹腔镜腹股沟疝手术具有疼痛轻、恢复快的优点，也带有很大的主观性。开放性的无张力修补术切口一般为 4~6cm，与腹腔镜的 3 个穿刺孔相比，对身体的损伤并无很大区别。因此 TAPP 手术相对于开放性手术而言，并非微创手术。科技总是在发展的，作者并非反对新技术的开展，只是认为作为专业医生应该有专业和独立的判断，而不应受到一些有广告和暗示性质的论断的影响，不应该把"微小切口技术"等同于"微创技术"。腹腔镜只是一种辅助器械，我们所做的仍然是疝修补手术[8]。作者认为，TAPP 手术的优点是其对体表的破坏小，因此具有较好的"美容"效果，可以用于一些对体表有特殊要求的患者，如演员等，并不能以微创为理由去大力推广。

2. 手术的疗效 TAPP 手术是一种腹膜前技术，使用的网片足够大，可完全覆盖耻骨肌孔及其外足够的区域，因此手术具有合理性，也具有较好的疗效，复发率与开放性的腹膜前技术没有区别。传统上认为腹腔镜手术具有较高的复发率，可能与技术因素上的学习曲线有关[9]，而并非术式本身的问题。

3. 手术并发症 腹腔镜手术的并发症与开放性手术相比，有人认为总体并发症比开放性手术高，有人认为与开放性手术相同[10]，也有人认为比开放性手术总体要低[9]。这取决于术者的技术水平和技术条件，但可以肯定的是，腹腔镜手术的严重并发症比开放性手术发生率高。腹腔镜技术的主要缺点是会发生罕见但具有毁灭性影响的并发症[11]，也会出现 CO_2 气腹相关的特殊并发症。

4. 手术的技术因素 TAPP 手术是一种腹腔镜技术，当然也具有腹腔镜技术固有的限制，设备及技术要求高，在我国目前的社会和经济条件下无法广泛推广，也不具备卫生经济学的优势。有下腹部手术史可能造成腹腔严重粘连，会限制 TAPP 的进行。CO_2 引起的高碳酸血症，可能造成一些有心肺基础疾病患者严重的手术并发症。

5. 腹股沟疝合并慢性腹痛 由于 TAPP 手术进入腹腔，因此有其独特的优势，可以对腹腔进行探查，尤其是合并慢性下腹部疼痛的患者，有时会发现一些慢性的盆腔疾病。

五、手术适应证与禁忌证

1. 适应证 首先应该明确，腹腔镜手术不是为了微创，而是使用腹腔镜进行的一种腹膜前修补术[12]，其修补原理和开放性手术是一脉相承的[13]。各种类型的腹股沟疝，如：斜疝、直疝、股疝、复发疝等，对体表的外观有较高要求者[14]，均为合适的适应证。腹股沟疝合并慢性腹痛也是 TAPP 手术合适的适应证，可以同时对腹腔及盆腔进行腹腔镜探查。在目前的技术条件下，腹股沟疝的急诊情况，有些学者尝试使用 TAPP 技术,但这只是一种尝试,有条件时可以选择性地开展。

2. **禁忌证**　有心肺疾病等不适合 CO_2 气腹的患者以及下腹部严重粘连者不适合 TAPP 手术。

第 2 节　完全腹膜外腹腔镜腹膜外间隙腹股沟疝修补术

完全腹膜外腹腔镜腹膜外间隙腹股沟疝修补术(totally extraperitoneal,TEP)与经腹腹腔镜腹股沟疝腹膜前修补术同样是腹腔镜下的腹膜前技术,只是手术入路不同。TAPP 经腹腔切开腹膜进行腹膜前间隙的游离;而 TEP 没有进入腹腔,直接进入腹膜前间隙,腹膜前间隙游离完成后,其他步骤与 TAPP 手术基本相同。

一、TEP与TAPP的不同

TEP 与 TAPP 的不同主要是腹膜前间隙的建立,主要操作包括以下的技术。

1. **Phillips 技术**　与其他腹腔镜手术一样建立气腹,在脐下将穿刺套管(Trocar)穿刺进入腹腔,于腹腔镜的监视下在两侧的腹直肌外缘各做 5mm 的小切口,用 Kelly 血管钳钝性分离,穿过腹壁肌层和腹横筋膜到达腹膜前间隙。置入 5mm 套管,建立腹膜外气腹。然后将脐下的套管和腹腔镜镜头逐渐退出,见到腹膜外脂肪后将 Trocar 和镜头引入新的腹膜前间隙。

Phillips 技术主要的特点是进入腹腔,3 个套管的穿刺位置基本平脐水平,腹膜前间隙的游离基本是在直视下完成的。

2. **Mckernan 技术**　Mckernan 技术包括手工法和球囊法。

(1) 手工法:在脐下做长 20mm 的切口,逐层切开直至腹直肌。钝性分离腹直肌见到腹直肌后鞘,在腹直肌前鞘缝普理灵线 1 根,用手指或分离子向耻骨联合方向分离形成隧道,将 10~11mm Hasson 套管针插入隧道,用留置缝线固定。放入腹腔镜镜头,镜头上带有 5mm 的钝性探测器,可以探测周围 2cm 的范围。用探测器分离腹膜前间隙至耻骨联合和 Cooper 韧带,然后建立腹膜外气腹,保持压力在 12mmHg 以下。

(2) 球囊法:置入套管的方法与手工法相同。在套管内置入透明的球囊,通过腹腔镜镜头,可以在直视下观察球囊扩张形成的腹膜前间隙。

完成腹膜前间隙的初步分离后,置入另外两根套管。在耻骨联合上 1 横指处穿刺置入 5mm 套管,在脐与耻骨联合中间位置穿刺置入另一个 5mm 套管或 10mm 套管。

Mckernan 技术主要的特点是,无论手工法还是球囊法,基本上是在直视下完成,套管的穿刺孔在腹部正中线。

3. **Dulucq 技术**　在耻骨联合上方 4cm 腹部正中线处用气腹针穿刺,盲穿

Retzius 间隙，充气建立腹膜外间隙气腹。设定压力为 1~15mmHg，CO_2 流量为 1L/min。调整气腹针朝向，指向不同的方向，扩大腹膜外间隙，充气 1.5L 后停止充气。然后在脐下做长 10mm 的切口，逐层切开，置入 10mm 套管，放入腹腔镜镜头。

Dulucq 技术主要特点是，气腹针初步的腹膜前间隙为非直视下操作，增加了副损伤的风险。除了 3 个 Trocar 穿刺孔外，另外多了建立腹膜外间隙气腹的穿刺孔，增加了感染的风险。

4. Bringman 技术　在脐下做小切口，逐层切开进入腹膜前间隙。然后用手指游离腹膜前间隙，可以触及耻骨及耻骨梳韧带，并适当向左右侧游离形成腹膜前间隙。在脐部穿刺孔的两侧，在手指的引导下置入 5mm 套管，最后在脐下置入 10mm 套管，放入腹腔镜镜头。

Bringman 技术的主要特点是，用手指先大体游离腹膜前间隙，由于手指触觉较为灵敏，副损伤发生率低，然后再置入套管。

5. 直接镜推法　在脐下做长约 10mm 的切口，逐层切开，钝性分离腹直肌。见到腹直肌后鞘后，将镜头对准耻骨联合方向，在直视下可见到网状的疏松结缔组织，用镜头钝性分离腹膜前间隙，然后置入 10mm 套管。也可以先置入套管，然后再用镜头分离腹膜前间隙。

主要特点是在直视下操作，可以避免副损伤，简单易行。

在国内使用最多的是直接镜推法，条件允许的医院也使用以气囊进行分离的 Mckernan 技术。作者所在医院也曾使用气囊进行腹膜前间隙的分离，但是由于气囊价格较高，并且由于医保的限制，无法大规模推广。其他的腹膜前分离技术，在国内应用较少。

二、套管的穿刺技术

习惯上将脐下置入腹腔镜镜头的套管称为第一套管，其他两个套管分别称为第二和第三套管。第一套管的位置是恒定的，不同的是第二和第三套管的位置。TEP 手术在腹膜外间隙的狭小空间内进行操作，因此对套管的穿刺部位要求较高，同时也与手术者的操作习惯有直接关系。

1. 第一套管的穿刺位置在脐下。不能在脐部穿刺，脐部腹壁层次不清，容易进入腹腔。另外腹部白线位置各层次融合，也不容易分清。因此如果是单侧的腹股沟疝，可以适当偏向患侧。

2. 第二和第三套管位于脐与耻骨联合的腹部正中线位置。第二套管位置位于上 1/3 与中 1/3 交界处，第三套管位置位于中 1/3 与下 1/3 交界处，这是国内较常用的位置法（图 15-6）。但这种位置有时有器械相互干扰的缺点。

三、手术步骤

除了腹膜前间隙的分离技术有差别外，TEP 手术的其他步骤无明显的差别。以

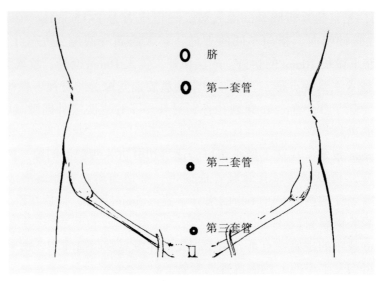

○ 脐

○ 第一套管

● 第二套管

● 第三套管

图15-6　套管穿刺部位示意图

直接镜推法为例，手术主要步骤如下。

1. 麻醉，患者体位，主刀、第一助手、器械护士及监视器位置等，均与 TAPP 手术相同。

2. 在脐下做长 1cm 的切口，因腹壁白线处层次不清，切口可略偏患侧。逐层切开直至腹直肌后鞘，用 Veress 针建立气腹。将 10mm Trocar 穿刺进入腹膜前间隙，同时向骨盆方向推进。通过套管插入腹腔镜镜头，在镜头直视下建立腹膜前间隙。

3. 在脐的外侧腹直肌外侧缘和脐下各做长 5mm 的切口，在腹腔镜的监视下穿刺进入腹膜前间隙。然后放入弯钳和剪刀，继续完善腹膜前间隙的分离。采用钝性和锐性结合的方法，内侧分离 Retzius 间隙的中线至对侧 2cm，下端分离至耻骨梳韧带下 2cm，上方至少在联合腱上 2cm。

4. 直疝的疝囊，在分离腹膜前间隙时与腹横筋膜分离。小的斜疝也可以完全从精索上游离，大的斜疝疝囊，可以在确认无疝内容物后结扎，然后切断，疝囊的远端旷置。小的股疝疝囊可以完全游离下来，有时需要部分切开股环以游离疝囊。

5. 将输精管（子宫圆韧带）从腹膜上游离下来，使输精管（子宫圆韧带）腹壁化，一般要求的长度是 6cm。

6. 全面检查腹膜前间隙，确认解剖标志，出血点予电凝止血。

7. 修剪网片，国内一般采用 10cm×15cm 的网片。早期的手术一般将网片剪出缺损通过精索，缺损部分钉合固定于腹壁。目前一般不主张剪开网片，只要输精管足够长的腹壁化即可完全放置网片。将网片卷成卷烟状从脐部的 Trocar 置入。

8. 将网片展开使之平整，并完全覆盖耻骨肌孔外 2cm，外侧超过内环口 6cm。网片根据术者的习惯可以固定或不固定。注意事项与 TAPP 手术相同。

9. 在腹腔镜的直视下撤出器械，缝合关闭脐下穿刺孔，其余两个穿刺孔可以不缝合。

四、术后处理

与 TAPP 相同。

五、手术相关问题

与 TAPP 不同的是，TEP 除采用 Phillips 技术外，其他技术没有探查腹腔及发现隐匿疝的优势，TEP 手术的注意问题与 TAPP 相同。

六、手术的评价

与 TAPP 手术不同的是，TEP 建立腹膜前间隙的技术要求更高，并且建立的腹膜前间隙后手术空间更小，因此手术难度较大、学习曲线稍长。两者同属于腹腔镜下的腹膜前间隙修补技术，但是 TAPP 手术进入腹腔，对腹腔有一定的影响，有产生腹腔粘连可能；TEP 除 Phillips 技术外，对腹腔内没有直接的影响。除此以外，TEP 的评价与 TAPP 手术相同。

七、手术适应证与禁忌证

理论上，TEP 手术与 TAPP 手术相同，具有广泛的适应证[15]。但是 TEP 在技术上要求更高，因此有下腹部手术史的患者，特别是前列腺手术史，或者复发疝，腹膜前间隙的建立更加困难，适应证应该更加严格。巨大的腹股沟疝 TEP 手术操作也较困难，也应慎重考虑。

第 3 节　TAPP 与 TEP 的选择问题

TAPP 手术与 TEP 手术被称为是腹腔镜腹膜前修补术的金标准，手术效果也基本没有差别。如果是一般的腹股沟疝，可以选择其中的一种术式，也有人认为 TEP 是首选的术式。怎样选择手术，不同的学者有不同的理解，目前尚无统一的标准，术式的选择取决于术者的临床经验[16]。

一、一般的开展顺序

一般的开展顺序是先开展 TAPP 手术，积累一定的经验后再开展 TEP 手术[17]。至于如何选择手术，还是应该根据手术者的经验。

二、慢性腹痛的诊断与治疗

慢性腹痛的诊断与治疗是疑难的临床问题，相当棘手。腹股沟疝合并慢性腹痛是 TAPP 手术独特的适应证，通过腹腔镜的探查有可能发现慢性腹痛的病因，进行确切的诊断。它对慢性腹痛诊断的准确率已经达到相当理想的水平[18]。TAPP 在诊断的同时可进行相应的处理，对于女性患者优势更加明显。

三、TAPP的优势

TAPP 的优势是探查对侧腹股沟的隐匿疝，我们在第 3 章已经探讨了隐匿疝与鞘突的关系，因此除了明显的隐匿疝外，TAPP 实际上很难完全鉴别它们之间的差别。

四、有下腹部手术史的患者

有下腹部手术史的患者是 TAPP 手术和 TEP 手术的相对禁忌证。但是毫无疑问，这时采用 TEP 手术无疑难度更大。因此如果需要采用腹腔镜技术的腹膜前修补术，建议采用 TAPP 手术。如果采用 TEP 手术，术中遇到困难时，也应该改为 TAPP 手术。

五、巨大的腹股沟疝

巨大的腹股沟疝疝环直径大，TEP 手术操作困难，容易损伤疝囊。另外，也易在无意中损伤疝囊的内容物，特别是肠管。由于 TAPP 手术进入腹腔，可以在直视下操作，而 TEP 手术没有直视下操作的优势，在结扎和切断疝囊时也无法直接观察到疝内容物，肠管损伤的可能性更大。文献报道肠管损伤的发生率为 0.15%[19]，这可能造成严重的后果。另外疝囊与其他层次粘连也会造成游离时困难，因此建议选择 TAPP 手术。

六、腹股沟嵌顿疝

对于腹股沟的嵌顿疝，一般建议用开放性的技术。但是随着腹腔镜技术的发展，逐渐有学者将腹腔镜技术用于嵌顿疝。一般采用的是 TAPP，可以从腹腔内进行疝内容物的回纳，甚至肠管切除吻合，但在目前的技术条件下应将其定性为一种尝试。虽然也有关于 TEP 手术在腹股沟嵌顿疝的应用报道，在手术中切开疝囊壁[20]，拉出疝内容物后再缝合腹膜。但其技术要求高，更重要的是对疝囊内嵌顿物活性的判断和处理上有很大的困难。如果需要进行 TEP 手术，建议采用 Phillip 技术，这样可以进入腹腔观察。

第 4 节　单孔完全腹膜外腹腔镜腹膜外间隙腹股沟疝修补术

随着腹腔镜技术的发展，单孔腹腔镜技术在外科领域中得到广泛应用。尤其在胆囊切除术时应用较多，近年也在腹股沟疝的腹膜前技术中得以应用。主要用于儿童腹股沟斜疝内环高位结扎术。2009 年 Rahman 报道了第一例单孔腹腔镜经腹腹膜前间隙网片植入术[21]，随后出现了单孔的 TEP 手术。Agrawal[22] 和 Jacob[23] 分别报道了 16 例和 3 例单孔的 TEP 手术。国内作为一种尝试也有零星开展。作者也参观了一些手术，并做了初步尝试，但尚未大规模开展。

手术技术与 TEP 手术类似，其美容效果更好。但是单孔手术操作困难，各器械平行进入术野，难以形成操作三角，相互影响更加明显，手术时间也更长。主要的设备是多孔套管，有 3 个相互隔开的孔道。关节连动杆是可弯曲的操作杆，分别置入腹腔镜镜头和操作器械。由于国内条件的限制，也有学者自制简易的器械，使用 50mL 的注射器和橡胶手套制成简易的多孔套管，采用普通腹腔镜器械进行手术。也有学者采用胆道外科的操作镜或者宫腔镜进行。手术时在脐下做 2cm 的切口，逐层切开直至腹直肌后鞘。然后置入多孔套管，进行腹膜前间隙的游离，作者习惯使用直接镜推法初步建立腹膜外间隙，然后用带电凝的剪刀进一步游离腹膜前间隙。其他放入网片及网片的展开与普通 TEP 手术类似，只是操作更为困难。

单孔 TEP 手术一般只限于经验丰富的医生开展，主要用于小的斜疝和直疝。当然随着经验的积累和器械的发展，相信其适应证将进一步扩展。

（孙卫江）

参考文献

[1]李健文.腹股沟疝修补术的技术要点[J].腹腔镜外科杂志,2010,15(8):567-571.

[2]Kapiris SA,Brough WA,Royston CM,et al.Laparoscopic transabdominal preperitoneal (TAPP) hernia repair:a-7-years two center experience in 3017 patients [J].Surg Endosc,2001,15(9):972-975.

[3]李建文,郑民华,李华青,等.腹腔镜全腹膜外网片植入术(TEP)中网片固定与不固定的随机对照试验[J].中华普通外科杂志,2007,22(6):440-442.

[4]Moreno-Egea A,Torralba Martinez JA,Morales Cuenca G,et al.Randomized clinical trial of fixation vs nonfixation of mesh in total extraperitoneal inguinal hernioplasty [J].Arch Surg,2004,139 (12):1376-1379.

[5]韩建旭,田金徽,杨克虎,等.腹腔镜全腹膜外疝修补术中网片固定与不固定的系统评价[J].循证医学,2010,10(3):168-173.

[6]Henle KP,Beller S,Rechner J,et al.Laparoscopic versus conventional appendectomy: a prospectve randomized study [J].Chirurg,1996,67(5):526-530.

[7]李健文,郑民华.腹腔镜腹股沟疝修补术的操作要点[J].外科理论与实践,2008,13(6):516-519.

[8]Viotk AJ.The learning curve in laparoscopic inguinal hernia repair for the community general surgeon [J].Can J Surg,1998,41(6):446-450.

[9]Lau H.Patients' perception of open and endoscopic extraperitoneal inguinal Hernioplasty [J].Surg Laparosc Endosc Percutan Tech,2004,14(4):219-221.

[10]Schmedt CG,Sauerland S,Bittner R.Comparision of endoscopic procedures vs Lichtenstein and other open techniques for inguinal hernia repair:a meta-analysis of randomized controlled trials [J].Surg Endosc,2005,19(2):188-189.

[11]万远廉,刘玉树,吴涛,等.Maingot 腹部手术学[M].北京:科学出版社,2010:923.

[12]张云,李健文.腹腔镜腹股沟疝修补术的指征及并发症问题[J].临床外科杂志,2011,19(6):369-371.

[13]张云,李健文.怎样重新审视腹腔镜腹股沟疝修补术的地位[J].临床外科杂志,2012,20(7):461-463.

[14]McCormack K,Scott NW,Go PM,et al.Laparoscopic techniques versus open techniques for inguinal hernia repair [J].Cochrane Database Syst Rev,2003,(1):CD 001785.

[15]Eklund A,Runberg C,Leijonmarck CE,et al.Recurrent inguinal hernia:randmized multicenter trial comparing laparoscopic and Lichtenstein repair [J].Surg Endosc, 2007,21(4):634-640.

[16]李健文,郑民华,董峰,等.腹腔镜腹股沟疝修补的经验总结(附235例报告)[J].外科理论与实践,2005,10(2):126-128.

[17]李健文,王映昌,张凌捷,等.腹股沟疝腹腔镜手术在我国逐步推广的可行性探讨[J].外科理论与实践,2010,15(6):611-615.

[18]张寰,张剑权.腹腔镜对慢性腹痛的诊治[J].中华腹腔镜外科杂志(电子版),2008,1(1):53-55.

[19]Ramshaw B,Shulter FW,Jones HB,et al.Laparoscopic hernia repair:lessons learned after 1224 consecutive cases [J].Surg Endosc,2001,15(1):50-54.

[20]陈双,戎祯祥.腹股沟疝的TEP手术[M].广州:中山大学出版社,2010:72.

[21]Rahman SH,John BJ.Single-incision laparoscopic trans-abdominal preperitoneal mesh hernia repair:a feasible approach [J].Hernia,2010,14(3):329-331.

[22]Agrawal S,Shaw A,Soon Y.Single-port laparoscopic totally extraperitoneal inguinal hernia repair with the TriPort system:initial experience [J].Surg Endosc, 2010,24(4):952-956.

[23]Jacob BP,Tong W,Reiner M,et al.Single-incision total extraperitoneal (one SITE)laparoscopic inguinal hernia repair using a single access port device [J].Hernia, 2009,13(5):571-572.

第16章 腹股沟疝的腹腔内修补技术

腹股沟疝的腹腔内修补技术包括腹腔镜下的疝环缝扎术和腹腔镜下的腹腔内网片植入术（intraperitoneal onlay mesh,IPOM）。腹腔镜下的内环口缝扎术主要应用于儿童而和青少年的腹股沟斜疝，也可以用于腹横筋膜无缺损的成人腹股沟斜疝，而腹腔镜下腹腔内网片植入术可以用于成人的各种腹股沟疝。

第1节　腹腔镜下疝环缝扎术

腹腔镜下的腹股沟管疝环缝扎术，相当于腹股沟疝的疝囊颈部高位结扎术，与开放性手术具有相似的原理，只是利用腹腔镜技术进行操作而已。主要的方法有两种。

一、方法1：腹腔镜下的疝环缝扎术

1. 采用静吸复合全麻，也可采用硬膜外麻醉。

2. 取头低脚高位，在脐下做长 10mm 的切口，逐层切开，直视下进腹。置入气腹针建立气腹，置入 10mm 套管，放入腹腔镜镜头探查腹腔。然后分别在脐下适当距离和腹直肌外侧缘做长 5mm 的切口，穿刺置入 5mm 套管。

3. 置入持针器和分离钳，在直视下缝合结扎内环口。直疝在疝囊颈部缝扎。

4. 成年患者，根据脐外侧、脐内侧以及脐正中皱襞的情况，将以上皱襞向外侧牵拉，缝合固定在肌性组织和髂耻束上，起到加强腹股沟后壁的作用。

5. 放出 CO_2 气体，撤出器械，关闭脐下穿刺孔。

二、方法2：腹腔镜下带线穿刺针疝环缝扎术

1. 采用静吸复合全麻，也可采用硬膜外麻醉。

2. 取头低脚高位，一般采用微型腹腔镜，在脐下做长 5mm 的切口，置入气腹针建立气腹。然后穿刺置入 5mm 套管探查腹腔，在腹腔镜监视下在脐旁穿刺置入另外一个 5mm 套管。

3. 拉出疝囊内容物，在相当于内环口的位置，用可以带线的腹壁穿刺针，于腹腔镜的监视下在内环口的上方向内环口的内侧在腹膜下潜行穿刺。可以用分离钳提起腹膜避免损伤输精管。穿刺相当于半圈的内环口下方中点后穿出腹膜，用分离钳拉住缝线，撤出穿刺针。再次向内环口外侧同法穿刺，在内环口的外侧半圈穿刺，在内环口下方中点穿出腹膜，勾住缝线，带出体外。压迫疝囊排出气体后收紧缝

线，在体外打结，线结埋于皮下。

4. 排出 CO_2 气体，撤出器械，无需缝合穿刺孔。

三、术后处理

术后予生命体征监护、吸氧。根据病情决定禁食时间，适当补液。一般无需使用抗生素。

四、手术相关问题

注意避免缝合结扎输精管，在方法 1 中，根据腹膜皱襞的解剖条件，可以选用全部或选用适合的腹膜皱襞。本手术操作方法简单，可根据各医院的具体条件灵活选用器械和穿刺孔。在方法 2 中，作者习惯将腹壁的穿刺孔选择在内环口位置稍外侧，使结扎的内环口开口朝外。小儿患者疝囊菲薄[1]，容易撕裂，注意操作应更加精细。

五、术式的评价

1. 虽然采用了腹腔镜技术，但是该术式的原理相当于疝囊的高位结扎术，因此原则上适合于儿童和青少年的腹股沟疝，对于成年患者只适合于无腹股沟管后壁薄弱的患者。但是有学者[2,3]认为，在方法 1 中，使用自体组织，如腹膜皱襞加强腹股沟管后壁可适用于各种类型的腹股沟疝，甚至是老年患者和复发疝，认为可以达到 Shouldice 手术的效果。但是本法手术原理与 Shouldice 手术并不相同。作者认为如果是成年患者，较小的斜疝可能更为合适，直疝及其他较大的腹股沟疝并非理想的手术方法。对于儿童和青少年患者，自体组织的加强有理想的效果[4]。

2. 方法 2 是儿童和青少年患者理想的手术方法。疝囊高位结扎术是公认的治疗小儿腹股沟疝的基本方法[5]。大量的病例证明：腹腔镜下手术不剥离疝囊，手术损伤小[1,6,7]，操作简单，熟练的术者可在 5~8min 内完成手术，并且外表美观，适合儿童及青少年患者的美观需求。腹腔镜治疗小儿腹股沟疝被证实是安全可靠的[8]，但可能会有残留疝囊积液的问题，一般无需处理可自行吸收。也有学者主张将疝囊翻转后再行缝扎[9]。

六、手术适应证与禁忌证

原则上，疝囊缝扎术无论是开放性手术还是腹腔镜技术，一般都应用于儿童和青少年患者。如果需要拓展适应证，最多应用于年轻患者小的腹股沟疝。对于较大的成年腹股沟疝和老年腹股沟疝及复发疝不建议使用。

第 2 节　腹股沟疝的腹腔内网片镶嵌贴合术

腹股沟疝的腹腔内网片镶嵌贴合术国内习惯称为腹股沟疝的腹腔内网片植入术（intraperitoneal onlay mesh，IPOM），是在腹腔内耻骨肌孔区域的腹膜上覆盖足够大的网片，加强这一薄弱区域。

一、手术步骤

1. 采用静吸复合全麻，也可采用椎管内麻醉。

2. 采用头低脚高位，监视器的放置与 TAPP 及 TEP 手术相同。

3. 在脐下做长 10mm 的切口，直视下逐层切开，放入气腹针建立气腹。置入 10mm 套管，放入腹腔镜镜头，探查腹腔。在腹腔镜的监视下在两侧相当于麦氏点的位置穿刺置入 5mm 套管。

4. 分离腹腔粘连，辨认腹腔解剖结构。注意腹膜皱襞的情况，以及髂血管、股动静脉、输精管的走行，估计生殖股神经、股外侧皮神经的走向，注意输尿管的走向。

5. 疝囊内容物应完全回纳腹腔，疝囊可以不处理。但是遗留的疝囊可能形成积液或在腹股沟区形成永久的膨隆，因此一般主张常规切除疝囊。将疝囊拉向腹腔方向，切开疝囊，仔细将其分离下来，注意不要损伤输精管和血管。较大的疝囊无法完全游离，可以在疝囊颈部横断，远端旷置。

6. 将防粘连的网片卷曲成卷烟状放入腹腔，要求完全覆盖耻骨肌孔外至少 3cm，一般认为 12cm×15cm 的网片可以满足要求。展开网片并调整位置，首先将网片与 Cooper 韧带钉合，然后将网片按间距 1.5cm 的距离钉合固定于腹壁。注意不要在输精管和精索血管之间的"死亡三角"钉合，生殖股神经和股外侧皮神经经过的区域也要注意避免钉合。也可以采用缝合固定、生物蛋白胶黏合固定或使用腹壁穿刺针行腹壁悬吊固定。

7. 放空腹腔 CO_2 气体，撤出器械，缝合脐部穿刺孔，其余穿刺孔可以不缝合。

二、术后处理

术后予生命体征监护、吸氧，根据病情决定禁食时间，适当补液。

三、手术相关问题

1. **"死亡三角"的不钉合问题**　由于"死亡三角"为大血管通过的区域，钉合引起的血管损伤可能造成严重的并发症。但是该部位不钉合可能造成肠管进入，导致肠管嵌顿和疝的复发。

2. **注意神经走行**　应该避免钉合到髂腹下神经及髂腹股沟神经，否则术后可能引起顽固的神经疼痛。有学者[10]主张在神经通过的区域切开腹膜，确认无神经通过后再钉合固定网片，以避免损伤神经。

3. 网片固定的其他问题　缝合固定的方法因操作麻烦而很少使用，使用较多的是钉合固定。有学者采用生物蛋白胶进行黏合固定，黏合固定可以避免血管损伤和神经损伤的问题。也有学者采用腹壁悬吊固定与钉合固定结合的方法，除了固定网片的四周外，还将网片的中心悬吊固定于腹壁，认为可以使网片与腹壁贴合紧密，更好地与腹壁融合。应尽量避免网片的四周翻起，同时彻底清除网片上的残余血液，这样可以最大限度地减少粘连的发生。

四、术式的评价

1. 如果腹股沟疝的活动性很大，网片可能连同腹膜一同滑出而复发[11]，这是该术式的特殊点。因此对于肥胖的患者，腹膜外脂肪较厚，各种固定的方法很难固定到腹壁肌层或 Cooper 韧带。解决问题的办法是切开腹膜直接暴露耻骨结节、Cooper 韧带等，再钉合固定。

2. 不同的医生会选用不同的网片。目前主要的防粘连网片是 ePTFE 网片和 Preceed 网片，它们价格昂贵，卫生经济学效益差。但是无论哪种网片都无法做到绝对防粘连，在再次手术的病例中，可以发现较多粘连的病例。

3. 腹腔镜的腹膜前技术一直以来被称为"微创技术"，腹膜前技术需要进行更广泛的分离，实质上只是一种微小切口技术。而 IPOM 避免对腹膜前间隙的分离，因此是唯一真正意义上的微创手术[9]，并且术后恢复快。对于术者而言，其学习曲线也较短。

五、手术适应证与禁忌证

适用于成人各种类型的腹股沟疝，包括腹股沟斜疝、腹股沟直疝、股疝和复发疝等。有严重的下腹部粘连，手术分离困难为手术相对禁忌证，这取决于术者的技术条件。不适合腹腔镜手术者，如严重心肺疾患等，为手术绝对禁忌证。

（孙卫江）

参考文献

[1]姚干,李宇洲,梁建升,等.经微型腹腔镜治疗小儿腹股沟疝 2500 例[J].江西医药,2004,39(2):83-85.

[2]赵彦龙,彭毅.自体组织在腹股沟疝修补术中的应用[J].中国微创外科杂志,2008,8(5):465-467.

[3]彭毅,赵彦龙,张风涛,等.自体组织在腹腔镜成人腹股沟疝修补术中的应用[M].中国微创外科杂志,2008,8(5):401-404.

[4]Schier F.Direct inguinal hernias in children:Laparoscopic aspects　[J].Pealiatr Surgint,2000,1(16):562-564.

[5]Parelker SV,Oak S,Bachani MK,et al.Laparoscopic repair of pediatric inguinal hernias vascularity of the testis at risk?A study of 125 testes [J].J Pediatr Surg,2011, 46(9):1813-1816.

[6]杨庆堂,李宇洲,姚　干,等.微型腹腔镜治疗小儿腹股沟斜疝 3800 例[J].新医学,2006,37(8):531-533.

[7]姚干,杨庆堂,张庆峰,等.微型腹腔镜治疗小儿腹股沟斜疝 6100 例报告[J].腹腔镜外科杂志, 2011,16(1):18-20.

[8]Montupet P,Esposito,C.Laparoscopic treatment of congenital inguinal hernia in children [J].J Pediatr Surg,1999,34(3):420-423.

[9]Zallen G,Glick PL.Laparoscopic ligation and ligation hernia in girls　[J].J Laparoendosc Adv Surg Tech A,2007,17(1):143-145.

[10]吴志强,姚干,梁建升,等.腹股沟疝腹腔镜腹腔内网片植入术后并发症的分析[J].中华疝和腹壁外科杂志(电子版),2012,6(2):60-62.

[11]万远廉,刘玉树,吴涛,等.Maingot 腹部手术学[M].北京:科学出版社,2010:923.

第17章 腹股沟复发疝的原因及手术

　　长期以来，我国由于社会及经济原因，医疗卫生发展主要关注于直接危害人民群众健康和生命的疾病，疝和腹壁外科几乎未受到过关注，因此医学界习惯将腹股沟疝划为简单的小手术，这种观念一直持续至今。腹股沟疝的手术医生多数没有进行正规的培训，也是我国腹股沟疝术后复发较多的原因之一。陈双[1]指出：不经过严格训练的医生不可能做好此手术，特别是对于已经复发的患者，应高度重视，采用合理的治疗方法，最大限度地减少术后的再复发。

第1节　腹股沟疝手术后复发的原因

　　一般认为传统的组织修补术复发率为10%~15%，而无张力修补术的复发率在0.1%~4%，但是这种复发率可能只是复发后再次就诊手术的患者，实际复发率可能更高。按照腹股沟疝复发的时间分为早期复发和晚期复发。早期复发是指手术后18个月内复发[1]，又称机械性复发，复发的原因一般归因于手术因素。晚期复发一般指术后3年的复发[1]，又称代谢性复发，一般归因于患者自身的代谢性因素。

　　另一种分类的方法是分为3类：①真性疝，是指各种原因引起的原手术部位发生与术前相同类型的腹股沟疝。②遗留疝，指初次手术时未发现的隐匿的腹股沟疝，如腹股沟直疝手术时未发现隐匿的斜疝，术后出现腹股沟斜疝。③新发疝，指初次手术时经过全面的探查，未发现同时合并其他类型的疝，手术后一段时间后再次发生的疝，但是发生的解剖部位与初次手术时不同，因此又称假性复发疝。这种分类办法的最大缺陷是除了真性疝外，遗留疝和新发疝很难鉴别。主要的问题是如何界定手术中探查时有没有发现隐匿疝，还是根本就没有隐匿疝。主要的办法是查阅原手术记录，但是原手术记录有时是没有记录该问题，有时是记录了，但是没有办法排除是否是术者的主观判断因素。没有真正意义上的诊断标准，作者认为其理论意义多于实际的临床实践意义。

　　腹股沟疝复发的风险包括：高龄[2]，病态肥胖，糖尿病，结缔组织病，吸烟，腹水，便秘及小便不通畅造成的腹内压增高。这是腹股沟疝复发的共同因素，包括传统与无张力的疝修补术。需要指出的是大多数腹股沟疝的复发是由于技术性因素引起的，可以通过规范性手术减少复发。

一、传统组织修补术后复发的原因

　　1. 信息传递衰减导致对手术技术的理解不正确　由于历史或者信息传播的原

因，医学技术在传播的过程中出现了差错，这在信息学领域称为信息的衰减，主要是由于语言和文字的不同而产生的错误。最典型的例子莫过于 Bassini 手术，在国内一直进行的是称为"改良 Bassini"的手术，是将联合腱与腹股沟韧带缝合，没有将腹横筋膜切开，与实际的 Bassini 手术相差较大，复发率也明显要高。国内另一种"自创"组织修补术，将腹横筋膜进行折叠后与腹股沟韧带进行缝合，也是对腹股沟疝组织修补术真谛的一种误解。

2. **组织本身代谢改变大或缝合时张力过大**　组织本身的胶原代谢改变太大，以致组织的强度改变明显，此时已不适合进行有张力的修补术。如有家族史者可能带有相同的基因缺陷而导致胶原蛋白的改变，这是腹股沟疝复发的危险因素之一 [3]。此外，长期吸烟引起的胶原代谢改变、老年患者的组织退变，也是有张力手术复发的危险因素。这种患者在目前的医疗条件下应该采用无张力修补术，如无特殊原因，不应该进行传统的组织修补术。

3. **有张力的组织修补术后对腹股沟韧带的牵拉导致股环扩大**　在 Bassini 手术中，由于缝合后的组织对腹股沟韧带产生持续的拉力，可能导致股环扩大而产生股疝。这种现象可能在术后的早期或晚期发生，属于新发疝，已经被很多学者观察到 [4]。另一种原因是患者同时合并隐匿性的股疝，术中由于客观或技术原因未发现，术后出现腹股沟疝，属于遗留疝。

4. **手术缝线选择不当**　传统的组织修补术手术效果取决于组织的愈合情况。由于有张力的原因，组织较没有张力的情况下愈合慢，并且由于腹股沟韧带的内侧面非常光滑，两种不同的结构缝合在一起，有学者甚至认为无法愈合。因此在纯组织修补术中，不应该采用可吸收缝线，否则由于缝线的吸收，有张力的组织无法愈合而裂开，导致复发。组织修补术应该采取不可吸收的缝线进行修补，如加拿大的 Shouldice 医院采用钢丝进行修补。

5. **组织的失神经支配**　髂腹下神经及髂腹股沟神经是腹股沟的主要神经，手术时由于损伤神经，导致组织失神经支配，使组织失去张力继而萎缩，即所谓的手术区腹肌无力 [5]，修补的组织质量降低，这也是组织修补术复发的原因之一，同时也是组织修补术强调保护神经的原因。

二、采用网片的腹股沟疝复发的原因

1. **网片面积过小**　网片植入人体后有皱缩的特性，不同材料和不同生产工艺的网片皱缩率不同。因此手术时应该考虑网片的皱缩问题，采用足够大的网片，否则由于覆盖面积不够易导致复发。这种类型的复发通常发生在 Lichtenstein 手术、TEP 或 TAPP 手术中 [6]。

2. **网片与耻骨结节分离**　在 Lichtenstein 手术后复发的患者再次手术中发现，复发的原因主要是网片与耻骨结节部位未融合所致，导致小肠或网膜从网片与耻骨结节之间疝出 [7]。在网塞加平片的无张力修补术中，也发现有同样的复发现象。

3. 网片或网塞移位 网片移位在各种类型的无张力修补术中均是复发的原因之一。在免钉合的 TEP 或 TAPP 手术中，患者麻醉复苏的过程中，由于腹压的瞬时增加而导致网片移位即可复发。在手术后的患者中网片移位也是复发的原因之一。容易出现术后网片移位的是 Kugel 手术。另外在使用网塞的手术中，网塞移位也会导致其作用消失，腹腔内容物从原疝囊疝出。作者曾经为一位单杠运动的爱好者手术，放置 UHS 网片，术后 1 个月患者即恢复单杠运动，结果术后 2 个月复发，再次手术中发现网片严重移位。

4. 网片通过精索部位扩张 在 Lichtenstein 手术中需要剪开网片使精索通过，由于网片剪开后其中心变成了边缘，网片在皱缩时由于皱缩力的作用牵拉剪开的部位，使其扩大形成类似内环口扩张的作用（图 17-1），从而导致复发[7]，但是该类复发较为少见。在早期的 TEP 及 TAPP 手术中，也有剪开网片使精索通过的习惯，形成类似 Lichtenstein 的复发。目前基本上已用足够的输精管腹壁化代替了剪开网片。在 Lichtenstein 手术中，一般将剪开的两叶重叠缝合，以避免该问题。

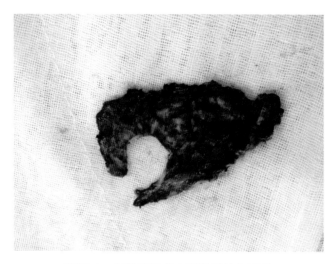

图17-1　复发疝手术中所见原植入网片

网片与组织融合好，但整体上皱缩严重，手术中发现耻骨结节部位结合紧密，网片相当于内环口的部位扩张，形成复发

5. 手术方式选择不恰当 对于女性的腹股沟斜疝或直疝，仍有很多学者选择 Lichtenstein 手术或者网塞加平片的手术，结果导致术后出现股疝。女性患者的耻骨肌孔与男性具有完全相反的特点，腹股沟韧带的上半部耻骨肌孔比男性小，而下半部比男性大，单纯加强腹股沟管后壁的手术不适合于女性患者，因此必须使用腹膜前技术进行全耻骨肌孔的修补[8]。对于男性腹股沟斜疝及直疝患者，也不能想当然地采用加强腹股沟管后壁的无张力修补术。男性骨盆异常的患者，应特别注意男性骨盆女性化的现象。必要时应进行骨盆 X 线检查，确定骨盆的类型。这种情况时不能采用单纯加强腹股沟管后壁的无张力技术，而应该与女性一样，采用腹膜前

技术的疝成形术。

6. **腹股沟疝的滑动性太大**　IPOM 手术中网片覆盖在腹腔内的腹股沟区，由于腹膜是腹股沟疝的滑动层，肥胖患者的腹膜外脂肪层厚，此时采用生物蛋白胶固定或者钉合固定时钉子过短，都无法固定网片，可能造成网片连同疝囊整体疝出的情况 [9]。这时可以将腹膜切开，将网片直接固定在耻骨梳韧带等组织上。

7. **输精管或子宫圆韧带腹壁化不彻底**　在腹股沟疝的腹膜前技术中，需要对输精管或子宫圆韧带进行游离，即所谓的腹壁化。目的是使网片可以展平不至于卷曲 [10]，否则由于网片的卷曲，可能成为术后复发的根源。

8. **瞬时过高腹内压的冲击**　术后恢复期，网片未与身体完全融合。由于特殊的意外情况，如对突发伤害的躲避，造成腹内压瞬时过高，可能造成网片的移位，而导致复发。甚至有的患者描述自己能够感觉到缝线断裂。

第 2 节　复发疝的处理

一、复发疝的诊断

1. **病史**　详细询问病史，包括第一次发病之前的情况，治疗情况以及复发的情况，有无明显的复发诱因。进行全面的物理检查，估计复发疝的类型。

2. **原手术记录**　仔细阅读原手术记录，如有条件可以与原手术医生联系，了解手术情况，但应注意交流的艺术。

3. **辅助检查**　进行必要的辅助检查，如：超声、CT、MRI 等。

二、复发疝的手术

腹股沟复发疝是复杂的手术，不仅是由于解剖结构的紊乱造成手术时解剖困难而导致手术操作困难，其复杂性还表现在对病理生理的准确判断，以及在这一判断的基础上制订恰当的手术方案。

原则上，复发疝的手术应避免不必要的操作和采用正确的修补方法，并且符合卫生经济学原则。如：原来采用组织修补术的复发疝，再次手术采用无张力修补术；原来采用前入路的手术，再次手术采用后入路的手术。以上并非一成不变的原则，而应根据具体的情况采用个性化的手术方法。

1. **组织修补术后复发疝**　原来采取组织修补术的腹股沟疝术后复发，除了技术因素外，还可能因为组织本身的质量差，不足以达到修补的要求。但是无论是哪种原因，组织结构已经破坏，无法再次作为修补术的材料。这时必须采用无张力修补术，如：Lichtenstein 手术或者网塞加平片的技术等。特殊的情况是腹股沟斜疝或直疝手术后，如 Bassini 术后继发股疝，这时手术本身是成功的，但是由于组织的牵拉使股环扩张，导致股疝出现；再次手术应该采用后入路的疝成形术，不应该采用前入路手术破坏已经成功修补的斜疝或直疝，也不适宜采用网塞技术，因为会导致股动静脉的压迫。

2. 前入路的无张力修补术后复发 典型的是 Lichtenstein 手术和网塞加平片手术后的复发，一般复发部位在网片与耻骨结节之间的部位。原则上应该采取后入路的疝成形术，避免对于原手术入路不必要的解剖造成的副损伤。

但是有一种特殊情况，网片或其他原因造成的体表固定的外形改变，如隆起或者网塞移位进入阴囊等，采用前入路的手术似乎更为合适，可以切除原网片或消除其他原因造成的体表改变。

Lichtenstein 手术的另外一种复发类型是网片通过精索的部位扩张引起的复发。如术前通过适当的手段可以诊断出复发的类型，采用前入路手术更为合适，使用大小适合的网塞堵塞该部位是最理想的术式。

UHS 手术的网片在腹股沟管和腹膜前两个间隙之间，并且有适当的固定，因此移位的情况少见。主要的复发原因是腹股沟巨大直疝时输精管腹壁化不足，造成斜疝的疝囊从网片的两层间疝出而复发，但是取出腹股沟管的上层网片尚可行，取出腹膜前间隙的网片则相当困难，因此再次手术建议进行 IPOM 手术。

Kugel 手术复发的主要原因是网片移位。Kugel 手术属于腹膜前技术，进行术后取出网片是不现实的。如果术后出现继发性股疝，可以进行 IPOM 手术，如果是耻骨肌孔的上半部复发，可以采用 Lichtenstein 手术或网塞加平片的无张力修补术。因为 Kugel 手术对腹股沟管的干扰并不严重，可以较方便地进行手术。

3. 腹腔镜疝修补术的复发疝手术 TAPP 和 TEP 复发主要是网片的面积过小。复发疝的手术需要采用足够大的网片完全覆盖耻骨肌孔以外的特定区域，采用 IPOM 手术较为合适。虽然 TAPP 手术进入腹腔，腹腔有一定的粘连，但是粘连一般较轻，可以顺利进行手术。早期的 TAPP 手术或 TEP 手术剪开网片通过输精管或子宫圆韧带，剪开网片的两叶有可能裂开或扩张导致复发，这时采用网塞技术是理想的术式。

IPOM 手术的复发主要是网片的移位，特别是肥胖患者。无论钉合固定还是生物蛋白胶粘合固定，由于腹膜的移动性很大，都有复发的可能，严重者甚至连同网片一同疝出。复发者可以重新进行固定。作者的经验是在腹腔镜下切开腹膜，显露耻骨梳韧带等，直接将网片固定于这些坚固和固定的组织上。理论上在网片未固定的部位，如"死亡三角"部位，网片可能在网片和腹膜之间疝出形成复发。这种情况作者没有临床经验，但是作者认为将疝内容物拉出后采用生物蛋白胶粘合网片与腹膜，消除它们之间的间隙，同时达到固定的作用，可能是理想的办法。

第 3 节　腹股沟复发疝的手术相关问题

腹股沟复发疝的手术是一项复杂的操作，由于原手术造成结构的紊乱以及网片与组织的融合，导致难以清晰地分离解剖结构。首当其冲的问题是网片的取出，其次是手术时间。一般认为手术后 1.5~2 年行复发疝手术较为合适，此时组织炎症反应已经完全吸收，组织分离相对较易。

关于腹股沟复发疝，作者有以下几点体会。

1.腹股沟管的网片取出在技术上是可行的。作者的经验是用电刀贴着网片进行细致的分离，分离最困难的是以下两种情况：①Lichtenstein 手术网片通过精索的部位；②内环部位的网塞。在网片通过精索的部位，网片往往与输精管粘连，加上结构比较凌乱，容易造成输精管的损伤，网塞由于与输精管接触面积更大，因此分离更加困难。只要细致操作，并不是不可行的。当然手术技术操作的细节很难比较和量化，作者充分尊重不同意见的存在。

2.取出网片的过程中，由于精索与网片粘连，造成分离困难，精索血管的损伤也更多。往往分离后剩余的精索纤细，因此术后睾丸萎缩的发生率较高。

3.作者认为取出网片并非绝对必要，如果情况允许，完全可以不取出网片。但是由于网片导致的体表变形，至少需要部分取出网片。如果发现是由于网片固定问题引起的复发，此时网片覆盖的范围足够，也可以利用原网片重新进行固定，如 Lichtenstein 手术常见的复发部位是网片与耻骨结节之间。如果皱缩后的网片仍有足够的范围，重新固定原网片是可行的[7]。

4.腹膜前技术后的腹股沟复发疝，治疗要有足够的耐心，作者体会取出网片至少对医生而言是个痛苦的经历，操作非常困难，不主张取出。

5.由于国内不同医院之间在管理及材料供应上都存在巨大差异，部分医院仍然习惯于使用传统的慕丝线固定网片，甚至出现"高级"的网片用慕丝线固定的情况。这种线结在再次手术后可能是感染的根源，因此在再次手术时应尽量取出线结。但即使是非常细致，仍可能有遗留的线结无法被发现和取出。在手术前应与患者说明该问题，避免术后出现"有理说不清"的局面。

6.如果原来采用腹腔镜技术，复发疝再次采用腹腔镜技术，建议采用直视下置入套管的方法。

第4节　复发疝的预防

预防腹股沟疝的术后复发，首先应该具备全面的疝和腹壁外科的知识，正确理解腹股沟区的解剖特点，特别是活体解剖特点。对腹股沟管各解剖成分的功能有充分的理解，全面把握它们之间的功能配合，这是预防复发的前提。在此基础上，才可能正确地评估腹股沟疝的病情，选择正确的术式。其次，对各种类型的腹股沟疝手术的真谛要有全面的认知，应该彻底屏弃参观几个手术就认为已经掌握了该手术的观念。必须对手术进行全面的研究，掌握其中的技术细节。总而言之，空谈预防复发是徒劳的，预防复发需要同时具备知识和技术。

（李　亮）

参考文献

[1]陈双.腹股沟疝外科学[M].广州:中山大学出版社,2000,5:196-199.

[2]Valenti G,Baldassarre E,Testa A,et al.Dynamic self-regulating prosthesis (protesi antoregolantesi dinamica):the long-term results in the treatment of primary inguinal hernias [J]. Am Surg, 2006,72(3):244-248.

[3]Junge K,Rosch R,Klinge U,et al.Risk factors related to recurrence in inguinal hernia repair :a retrospective analysis [J].Hernia,2006,10(4):309-315.

[4]姚建锋,王小强,闫立昆,等.腹股沟疝术后再发股疝分析[J].临床外科杂志,2012,20(2):111-112.

[5]吴孟超,吴在德,陈汉,等.黄家驷外科学[M].北京:人民卫生出版社,2008:1282.

[6]Kapiris S A,Brough W A,Royston C M,et al.Laparoscopic transabdominal preperitoneal (TAPP) hernia repair: a-7-years two center experience in 3017 patients[J].Surg Endosc,2001,15(9):972-975.

[7]李亮,隋梁,吕国庆,等.腹股沟疝平片无张力修补术复发原因及其再手术方法探讨[J].海南医学,2011,22(8):77-79.

[8]李亮,隋梁,吕国庆,等女性腹股沟疝无张力修补术原则探讨[J].中华疝和腹壁外科杂志,2010,4(2):96-99.

[9]万远廉,刘玉树,吴涛,等.Maingot腹部手术学[M].北京:科学出版社,2010:94-95.

[10]李健文.腹腔镜腹股沟疝修补术的技术要点[J].腹腔镜外科杂志,2010,15(8):567-510.

第18章 腹股沟疝的手术并发症

腹股沟疝手术一般很少发生危及生命的并发症，但是腹股沟疝手术的并发症也有其特殊的情况，主要表现在以下两方面：首先是与泌尿生殖系统有关；其次是多数手术使用网片。腹股沟疝术后的复发、泌尿生殖系统方面的并发症、腹股沟疼痛有专门的章节介绍，在本章中不再重复，可参阅相关章节。

第1节 手术中的并发症

一、血管损伤

一般血管损伤在开放性手术中少见，常见的是腹壁下动脉及静脉损伤。多见于嵌顿疝的松解、疝囊粘连严重等情况[1]，处理简单，直接结扎即可。

比较少见的是股动脉、股静脉损伤，多见于腹腔镜手术的意外损伤，如意外的电凝。开放手术多数是由于缝针的意外损伤，多见于 McVay 手术，或者游离腹膜前间隙的意外撕裂伤。损伤需要立即进行血管修补，术后抗凝治疗，鼓励患者注意活动下肢，增加股动静脉的血流。此时需要注意的是如无十分必要，不再在腹膜前间隙放置网片，以减轻对股动、静脉的影响，减少血栓形成的可能性。建议改为 Lichtenstein 手术。

死亡冠的损伤主要见于腹腔镜下的腹膜前技术，偶见于开放的腹膜前技术。由于死亡冠有腹壁下动脉及闭孔动脉供血，因此止血时需要在两端均止血。多数电凝可以止血，如无效采用固定网片的钉直接钉合止血。如术中未能发现出血，术后出现腹膜前间隙或阴囊的巨大血肿，甚至会危及生命。

二、肠管损伤

疝囊内容物常见为小肠和大网膜，有时为乙状结肠和盲肠。肠管一般在切开疝囊时意外损伤，特别是嵌顿疝时。处理的办法是直接缝合，即使是结肠损伤，因为是新鲜的损伤，直接缝合也不影响愈合。但是一旦肠管损伤，切口即由原来的Ⅰ类切口变成Ⅱ类切口，因此放置网片应该慎重。

三、膀胱或输精管损伤

详见腹股沟疝的泌尿外科问题相关章节（第23章）。

四、腹腔镜技术相关的损伤

常见的是肠管损伤，尤其是腹腔粘连时。另一情况是套管穿刺时的损伤，损伤肠管或其他脏器。极端的情况是腹主动脉及腔静脉的损伤，往往是致命的并发症，因此一般主张直视下置入套管。

CO_2 气腹相关的并发症，包括酸中毒、皮下气肿等。在考虑进行腹腔镜疝修补手术时，必须评价可能酸中毒的影响，对于有心肺疾病的患者，需要谨慎进行。

五、无法找到疝囊

少见的情况是手术中无法找到疝囊，未发现直疝三角的鼓起，也未发现内环口扩张。此时可以嘱患者咳嗽或做增加腹压的动作，注意有无内环口扩张。另外注意内环口是否存在腹膜外脂肪组织疝出，这种脂肪组织如果位于精索内即称为精索脂肪瘤，陈杰教授将其称为脂肪疝 [2]，他认为这是腹股沟疝的一种，原因是精索脂肪瘤将发展成一般意义的腹股沟疝。

六、髂腹下神经及髂腹股沟神经损伤

髂腹下神经由外环口的上方穿出至皮下，分布于附近的皮肤及皮下组织。髂腹股沟神经在髂腹下神经的外下侧，在腹股沟管内位于精索的内前方。由于解剖位置的关系，髂腹下神经损伤的概率更高，预防的方法是要熟悉神经的解剖。先在远离外环口的位置做腹外斜肌腱膜的小切口，单纯切开腱膜，然后再在直视下剪开腹外斜肌腱膜。这两根神经都参与下腹部肌肉的支配，损伤后出现手术区腹肌无力。因此在传统的组织修补术中应该避免损伤它们，以免腹股沟疝复发。但是在使用网片的疝成形术中，由于神经的存在可能妨碍网片的放置，因此有专家将其切除。由于手术原理的不同，不会像组织修补术那样成为疝复发的因素。另外一种损伤是结扎或缝扎神经，如发现应及时拆除缝线。预防的方法是注意精细操作，保持术野无血干洁。

第 2 节　手术后的并发症

一、术后出血

1. **表现**　术后出血主要表现为皮下瘀斑、血肿，或者阴囊积血。皮下瘀斑主要为 Camper 筋膜与 Scarpa 筋膜之间的腹壁浅血管出血所致。可能的原因是术中电灼不充分引起术后的出血。瘀斑面积可局限于切口周围，也可以蔓延至一侧腹部和腰部，一般无需处理，可以自行吸收。

2. **血肿**　可以是皮下血肿，原因与腹壁的瘀斑相同。也可以是腹股沟管内的血肿，原因是精索血管出血所致。如果血液进入阴囊，即为阴囊血肿。小的血肿或阴囊积血无需处理；大的血肿或者逐渐增大的血肿，需要再次手术结扎出血血管，清除积血。

3. **腹腔内出血**　腹股沟疝手术罕见腹腔内出血，主要见于大网膜粘连于疝囊无法回纳，结扎切除部分大网膜，术后结扎线松动或滑脱造成出血。这时需要开腹手术进行再次结扎。另外腹腔镜穿刺孔的持续向腹腔内渗血也是原因之一。

二、血清肿

血清肿是腹股沟疝手术较特殊的并发症，但也并非腹股沟疝手术所特有。在乳腺癌的手术中，由于剥离面大，也会出现血清肿的并发症。血清肿主要发生于非体腔的手术，腹腔内的手术由于腹腔具有容纳渗液，以及腹膜具有强大的吸收能力，而不会发生血清肿。但是腹股沟区由于手术后形成密闭的间隙，因此组织的渗出液容易积聚，如果超过组织的吸收能力就形成血清肿。简单地说，组织的渗出和吸收失去平衡，就会导致血清肿的发生。血清肿主要发生于 4 种情况：一是手术创面的渗液多，导致血清肿的发生。二是遗留较大的疝囊。如后入路的腹股沟手术无法剥除较大的疝囊，因为术前疝囊的分泌和吸收能力是与腹腔内的腹膜共同平衡，当疝囊被横断，即与腹腔内失去联系，平衡被打破，导致术后疝囊分泌超过疝囊的吸收，而形成积液。三是手术创伤的增加。如复发性腹股沟疝手术，由于组织结构凌乱，手术分离困难使创伤增加，术后渗出多，而导致血清肿发生。四是与植入网片的刺激有关。网片作为一种异物植入体内，导致组织渗出纤维蛋白、血浆、组织液等物质。少量的渗出有利于网片与组织的粘连，过多的渗出会导致血清肿。血清肿一般无需特殊治疗，不主张进行穿刺抽吸，以免造成逆行性感染，多数可自行吸收而消失。国内学者主张观察 3 个月，而欧洲的学者主张观察 6 个月。如实在无法吸收可以进行穿刺，但要注意无菌操作，因血清肿与网片相通，逆行性感染将造成比较严重的后果。也可以使用激素治疗，减轻局部的炎症反应，从而减少渗出。有学者主张对形成血清肿风险较大的患者放置引流管进行预防性引流[3]，并认为不会增加感染的风险[4]。

三、感　染

腹股沟疝手术属于 I 类切口的手术，感染概率小。但是偶而可在临床上遇到感染的病例，国外的报道是 1%~8%[5]。但是根据报道，感染占疝修补术不良事件的40%以上[6]，这也是腹股沟疝复发的原因之一[7]。感染多数原因是细菌渗入植入材料的间隙中引起。理论上多股编织的网片感染率较单股编织的网片感染率高，因为多股编织的网片更容易藏匿细菌。小网孔的网片感染率较大网孔的网片感染率高，如果网片的网孔直径<10μm，平均直径 1μm 的细菌无法被巨噬细胞和中性粒细胞清除，因为这些细胞大于网孔，无法通过网片的网孔。网孔直径>10μm，可以允许巨噬细胞和中性粒细胞通过。对清除游离细菌，大网孔网片的另外一个优点是允许纤维细胞及血管长入、组织细胞渗入和增生。

根据网片孔径的大小，将生物材料分为4类。

第 I 类，又称全大孔材料网片，网片孔径>75μm，巨噬细胞、中性粒细胞、成纤维细胞、胶原、血管可以长入到网孔中，如：Marlex、Atrium、Prolene、Trelex 网片，抗感染能力强。

第 II 类，又称全微孔材料网片，网片孔径<10μm，巨噬细胞、中性粒细胞难以通过网片，如：ePTFE 网片，抗感染能力差。

第 III 类，又称多丝大孔材料网片，由成股丝编织而成的大孔径网片或者含有大孔的材料，如 Teflon、Dacron 等。

第 IV 类，又称亚微孔材料网片，具有较小孔径的生物材料，一般不用于腹股沟疝的修补，与其他生物材料配合应用，垫于其他材料与网片之间，减少粘连。

一般而言，植入网片合并感染，细菌利用机体的间质分子和细胞形成所谓的"生物膜"。生物膜不仅是单纯的细胞集合体，而且具有类似高等生物组织的功能 [8]，会导致抗生素或其他措施难以彻底清除细菌，成为持续感染的来源。应该手术取出网片，否则难以愈合。但在临床实践上，第 I 类网片的感染，视病情的具体情况，可以不取出网片，经彻底充分的引流，可以治愈。这是个案还是普遍规律，尚需大量的病例证实。而其他类型的网片合并感染，则需要取出网片。

在国内，另外一个引起感染的重要原因是手术缝线选择不当。使用慕丝线固定网片时，慕丝线是多股编织的缝线，容易藏匿细菌，是感染的来源之一。此时发生感染后需要取出线结，否则会导致长期无法愈合。这类型的感染作者在临床工作中遇到的最多。

四、腹腔粘连或粘连性肠梗阻

腹腔粘连主要见于 TAPP 手术、IPOM 手术或者腹腔镜下的内环口缝扎术。但是腹腔镜手术腹腔粘连较轻，更少见粘连性肠梗阻。对于 IOPM 手术适应的防粘连网片，理论上具有防粘连的作用，实际上也能达到临床实用的要求。但是在一些术后因为其他原因而再次进行腹腔镜探查的病例中，仍然见到腹腔组织与网片粘连的情况，因此不能完全避免粘连的风险 [9]。

五、网片对空腔器官的腐蚀

网片对于空腔器官的腐蚀，主要见于对肠管和膀胱的腐蚀。一般而言，IPOM 使用的防粘连网片对肠管的腐蚀性较小。而非防粘连的网片由于腹膜的破裂而与肠管粘连易造成腐蚀，如 TAPP 手术、UHS 手术时腹膜的小裂孔等，可能会造成肠瘘 [10] 等严重的并发症。预防的方法是仔细检查腹膜裂孔和修补。网片对于膀胱的腐蚀，主要见于腹膜前技术，如 TEP 手术，但是非常罕见。

六、 网片皱缩或移位

网片植入人体后其面积或体积逐渐缩小，称为网片皱缩。网塞皱缩导致其体积缩小，因此在单纯的网塞修补术时，网塞收缩会导致腹股沟疝的复发，但是目前单纯的网塞手术已经很少使用。在 Lichtenstein 手术和腹膜前的疝成形术中，网片皱缩也是腹股沟疝复发的原因之一。例如聚丙烯网片可在长度上缩短 20%，在面积上缩小 40% [10]。因此网片的面积应该足够大，一般要求超出内环口外侧、耻骨结节内侧及联合腱上 2cm 以上。网片由于固定问题或者其他原因发生移位，使网塞脱离原来的位置，或者平片覆盖的部位发生改变，都会导致腹股沟疝的复发。

七、套管穿刺孔疝

腹腔镜技术使用的套管穿刺部位有形成疝的可能，可以认为是一种切口疝。一旦发现，应该进行手术修补。

八、术后肠道出血

术后肠道出血见于腹股沟疝并小肠嵌顿，多见于高龄患者，特别是伴有糖尿病的患者。由于嵌顿疝导致小肠缺血，首先发生缺血坏死的是黏膜，黏膜坏死脱落形成溃疡 [11]，而小肠的肌层及浆膜可能未发生缺血性的改变。术后发生黏膜下的小血管出血，一般表现为暗红色的血便，出血量不多，多数经保守治疗后痊愈。此外小肠坏死时，除坏死肠段外，其他未坏死的肠段会由于黏膜的缺血坏死而形成溃疡，也可能发生术后出血，此时应注意与吻合口出血相鉴别。

九、术后腹膜炎

术后腹膜炎表现为腹肌紧张、腹部压痛和反跳痛，可表现为局部的下腹部疼痛，或者弥漫性腹痛，主要的原因有以下几种。

1. 小肠嵌顿疝术中误判肠管的活性，术后出现小肠坏死穿孔。

2. 手术中由于小肠滑回腹腔，导致无法发现坏死的小肠。

3. 逆行性嵌顿疝，只满足于疝囊内肠管活性的判断，而忽略了中间坏死肠段的探查，术后出现小肠穿孔。

4. 术中使用暴力挤压小肠使小肠破裂。

5. 小肠切除后吻合口瘘。

6. 腹腔内积血、积液，或坏死物质未清除，或并发腹腔内感染。

7. 急性阑尾炎、上消化道穿孔等疾病导致腹膜炎，腹壁肌肉紧张，将小肠挤向疝囊，形成嵌顿疝的假象 [12]。单纯腹股沟疝手术后，急性阑尾炎等继续发展。

预防的办法是注意全面探查小肠，避免疝囊内小肠滑回腹腔。必要时扩大切口，拉出小肠探查。操作应轻柔，注意手术技术，规范进行小肠吻合。对于嵌顿疝的假象，如术中发现小肠等疝内容物并无受压的情况，注意疝囊内容物的性质和气味，如胃十二指肠穿孔有消化液的外观，急性阑尾炎的脓液有特殊的气味等，需要另做切口探查。

十、睾丸萎缩

详见第 23 章腹股沟疝的泌尿外科问题。

十一、射精疼痛

详见第 23 章腹股沟疝的泌尿外科问题。

十二、腹股沟疼痛

详见第 22 章腹股沟疼痛的诊治。

十三、手术后复发或遗漏疝

详见第 17 章腹股沟复发疝的原因和手术。

（李 亮）

参考文献

[1]张亚男,陈思梦,李俊生,等.疝与腹壁外科[M].西安:第四军医大学出版社,2008:231.

[2]陈杰.腹股沟区的解剖再认识[J].中华疝和腹壁外科杂志(电子版),2007,1(1):6-7.

[3]吴日钊,隋梁,李亮,等.开放式双侧腹股沟疝腹膜前修补术防治血清肿的临床研究[J].中华疝和腹壁外科杂志(电子版),2011,5(3):14-17.

[4]Ergül Z,Akisnci M,Yimaz KB,et al.Why do we use drains in some inguinal hernia repairs [J].Chirurgia,2011,106(6):769-774.

[5]Falagas ME,Kasiakou SK,Mesh-related infections after hernia repair surgery [J]. Clin Microbiol Infect,2005,11(1):3-8.

[6]李非.外科失误的预防和处理[M].北京:北京大学医学出版社,2012:462.

[7]Awad ZT,Puri V,Le Blanc K,et al.Mechanisms of ventral hernia recurrence after mesh repair and a new propose classification [J].J Am Coll Surg,2005,1:132-140.

[8]周学东,施文元.微生物膜与感染[M].北京:人民卫生出版社,2012:1.

[9]郭仁宣,苏东明.腹外疝外科治疗[M].沈阳:辽宁科学技术出版社,2003:657.

[10]糜英华,刘英,王相.聚丙烯修补材料在腹股沟疝治疗中的应用[J].中国组织工程与临床康复,2010,14(16):1995-1998.

[11]秦新裕,姚礼庆,王国民,等.外科手术并发症的预防和处理[M].上海:复旦大学出版社,2005:113.

[12]李亮,隋梁,吕国庆,等.经下腹部正中切口后入路在腹股沟疝急诊手术中的应用[J].海南医学,2010,21(19):37-44.

第19章 儿童及青少年腹股沟疝

不同的学科对未成年人有不同的划分，儿科按照生长发育进行划分，脐带结扎到刚满 28d 为新生儿期，出生到满 1 周岁为婴儿期，1 周岁至满 3 周岁为幼儿期，3 岁至学龄前的 6、7 岁为学龄前期，6~7 岁至 12~14 岁为学龄期，女孩 11~12 岁至 17~18 岁以及男孩 13~14 岁至 18~20 岁为青春期，而心理学即根据认知能力的发展进行划分。因此疝和腹壁外科通常所指的儿童腹股沟疝是个模糊的概念，一般指未成年患者，与不同年龄阶段的划分并不完全等同。

一、病因及流行病学

儿童及青少年的腹股沟疝绝大多数是男性的腹股沟斜疝，女性罕见，并且腹股沟直疝及股疝罕见，这与鞘状突未闭有关。

1. 睾丸下降的时间 腹股沟管的发育与睾丸的下降有密切的关系。在胚胎的 12~24 周，睾丸位于腹股沟的内口。从胚胎的 7 个月开始，沿腹股沟管下降，在胚胎 8 个月时已完全下降至阴囊内。睾丸的发育与小肠的发育基本同步，胚胎第 6 周是由于小肠发育迅速，从脐部膨出形成脐腔。胚胎第 10 个月时，由于中肾的萎缩，肝脏生长减慢，腹腔增大，小肠退回腹腔，导致脐腔消失闭锁，但是脐环仍然存在。至于腹股沟的闭锁基本上与脐同步，是否是同样的机制造成，目前尚不得而知。出生后由于婴儿的啼哭，导致腹肌收缩，脐环闭锁。但在出生时很多婴儿的内环口并没有完全闭锁，尸体检查发现未闭率达 57%[1]，在出生后才逐渐闭锁。

2. 睾丸下降的过程及层面 很多专著将睾丸进入阴囊的过程描述为睾丸穿越腹壁进入阴囊，实际上这是一种错误的描述。肾脏由肾前筋膜与肾后筋膜包裹，其他腹膜后器官与肾脏一样，同样由两层筋膜包裹，分别是腹膜下筋膜的深层和浅层，也即我们所说的腹膜外脂肪。由于某些器官（睾丸、小肠等）的移动或扭转，使这两层筋膜变得不典型，没有肾脏典型的脂肪囊结构。睾丸的发育过程中阴囊是腹壁的憩室性的突出，阴囊完整保持了腹壁的各层结构。睾丸是在腹膜下筋膜的深层及浅层之间一直移动到阴囊，所以阴囊各层也保持着腹壁的结构。阴囊憩室状突出相当于内环口部位出现闭锁，然后是提睾肌上部，最后是整个精索腹膜退化为纤维索。闭锁时腹内斜肌及腹横肌形成提睾肌，腹横筋膜（与通常所指的腹横筋膜不同，不包括腹膜下筋膜）形成精索内筋膜，内环口部位的腹横筋膜因而折叠形成凹间韧带。而腹膜下筋膜的深层及浅层形成精索脂肪，与腹膜外脂肪同源。其中未闭锁的腹膜，称为鞘状突，可见睾丸的发育与鞘状突并没有必然的关系[2]。部分交通性鞘膜积液并不发展成腹股沟斜疝，因此我们不能将鞘状突的形成理解为睾丸带着腹膜穿透腹壁造成的。鞘状突未闭只是先天性腹股沟疝的病因之一。Russell [3]

认为所有的斜疝都是先天性的这一观点是不正确的，准确地说部分鞘状突会导致腹股沟斜疝的发生。

3. 影响睾丸下降的因素　由于睾丸的下移过程中存在睾丸引带，因此有学者用睾丸引带牵拉学说来解释隐睾的发生。但是动物实验表明，切断一侧睾丸引带并不影响睾丸的下降。由于睾丸引带经附睾间接附着于睾丸，因此也有附睾发育诱导睾丸下降的学说。还有学者针对激素的作用，提出内分泌调节学说。游离梨状肌综合征患者通常合并隐睾，原因是腹内压不足，因此也有人认为腹压增高是睾丸进入腹股沟管的原始动力。以上种种学说目前都未得到公认。

4. 卵巢的下降　卵巢在发育过程中也存在下移的现象，在后腹膜的移动路径与睾丸相同，但不像睾丸那样进入腹股沟管，而是停留于盆腔。卵巢在下降的过程中也存在男性类似的引带结构，引带的头侧发育成卵巢悬韧带。尾侧为子宫圆韧带，发自子宫角，通过腹股沟管进入大阴唇，也可形成类似鞘状突的结构，直通大阴唇，称为 Nuck 管。如果发育异常，可导致腹股沟斜疝或者子宫圆韧带囊肿。

5. 小儿外科的腹股沟疝观点：腹壁受力点机制　腹壁受力点是指腹压的最大集中点，也称冲击点。如果该处腹壁有薄弱处，即可形成疝。新生儿的腹壁受力点在脐部，因而容易出现脐疝。1 岁以后受力点下移，在腹股沟和骨盆，因而容易出现腹股沟疝和直肠脱垂。婴儿在小便时腹壁受力点集中在腹股沟下部靠近外环处，因此容易出现腹股沟疝；且婴儿腹股沟管短，内环与外环容易重叠而出现腹股沟斜疝，因此提高疝囊的位置可以提高腹股沟疝的疗效[4]。这与疝和腹壁外科关于腹股沟疝的理论其本质是相同的。疝和腹壁外科认为，腹股沟管变宽变短是腹股沟疝的病因，而提高内环口的位置实际上是增加了腹股沟管的长度和倾斜度。另外小儿组织娇嫩，弹性好，腹腔内脏器容易扩张内环而疝出。

6. 流行病学　小儿的腹股沟疝发病率高于青壮年[5]，新生儿的发病率约为 2%~4%，早产儿为 6%。也有统计表明新生儿腹股沟疝的发病率与妊娠期有关，早产婴儿发生率为 9%~11%，而足月婴儿为 3.5%~5.0%，且男孩比女孩多见，右侧比左侧多见。从病因上考虑无论是男童还是女童，腹股沟直疝罕见。特别是女童，由于没有精索通过，腹股沟管后壁保护更加完美，直疝更为少见。女童的双侧腹股沟疝也少见，如果出现，无论是斜疝或者直疝，应该考虑其他病因的可能，如睾丸女性化导致的发育畸形[2]。

二、病理分型

典型的腹股沟疝病理包括疝囊以及疝囊颈部和腹壁缺损。由于儿童和青少年的腹股沟疝常与睾丸发育异常关联，因此需要注意是否合并隐睾，还要注意可能合并鞘膜积液等异常情况。主要的病理类型是被称为精索疝的腹股沟斜疝，鞘状突在腹股沟管的某一部位闭塞，腹腔内容物进入残余的鞘状突，迫使残余的疝囊沿精索下降，这种疝即使是疝囊进入阴囊，睾丸也在疝囊之外，为后天性疝。另外少见的类型称为睾丸疝，睾丸与疝内容物同在疝囊内，这种疝囊是先天性存在的，鞘状突与睾丸鞘膜全部保留连通。区分两种疝的意义在于，精索疝疝囊与睾丸无直接的关系，容易分离和高位结扎，而睾丸疝由于睾丸在疝囊内，分离疝囊困难。由于婴儿腹股沟管短，内环较大时出现内环与外环重叠，这种疝称为直接性疝，实质上仍是腹股沟斜疝，疝囊颈部仍在腹壁下动脉的外侧。

三、临床表现

男童表现为腹股沟可复性的包块，可以进入阴囊；女童的腹股沟包块一般在耻骨联合的上方。哭闹或者大便用力时出现，安静合作和睡眠时可以回纳腹腔而消失。除非出现嵌顿，一般儿童和青少年的腹股沟疝没有症状，但是巨大的疝可能影响学龄前儿童的行动。青少年的腹股沟疝临床表现与成人相同。

四、诊断与鉴别诊断

根据临床表现，基本可以做出正确的诊断，一般无需特殊检查。如诊断困难，超声检查是理想的手段。但是对于儿童和青少年的腹股沟疝，应该注意一些特殊情况。儿童和青少年绝大多数为腹股沟斜疝，腹股沟直疝及股疝罕见，特别是双侧的腹股沟直疝及股疝更为罕见，此时需要注意合并其他发育异常的可能。主要与下列疾病进行鉴别。

1. 鞘膜积液或子宫圆韧带囊肿　鞘膜积液表现为腹股沟或者阴囊囊性包块，不随体位或者挤压而发生变化。如果有残余的鞘状突与腹腔相通，即为交通性鞘膜积液，挤压时包块可以缩小，容易与腹股沟疝混淆。鞘膜积液一般透光试验阳性，但是婴幼儿组织娇嫩，腹股沟疝也可能出现透光试验阳性。子宫圆韧带囊肿与鞘膜积液具有相同的临床表现。

2. 睾丸下降不全　睾丸在下降过程中停留在腹股沟管或者阴囊根部，形成腹股沟区包块，并且多数合并腹股沟疝，但是患者阴囊空虚，无法触及睾丸。

3. 睾丸肿瘤　睾丸肿瘤形成的阴囊肿大，有时类似腹股沟疝。但是肿瘤触诊质地较硬，与腹股沟疝内容物进入阴囊有明显的不同。

五、腹股沟疝的治疗

儿童和青少年的腹股沟疝很少能自愈，一般需要手术治疗。但此时身体仍处于发育时期，且不同阶段有不同的特点，因此应该区别对待。

1. 非手术治疗　6 个月龄以内的婴儿腹股沟疝有自愈的可能。考虑到婴儿发育未成熟及麻醉等风险，一般主张 6 个月龄以上再进行手术。也有主张 1 岁以内的婴儿，可以暂不手术治疗。是否进行手术取决于婴儿的身体条件和当地的技术条件，主张早期进行手术。其他的特殊情况，如婴儿便秘，长期咳嗽，合并其他畸形如严重的先天性心脏病等，则不主张手术。

非手术治疗可以用特制的软纱布带压迫内环口，防止疝内容物脱出。具体的办法是回纳疝内容物后，用特制的软纱布带对折，对折部位为头端，位于内环口位置，然后横扎腰部，跨过对折处的髂骨翼上方，将尾端穿过对折的头端并拉紧，产生适当的压力，然后向后绕过阴囊的外侧，在腰部打结（图19-1）。需注意对皮肤的擦伤和过度压迫，可以适当放置棉垫。当婴儿大小便污染时，注意更换和清洁。一般治愈的标准是6个月龄以上的婴儿连续2个月无疝出。

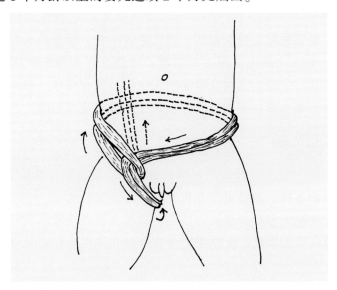

图19-1　腹股沟疝非手术治疗纱布压迫法示意图

2. 手术治疗　本章只介绍一般性的手术原则，详细的手术步骤可参阅本书其他章节。

（1）开放的疝囊高位结扎术：儿童的腹股沟疝只要采用疝囊高位结扎术已经足够，无需进行修补。作者一般在静脉镇静和局部麻醉下进行手术。在内环口水平做长约1cm的切口，逐层切开，游离和高位结扎疝囊，然后再逐层缝合切口。熟练的术者可以很快完成手术，但是由于儿童及婴幼儿组织较嫩，输精管与精索的组织有时在质地上差别不大，需要注意精细操作。损伤输精管会影响成年后的生育能力[6]。早产儿和小于6个月龄的婴儿，腹股沟管很短，这时其外环口已被疝内容物扩张，内环口与外环口重叠，这时不需要切开腹外斜肌腱膜即可完成手术[2]。

（2）腹腔镜疝囊高位结扎术：腹腔镜疝囊高位结扎术包括腹腔镜下缝合内环口和腹腔镜下以带线的缝针直接缝合内环口的疝囊高位结扎术。以上两种术式都可以实现疝囊高位结扎，手术时间短，特别是利用微型腹腔镜下带线缝针的疝囊高位结扎术，无需解剖腹股沟管，手术方便快捷，切口小，外表美观，适合婴儿和青少年的美观需求。腹腔镜手术与开放性手术在手术疗效上没有差异[7]，孰优孰劣目前尚无定论。

（3）青少年的腹股沟疝手术：年龄较小的未成年人腹股沟疝，疝囊高位结扎术已经足够。但是年龄偏大的未成年人，其腹股沟疝虽然多数与先天性因素有关，但是已经有不同于年龄较小的未成年人疝的特点，部分具有成年人腹股沟疝的特点。对于这类患者，单纯的疝囊高位结扎术已经不完全适应，可以采用 Bassini 手术。对于腹横筋膜薄弱的患者，如隐睾造成的腹横筋膜发育不全，先天性胶原代谢障碍的马方综合征，或者巨大的腹股沟疝等，由于尚处于生长发育阶段，是否采用人造网片进行无张力修补术尚存在较大的争议。有人认为 12 岁以上即可采用人造网片，也有人认为 18 岁以上可以采用网片，但目前尚无具体的标准。也有学者将脱细胞真皮基质的网片[8]应用于该类患者，但目前只是初步的尝试。

六、腹股沟疝的急诊问题

小儿腹股沟疝发生嵌顿的概率是 9%~20%，在出生后 6 个月内最容易嵌顿，一半以上的嵌顿疝发生在出生后 6 个月以内，女婴发生率明显高于男婴[9]。年龄越小发生嵌顿疝威胁生命的可能性越大，但是由于小儿疝环弹性较成人高，一般不至于短时间内发生坏死。嵌顿疝主要表现为婴儿烦躁不安、哭闹、拒食，有语言表达能力的儿童，可以诉说腹股沟疼痛、阴囊疼痛、腹胀等不适。局部体征为疝内容物突然增大、变硬，逐渐出现皮肤发红、腹胀甚至腹膜刺激征。一般认为，出现嵌顿疝应该急诊手术[10]，时间越晚处理起来越困难[11]。但是由于婴儿组织弹性较好，12h 以内也可能无明显疝内容物坏死，可以试行手法回纳，甚至有学者认为应该首选手法回纳[12]。由于小儿组织脆弱，注意操作应轻柔，可以在镇静、甚至麻醉下进行。但是出现以下情况需要急诊手术：①嵌顿时间较长，超过 12h，或新生儿无法确定嵌顿时间；②便血者；③出现全身症状；④女婴卵巢及输卵管嵌顿不易复位者；⑤复位失败，或者复位后以及复位过程中出现腹膜刺激征者。手术方法与平诊手术基本相同，以全麻为宜，必要时进行剖腹探查术。

七、术后并发症

腹股沟疝术后并发症有专门的章节介绍。但是儿童与成人不同，手术并发症仍有其特殊性，本章仅介绍儿童和青少年腹股沟疝的特殊问题。

1. **输精管损伤**　成年人输精管的质地与精索的其他组织差别不明显。但是儿童及青少年，特别是儿童，输精管质地软，直径小，容易损伤，且损伤后修复也较成年人困难，因此需要使用显微外科技术进行修复。

2. **内脏损伤**　主要的损伤发生在肠管和膀胱。儿童解剖结构较成人精细，组织薄，容易在高位缝针时缝及内脏，滑疝内脏成为疝囊的一部分时更易损伤。注意精细和直视下操作是避免和及时发现损伤的主要手段。

3. **睾丸悬吊**　在缝合外环时，可能不慎将睾丸缝合固定。缝合前注意将睾丸复位进入阴囊，不要位于阴囊的顶部。如发现缝合睾丸，应及时拆除缝线，避免成年后睾丸仍位于外环口位置。

4. **睾丸萎缩**　睾丸的萎缩原因与成人相似，但是造成的后果较成人严重。主要原因并非医学上的原因，而是在我国实行计划生育的大环境下，独生子生殖系统的问题将是家长难以接受的并发症。如果损伤精索血管，有学者建议可针刺睾丸，如流出的是鲜血可以不处理，如流出黑色的血液，必须将血管进行显微吻合，维持睾丸的血供。

5. 复发或残余疝囊积液 复发主要有以下3种情况。一是即刻复发。患儿在麻醉复苏时挣扎，腹股沟疝再次疝出。主要的原因有：疝囊未结扎；儿童疝囊菲薄，手术中缝破疝囊而未发现；疝囊结扎线滑脱。处理的方法可以即刻再次麻醉手术。二是早期复发。小儿外科一般认为2周内复发为早期复发，其原因有：疝囊未高位结扎，参与的疝囊逐渐发展形成腹股沟疝；腹壁肌肉或筋膜发育异常，存在较严重的缺损；存在腹腔内高压的因素，如婴儿便秘等。处理原则仍是再次手术进行确切的疝囊高位结扎，必要时可以进行自体组织的腹股沟管后壁修补。三是晚期复发。一般与前次手术没有直接的因果关系，指1年以后的复发。根据复发的原因和患儿的年龄进行相应的处理。

（李　亮）

参考文献

[1]李福年,周荣祥,李杨.腹壁与疝外科学[M].北京:人民卫生出版社,2004:217.

[2]马颂章.疝外科学.北京:人民卫生出版社[M].北京:人民卫生出版社,2003:396-410.

[3]Russell RH.The saccular theory of hernia and the radical operation[J].Lancet,1906,3:1197-1203.

[4]张金哲.张金哲小儿腹部外科学[M].杭州:浙江科学技术出版社,2008:955-977.

[5]Nataraja RM,Mahomed AA.Systematic review for paediatric metachronous contralateral inguinal hernia :a decreasing concern [J].Pediatric Surgery International,2010,27(9):953-961.

[6]Brandt ML.Pediatric hernias [J].Surg Clin North Am,2008,88(1):27-43.

[7]吴玲玲,移康,田金徽,等.儿童腹股沟疝腹腔镜手术与开放性手术疗效和安全性的Meta分析[J].中国询证儿科杂志,2010,5(4):299-303.

[8]申英末,陈杰,杨硕,等.脱细胞基质材料生物网片在青少年(6~18岁)患者腹股沟疝修补术中应用的研究[J].中华疝和腹壁外科杂志(电子版),2011,5(1):53-56.

[9]陈双.腹股沟疝外科学[M].广州:中山大学出版社,2005:172.

[10]O' Dwyer PJ,Norrie J,Alani A,et al.Observation or operation for patients with an asymptomatic inguinal hernia :a randomized clinical trial [J].Ann Surg,2006,244(2):167-173.

[11]Hair A,Paterson C,Wringt D,et al.What effect does the duration of an inguinal hernia have an patient symptoms [J].J Am Coll Surg,2001,193(2):125-129.

[12]周良,侯广军,耿献杰,等.小儿腹股沟嵌顿疝诊治体会[J].中华疝和腹壁外科杂志(电子版),2012,6(4):49-51.

第20章 女性腹股沟疝

长期以来，由于临床所见的腹股沟疝主要发生于男性患者，女性腹股沟疝较为少见，因此对女性腹股沟疝的相关研究较为匮乏，治疗上很多是套用男性腹股沟疝的治疗办法，这种做法是错误的。

第1节　女性耻骨肌孔的解剖特点

女性胚胎的发育过程中，卵巢与睾丸一样下降，只是到达盆腔后即停止继续下降。女性的腹膜鞘状突未闭称为 Nuck 管，是先天性腹股沟斜疝发生的原因之一。与男性不同，女性的髂窝更浅、骨盆更宽，因此女性耻骨肌孔与男性相比具有不同的特点。耻骨肌孔可以腹股沟韧带划分为两部分，其上为腹股沟管，是腹股沟直疝和斜疝的发病部位；其下是腹股沟韧带以下的区域，主要的薄弱点是股环，是股疝出现的区域。但女性腹股沟直疝罕见，多为股疝，其次为腹股沟斜疝，这与其腹股沟管的保护机制有关。

1. 由于女性没有男性那样出现睾丸下移进入阴囊的问题，没有形成精索的结构，只是子宫圆韧带通过，内环口及外环口细小，形成的腹股沟管比男性长，角度相对于腹壁更为倾斜，因此腹股沟管结构上的保护作用更强。

2. 女性的腹横肌呈弓形附着于 Cooper 韧带，附着面积较男性宽，且附着部位也较男性低，因此女性的直疝三角更小。男性形成精索的提睾肌实质上是腹横肌和腹内斜肌的一部分，提睾肌收缩时，对腹横肌和腹内斜肌发挥的保护作用有一定程度的影响。女性的腹横肌和腹内斜肌，即所谓的联合腱，在腹股沟管保护机制的"百叶窗"机制中更为有效，在腹股沟区的"板层构造学说"上也更加完整。因此，女性的腹股沟管被完美地保护起来 [1]，由此女性腹股沟直疝少见。

3. 女性的腹横肌及腹横筋膜非常坚固，很少发生弥漫性组织断裂，并且女性纤维缺陷性疾病也较男性少见 [2]。但是，孤立的腹横筋膜对腹股沟管的保护作用并不强，必须有其他解剖成分的动态配合。一个有力的例证是，女性的半月疝较男性多，主要原因是半月线部位不像男性腹股沟管那样有多个解剖成分保护，并且女性的骨盆较宽，导致下腹部的半月线较宽，因此半月疝发生率较高。

4. 股环在腹股沟韧带以下，为耻骨肌孔的下半部。女性由于骨盆的特点，股环较男性宽大。股环的周围为腹股沟韧带、耻骨梳韧带和腔隙韧带等，韧带之上为腹横筋膜，腹横筋膜单独对抗腹腔内压力的作用有限。女性虽然腹横筋膜较男性坚固，但由于妊娠的原因这些韧带较为松弛，因此更加容易罹患股疝。

综上所述，由于男性及女性耻骨肌孔具有不同的特点，腹壁肌肉及筋膜的保护作用也有较大差异，因此男性及女性的腹股沟疝修补术的原则也不同 [3]。

第2节　女性不同类型腹股沟疝的临床特点

一、女童腹股沟疝

女童腹股沟疝的发病率远低于男性，绝大多数为腹股沟斜疝，与 Nuck 管未闭有关。但也有学者认为，女童腹股沟疝的发病率可能被低估，主要是因为女童腹股沟疝的临床表现隐蔽，不容易引起家长的注意，故容易漏诊。女童腹股沟疝的主要特点是：①由于内环口细小，嵌顿疝概率高；②滑动疝概率高；③临床症状不明显，部分患儿仅在哭闹时才出现腹股沟包块。

二、成年女性腹股沟斜疝和直疝

由于腹股沟的解剖特点，女性腹股沟疝绝大多数是腹股沟斜疝，但发病率明显低于同年龄的男性。女性原发性腹股沟直疝罕见，即使是明显的腹横筋膜薄弱，腹股沟直疝也非常少见。一般而言，除非有足够的证据证明是腹股沟直疝，腹股沟区的可复性包块可诊断为腹股沟斜疝。

三、成年女性股疝

相对于男性而言，女性的股疝发病率明显增高。需要说明的是，女性股疝在发病的绝对例数上并不比男性多，而是股疝占女性腹股沟疝（包括股疝）的比例较男性高。女性股疝除了股环相对偏大外，多次妊娠造成盆腔韧带松弛，导致股环的进一步扩大是主要原因。女性股疝也是女性肠梗阻的原因之一，与肠管的嵌顿有关，并且往往造成误诊。

第3节　女性腹股沟疝的手术原则

由于女性耻骨肌孔的解剖特点与男性不同，女性腹股沟管的保护机制也与男性有差异，因此不能完全套用男性腹股沟疝的治疗原则，应根据具体的情况区别对待。

一、女童腹股沟疝

女童的腹股沟疝绝大多数为斜疝，与腹股沟管的发育异常有关。与男性一样，随着患儿的成长，腹股沟管的保护机制得到加强，因此单纯的疝囊高位结扎术已经足够，可以采取开放性或者腹腔镜技术进行。

二、成年女性腹股沟斜疝和直疝

由于女性的腹股沟斜疝和直疝发病的绝对数明显少于男性，长期以来女性的腹股沟疝手术得不到重视，在国内主要套用男性腹股沟疝无张力修补术的原则。实践证明，这种观点是错误的。采用组织修补术，将腹股沟韧带与联合腱缝合，和采用单纯加强腹股沟管后壁的无张力修补术，这些都是不恰当的，会导致继发性或遗漏性股疝[4,5]，而不得不再次手术。这是因为腹股沟管后壁加强后，股环的薄弱因素开始显示，从而很快出现股疝。这些不恰当的术式目前已经被腹膜前技术所取代[6]。女性腹股沟斜疝和直疝应该采取网片加强全耻骨肌孔的疝成形术，欧洲的疝外科指南也主张对于女性患者采用腹膜前技术[7]。如果没有条件或者无法采用人造网片进行手术，应该将腹内斜肌、腹外斜肌、腹横筋膜、耻骨梳韧带以及髂耻束进行缝合，即自体组织的全耻骨肌孔修补术。

三、股　疝

股疝的手术包括纯组织修补术和植入网片的无张力修补术或疝成形术。纯组织修补术包括经腹股沟入路和经股入路两种类型。前者主要指 McVay 手术，是将腹内斜肌、腹横肌和腹横筋膜与耻骨梳韧带及髂耻束缝合；后者是经股三角区做切口，将腹股沟韧带与耻骨梳韧带进行缝合。但是这两种均属于组织修补术，复发率高，因此除非没有进行无张力修补术的条件，对于成年女性股疝，均应采取无张力的疝成形术（无张力修补术）。在作者的职业生涯中，最早了解到的关于股疝的无张力修补术是网塞修补术，即将网塞经股入路放置于股环以堵塞缺损。这种手术在国内曾经比较流行，但是这种堵漏的办法，对于抵抗腹腔内压力并非理想的办法，并且有压迫股静脉的可能，会引起相应的并发症，如血管回流障碍等。因此对于女性的股疝，应该采用腹膜前技术的全耻骨肌孔疝成形术。

四、妊娠期女性腹股沟疝手术

妊娠期女性腹股沟疝原则上不进行手术，应该在妊娠前，或生产后身体完全恢复正常，或哺乳期结束后进行手术为佳。由于妊娠期腹壁强度和腹内压增高引起的妊娠期新发腹股沟疝，也应以观察为主，预防嵌顿的发生。但是妊娠期出现腹股沟疝的急诊情况，如腹股沟嵌顿疝或者绞窄疝，则应该急诊手术。手术的主要问题不在于手术技术本身，主要的难点是两个问题：一是要尽量避免坏死的物质流入腹腔盆腔，否则有刺激子宫引起流产的可能。应该尽量避免肠管滑回腹腔或者坏死物质经过内环口流入腹腔。其二是怀孕期间腹内压高，随着妊娠的继续和生产期间的用力，如果采用单纯的内环结扎术或组织修补术，复发率较普通人群高，因此是否放置网片将是两难的选择。目前对于嵌顿的腹股沟疝，手术中是否进行无张力修补术没有肯定性的意见。但是大量的临床实践已经证明其安全性，因此可以进行无张力修补术。问题在于，对于妊娠期的女性临床实践很少，没有太多的参考经验。但如果是绞窄性肠梗阻，就绝对禁止放置人造网片。随着材料科学的发展，脱细胞真皮基质网片已经市场化，条件允许时，可在嵌顿疝或者绞窄疝中采用，以避免妊娠期间的复发或者生产时复发。同时，在感染或可能感染的切口中也允许采用这种网片。

（李　亮）

参考文献

[1]马颂章.疝外科学[M].北京:人民卫生出版社,2003:46.

[2]郭仁宣,苏东明.腹外疝外科治疗[M].沈阳:辽宁科学技术出版社,2003:563.

[3]李亮,隋梁,吕国庆,等.女性腹股沟疝无张力修补术原则探讨[J].中华疝和腹壁外科杂志(电子版),2010,4(2):96-99.

[4]Abrahamson J.Etiology and pathophysiology of primary and recurrent groin hernia formation [J].Surg Clin North Am,1998,78(6):953-972.

[5]Mikkelsen T,Bay-Nielsen M,Kehlet H.Risk of femoral hernia after inguinal Herniorrhaphy [J].Br J Surg,2002,89(4):486-488.

[6]牛伟亚,阿不来提艾则孜,克里木,等.股疝诊断与治疗体会[J].中华疝和腹壁外科杂志(电子版),2011,5(3):75-76.

[7]陈双,杨斌.解读欧洲疝学会的《成人腹股沟疝治疗指南》[J].外科理论与实践,2010,15(6):668-670.

第21章 老年腹股沟疝

随着人口的老龄化，老年医学已经成为一个社会问题。老年人有其特殊的身体状况，因此老年患者的腹股沟疝也有其特殊的问题。

一、老年人身体理化和解剖因素的变化与腹股沟疝的关系

1. 老年患者胶原代谢的改变　胶原纤维是重要的细胞外基质，人体的胶原纤维主要是Ⅰ型和Ⅲ型胶原纤维，与组织的强度有关。Ⅰ型胶原纤维具有较高的韧性，Ⅲ型胶原纤维的分子比Ⅰ型胶原纤维纤细，强度也较差，但是比Ⅰ型胶原纤维弹性及柔韧性好。故Ⅰ型胶原纤维占优势时，组织强度高，而Ⅲ型胶原纤维含量越高，组织强度就越差。Ⅰ型和Ⅲ型胶原纤维共同存在于同一组织中，其比例决定了组织的强度。在伤口愈合的过程中，开始以Ⅲ型胶原纤维为主，逐渐Ⅰ型胶原纤维增多。目前很多研究已经证明Ⅰ型胶原纤维含量降低是腹壁疝的始动因素之一。随着年龄的增长，人体的胶原代谢也在发生改变，其结果是Ⅰ型胶原纤维逐渐减少，而Ⅲ型胶原纤维逐渐增多。并且随着年龄的增长，胶原蛋白的总量也在减少。陈双等的研究表明，35岁以后，腹股沟的腹横筋膜胶原含量随年龄的增长而减少[1]。多种因素可以对胶原纤维的代谢产生影响。老年人不良的生活习惯，如吸烟可通过基质金属蛋白酶（MMPs）改变Ⅰ型和Ⅲ型胶原纤维的比例，导致Ⅲ型胶原纤维增多，从而改变组织的强度。年龄导致的体内激素的变化，如低雌激素也会导致胶原含量减少，组织强度降低。

2. 老年人肌肉及筋膜强度发生改变　人体由于年龄的增长而逐渐老化，组织的强度也在逐渐降低。腹壁肌肉的张力降低，导致腹股沟管的保护机制降低。韧带及筋膜发生松弛，特别是女性多次妊娠后，骨盆韧带的松弛会导致股疝的发生。因此无论是腹股沟管的"百叶窗"机制还是内环的"悬吊"作用均减弱。

3. 老年人脂肪的分布发生改变　我们在进行老年人腹股沟疝的手术时有一种体会，即老年人腹股沟疝合并精索脂肪瘤的比例较高，就算没有精索脂肪瘤，精索血管之间的脂肪组织也较多。这种脂肪分布的改变，主要表现在与腹膜前脂肪同时增多。而精索脂肪瘤，或精索血管之间的脂肪组织，本质上就是腹膜前脂肪组织，对老年腹股沟疝的发生具有重要的意义。在人体直立行走的状态下，这些脂肪成为打破平衡的起始因素。脂肪瘤牵拉腹膜，使腹膜随之下移，下移的腹膜可以形成内环口，或者与原来未闭的鞘状突一起作用，改变内环口的位置，使腹股沟管的斜度和长度发生改变，从而导致腹股沟疝的发生。

4. 老年人存在较多的基础疾病　老年人通常患有某些导致腹内压增高的慢性疾

病，如慢性咳嗽、老年性便秘、前列腺增生症等。这些疾病导致的腹内压增高，成为腹股沟疝的发病因素之一。有些问题如老年性便秘，治疗非常困难，往往又成为腹股沟疝术后复发的因素。

以上的这些因素，并不都会导致腹股沟疝发生。很多高龄及多次生产的女性，胶原蛋白改变及盆腔韧带松弛，但是真正发生腹股沟疝的并不多。腹股沟疝的发生是综合因素改变的结果。因此老年腹股沟疝的特点是耻骨肌孔的封闭结构组织存在更为严重的退行性改变，腹横筋膜松弛，常常出现合并疝、双侧疝或术后的继发疝[2]。

二、老年腹股沟疝的临床特点

1.**滑疝发生率高**　临床实践表明，老年患者滑疝发生率明显高于中青年患者。这与老年患者的胶原蛋白改变或韧带张力降低，从而对器官的支持及悬吊作用降低有关。

2.**巨大疝发生率高**　临床上所见的巨大腹股沟斜疝或直疝主要见于老年患者，这与老年身体的特殊改变有关，也与老年患者的腹股沟疝往往病程较长、腹壁破坏大有关。有时还可见到巨大的双侧腹股沟斜疝或直疝。

3.**合并精索脂肪瘤比例高**　由于脂肪分布随年龄而改变，精索脂肪瘤的发生率高。精索脂肪瘤是腹股沟疝发生的因素之一，也有人称之为脂肪疝。

4.**就诊率低、伴发病多**　老年人由于思想观念、经济因素或不愿意过多给家人增加负担等因素，往往不愿就诊，有些患者是出现嵌顿疝或绞窄疝时才就诊。老年患者的伴发病也较多，常见的有糖尿病、心血管疾病、便秘及慢性咳嗽等，这些伴发病可能是围术期并发症或复发的因素之一。

三、老年腹股沟疝的治疗

1.**基础疾病的治疗**　老年患者基础疾病的发病率高。心血管疾病对麻醉及手术都有一定的风险，糖尿病会增加感染的风险等，这些疾病在手术前应该得到控制。对于便秘、前列腺增生症及慢性咳嗽等，术前也应该尽量控制，以减少手术后复发的风险。

2.**非手术治疗**　由于医学的发展，目前的麻醉及手术技术相对安全，除非年老体弱不适合手术或不能配合手术，一般均主张手术治疗。非手术治疗的措施是佩戴疝气带，但是对于滑动性疝的患者不宜使用。

3.**手术治疗**　老年的腹股沟疝，因其解剖特殊性及胶原蛋白的改变，在手术原则上应该与中青年患者有不同的侧重。自体组织的腹股沟疝修补术，如 Bassini 手术及 Shouldice 手术，其总体复发率达 10%，在老年及高龄患者中复发率将更高，一般不主张使用。但这并非绝对的禁忌证，由于我国特殊的国情，在经济欠发达的地区仍是可选择的术式之一。在条件较好的地区，一般主张使用网片进行疝成形术，以腹膜前的全耻骨肌孔修补术最为合适，如使用双层疝修补装置的无张力修补术等。因为老年患者，无论是男性还是女性，股环的韧带均存在不同程度的松弛，因此单纯加强腹股沟管后壁的手术，如 Lichtenstein 手术或者网塞加平片的手术，不能加强耻骨肌孔股环部位的强度，术后有继发股疝的可能，在高龄患者中不主张应用。需要指出的是，单纯加强腹股沟管后壁的无张力修补术并非禁忌，在很多地区仍在广泛采用，但从老年腹股沟疝特殊的病理生理改变角度考虑并非理想的术式。特别是在目前，人口预期寿命越来越长，可以预见这个问题将更加突出。因此对于老年患者的腹股沟疝建议使用腹膜前技术的人造网片疝成形术，如 PHS 或 UHS 手术、Kugel 手术、Stoppa 手术等。

4. **老年患者腹股沟疝的急诊问题**　老年患者腹股沟疝合并嵌顿的比例与中青年患者相比孰高孰低，目前尚无准确的统计。一般认为，老年患者发生率较中青年患者高。Ohana 研究表明嵌顿疝手术死亡率与 ASA 评分的关系比外科手术的并发症关系更为密切[3]。有一点是需要注意的，即老年患者肠管耐受缺血的能力较中青年患者差，因此一旦出现嵌顿，应该即刻复位或者手术。老年患者由于耐受缺氧能力低及肠黏膜修复较慢，因此发生小肠嵌顿或者绞窄时，手术后可能出现便血，与肠黏膜的缺血坏死、脱落，或者手术后的再灌注损伤等原因导致的微血管出血有关。此时尚未出现肠壁的全层坏死（图 21-1），因此手术时从外观上无法判断，合并糖尿病者发生率更高[4]。

5. **老年腹股沟疝的腹腔镜手术**　腹腔镜手术在老年腹股沟疝手术中的应用，肯定不是微创技术。相反，由于老年人合并心肺等疾病概率高，腹腔镜手术带来的并

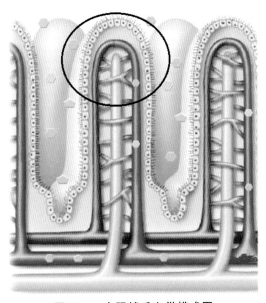

图21-1　小肠绒毛血供模式图

红色为动脉，蓝色为静脉，两者之间为乳糜管，可见小肠绒毛
的末端最易出现缺血而坏死脱落，即图中椭圆形区域

发症增加，甚至可能出现严重的并发症，因此除非有特殊需要，对于老年患者建议采取开放性手术。

6. 老年患者腹股沟疝手术麻醉选择　由于老年患者易合并心血管及呼吸系统的并发症，因此全麻的风险较高。另外，老年患者存在脊柱钙化、腰痛等问题，因此椎管内麻醉的实施也比中青年患者困难，且后遗症发生率高，尿潴留的发生率也更高[5]。对于老年患者的腹股沟疝手术首选是开放性手术，则局部麻醉也就是理想的选择。条件允许时超声引导下的髂腹下神经及髂腹股沟神经阻滞麻醉，可以达到更理想的效果。

（袁柏祥，李　亮）

参考文献

[1] 陈双,朱亮明,傅玉如.成人腹股沟区腹横筋膜胶原含量的变化与腹股沟疝发病及复发的关系[J].外科理论与实践,2002,7(6):423-425.

[2] 周建平,任峰.老年腹股沟疝 229 例无张力修补术治疗报告[J].老年医学与保健,2009,15(5):273-277.

[3] Ohana G,Manevwitch I,Weil R,et al.Inguinal hernia:challenging the traditional indication for surgery in asymptomatic patients [J].Hernia,2004,8(2):117-120.

[4] 李亮,方丹,隋梁,等.高龄患者腹股沟斜疝并小肠嵌顿术后便血原因及治疗的临床分析[J].中华疝和腹壁外科杂志(电子版),2013,7(1):51-52.

[5] Gonullu NN,Cubukcu A,Alponat A.Comparison of lo cal andgeneral anesthesia in tension-free (Lichtenstein) hernioplasty :aprospective randmized trial [J].Hernia, 2002,6(1):29.

第22章 腹股沟疼痛的诊治

腹股沟疼痛是疑难的临床问题，涉及运动医学、疝和腹壁外科以及疼痛科等专业的知识，往往通过一般性的体格、超声以及 CT 等检查难以发现诊断的线索。因此需要全面了解腹股沟的解剖学、病理学以及病理生理学等方面的知识。

第1节 疼痛的定义、分类和评估

疼痛是一种与伤害和痛苦关联的令人不愉快的复合感觉。疼痛具有很大的个体差异性，在疼痛程度、持续时间上有很大的差异，因此难以满意定义。一般将疼痛定义为一种与组织损伤或潜在的损伤相关的不愉快的主观感觉和情绪体验。

一、疼痛的神经解剖基础

1. **痛觉的传入纤维** 人体的感觉由背根节的假单极初级感觉神经元支配，根据神经元的大小，分为大、中、小 3 类，小细胞的轴突属于无髓鞘的 C 类纤维；中等细胞的轴突属于有髓鞘的 Aδ 类纤维；大细胞的轴突属于有髓鞘的 Aβ 类纤维，另外还有 Aα 类神经纤维，属于肌肉的传入神经。正常生理状态下，伤害性的冲动一般由 C 类和 Aδ 类纤维传导，特点是潜伏期长，呈高频率长时程发放，发放的数量与刺激的强度成正比；非伤害性刺激由 Aβ 类纤维传导，特点是潜伏期短，发放少，发放不随刺激的强度增加而增加。刺痛由 Aδ 类纤维传导，而灼痛由 C 类纤维传导。在正常生理情况下，相当数量的 C 类纤维感受器对伤害性刺激不产生反应，但当组织发生炎症时，可产生强烈的持续反应，这类感受器被称为"沉默"伤害感受器，在肌肉、关节和内脏中普遍存在。伤害性刺激激活不同的感受器，释放各种化学因子，不同类型的受体通道传递不同的化学信号。

2. **神经病理性疼痛的病理生理机制** 腹股沟疼痛本质上主要是创伤引起的伤害性疼痛和外周神经有关的神经病理性疼痛。神经病理性疼痛是由于周围和中枢神经系统信号传导的敏感性共同改变造成的，包括神经元结构和功能的改变。神经病理性疼痛的外周机制包括：外周神经的敏化即神经的敏感性增加，神经的异位放电和自发放电，假突触传导，离子通道表达的变化，初级传入神经元的侧枝出芽，交感神经系统兴奋引发感觉神经元的异常冲动等。中枢神经系统对疼痛传入信号的处理是个复杂的过程，中枢神经系统对传入信号应答增加是慢性神经病理性疼痛的机制之一。例如 C 纤维持续低频率的刺激导致脊髓前角细胞应答增加，这是一部分患者在切除腹股沟区的神经后仍有慢性疼痛的原因之一。引起神经病理性疼痛的原因包括：微生物感染、代谢性改变、放射性损伤、牵拉损伤、撕裂伤、压迫和机械变形等。

3. 痛觉的 3 个维度　痛觉过程分为：感觉维度、情绪维度和认知维度。患者对疼痛发生的位置、程度、性质和时间的体会为感觉维度；不同患者对疼痛的体会有很大差别，可能是轻微的反应，可以正常生活，也可能具有强烈的反应，这是情绪维度；疼痛也会受主观因素的影响，如果患者有足够的心理准备，或者受到不同的心理暗示，对同样的疼痛可能产生不同的体会，这是认知维度。

4. 髂腹股沟区的神经　髂腹下神经主要来自胸 12 及腰 1 神经的前支，分支支配腹内斜肌和腹横肌。髂腹下神经在髂嵴上方分为外侧皮支和前侧皮支。外侧皮支在髂嵴上方穿过腹内斜肌和腹外斜肌进入皮下，支配臀部外侧皮肤。前侧皮支在髂前上棘内侧 2.5~4cm 处穿出腹内斜肌，在腹内斜肌与腹外斜肌或其腱膜之间，于腹股沟韧带上方约 2.5cm 继续向前内下方走行，之后在腹股沟管皮下环上方分布于耻骨联合以上的皮肤。髂腹股沟神经主要来自腰 1 神经的前支，分布于腹股沟管、大腿内侧皮肤、男性阴茎背部及阴囊上部皮肤以及女性阴阜及大阴唇皮肤。部分人髂腹下神经与髂腹股沟神经合并为一支。髂腹下神经和髂腹股沟神经均为感觉神经。

生殖股神经来自腰 1 和腰 2 前支，分为股支和生殖支。股支沿髂外动脉下降，经腹股沟韧带深面，在股血管鞘内沿股动脉外侧至股部，在腹股沟韧带稍下方，穿股鞘和阔筋膜，称为皮神经，分布于大腿内侧和股三角的皮肤。生殖支是感觉和运动的混合神经，于髂外动脉的外侧下降，发出分支支配腰大肌，主干继续下降，在腹壁下动脉的外侧，经内环口进入腹股沟管，与精索（女性为子宫圆韧带）伴行，分布于睾丸引带、提睾肌、睾丸鞘膜、阴囊或大阴唇的皮肤。

二、疼痛的分类

按照疼痛的部位与传导途径，疼痛可分为皮肤痛、内脏痛、深部痛和牵涉痛。但是这种分类对腹股沟疼痛的诊治没有临床指导意义。根据疼痛的起因、部位、性质和时程，可以将疼痛分为伤害性疼痛和病理性疼痛[1]，这种分类对腹股沟疼痛的诊治更有意义。

1. 伤害性疼痛　伤害性疼痛是损伤直接作用于伤害性感受器引起的疼痛，如针刺、切割等。损伤修复后疼痛停止，一般持续时间不长。根据疼痛的部位，分为浅表性疼痛和深部性疼痛。浅表性疼痛由刺激作用于皮肤引起，有刺痛和灼痛之分，分别由 Aδ 类和 C 类纤维传导。深部性疼痛定位模糊，由肌腱、肌肉、骨膜等伤害性感受器引起，表现为钝痛或痉挛性疼痛。

2. 病理性疼痛　病理性疼痛按照病因分为 3 类，分别是炎症性疼痛、神经病理性疼痛和功能性疼痛。由于创伤或病原微生物感染而引起的外周组织损伤，刺激损伤细胞、免疫细胞和神经末梢释放多种炎症介质，导致局部组织炎症而引起的疼痛，称为炎症性疼痛。其特点是局部具有炎症表现，如红肿、发热、功能障碍等。对伤害性刺激敏感性增强，热和冷可引起疼痛，也可以出现无刺激引起的"自发痛"。炎症消失或组织修复后，炎症性疼痛可以减弱或消失。创伤、炎症或代谢性疾病引起外周神经或中枢神经出现痛觉过敏，触觉、温度诱发的疼痛或自发痛，均为神经病理性疼痛。如糖尿病、带状疱疹等引起的疼痛。没有神经损伤、炎症等因素引起的神经系统功能异常和反应异常而出现的疼痛，称为功能性疼痛，如偏头痛等。

三、伤害性疼痛与神经病理性疼痛的演变关系

疼痛通常分为 3 个阶段：①单纯伤害的刺激过程；②持续的伤害性刺激引起的组织损伤和外周炎症；③神经损伤导致一系列外周神经病变和中枢疼痛状态。此时可能已经没有神经系统的实际损伤，而是一种神经性疾病的症状，疼痛是自发性的，由非伤害性的刺激便能激化。对微小的伤害性刺激反应明显增强，是由于中枢或外周神经对外界的应答发生改变所致。不是所有的患者都会发生这种转变，与遗传、情绪等相关。伤害性疼痛是由于机体的结构受到损伤后造成，如手术切口的疼痛等，有时被认为是"正常"的疼痛，随着创伤的愈合疼痛多数消失，部分患者可逐渐发展为慢性的神经病理性疼痛，此时没有实际的神经系统损伤。但是一些伤害性疼痛可以转变为慢性的神经病理性疼痛，主要原因是伤害性疼痛的感受器可以感受和传递多种类型的感觉，如热、冷、化学和炎症刺激等。伤害造成外周神经和中枢神经敏化，慢性炎症的持续刺激，都可使伤害性疼痛发展为慢性的神经病理性疼痛。

四、疼痛的评估

疼痛是一种感觉体验，不同个体的体会有很大的差异，目前开发的各种测量模型或评估工具都不能达到完全标准量化。主要的方法有痛阈测定法、客观测定法和行为测定法。痛阈测定法主要根据患者对疼痛的感受与耐受程度进行测量，受患者的主观感受影响较大。客观测定法是根据疼痛引起的生理变化，如血压、心率等，间接评估疼痛的程度。客观测定法主要利用脑电图、诱发电位等客观指标对疼痛进行评估。行为测定法的根据是疼痛对人体的生理和心理都会造成一定的影响，引起一些行为和举止的变化，如呻吟、喘气、特殊体位、服用药物等。具体的方法可参阅相关的专著。

第 2 节　腹股沟疼痛的类型

从临床实践的角度考虑，腹股沟疼痛可以分为 5 类，分别是腹腔或盆腔内疾病引起的疼痛，腹壁或下肢肌筋膜引起的疼痛，腹股沟疝引起的疼痛，腹壁神经引起的疼痛，以及与腹股沟疝手术有关的疼痛。

一、腹腔或盆腔内疾病引起的腹股沟疼痛

腹腔或盆腔内疾病可以引起腹股沟疼痛，但是单纯表现为腹股沟疼痛的较少

见。主要的疾病包括子宫及其附件的疾病，盆位阑尾引起的急性或慢性阑尾炎，乙状结肠疾病和输尿管下段的结石等。一般通过详细的病史询问及辅助检查，可以正确鉴别。

二、腹壁或下肢肌肉筋膜引起的腹股沟疼痛

腹壁或下肢肌肉筋膜引起的疼痛主要包括两类，分别为运动损伤引起的腹股沟疼痛和慢性肌筋膜炎引起的腹股沟疼痛。

1. 运动损伤引起的腹股沟疼痛　腹股沟区是腹部和下肢的结合部，腹壁的肌肉及下肢的肌腱附着于腹股沟区的骨骼。如运动员由于下肢的外翻、外展和外旋运动造成股内收肌损伤，表现为大腿根部疼痛，查体可有股内收肌肌腱的压痛。主要原因是股内收肌的肌腱起自狭窄的耻骨支到耻骨结节，各肌腱解剖关系紧密，下肢运动时容易造成局部的损伤。常见于足球、登山、自行车等需要依赖下肢的运动时。

2. 慢性腹壁肌筋膜炎引起的腹股沟疼痛　腹壁肌筋膜炎较为少见，是一种慢性劳损引起的肌肉筋膜组织的无菌性炎症，由于腹直肌在腹壁肌中的特殊作用，因此以腹直肌的肌筋膜炎多见，并且多发生于右侧腹直肌[2]。通常可被误诊为慢性胆囊炎或慢性阑尾炎等。腹壁的其他肌肉及筋膜组织与腹直肌一样，也可以发生慢性肌筋膜炎。一般多发生于老年患者，常被误诊为腹腔内的疾病，有时可表现为腹股沟区的慢性疼痛。

三、腹股沟疝引起的疼痛

腹股沟疝有时表现为腹股沟区疼痛，为腹股沟区的隐痛或胀痛，站立位或运动时更为明显，平卧位时减轻或者消失。可见于腹股沟斜疝、直疝或者股疝。在站立位或腹内压增加时，可以见到或触及腹股沟包块，也有隐匿疝的患者无法观察到腹股沟包块。

四、腹壁神经引起的疼痛

腹壁神经引起的疼痛称为腹壁皮神经前支牵拉综合征[2]。多见于第7~11肋间神经及肋下神经的前支，约在腋中线附近分出外侧皮支后，本干继续向前行于腹横肌与腹内斜肌之间，至腹直肌外缘时穿过腹直肌鞘后壁于腹直肌肌腹之后行进，然后穿过腹直肌及肌鞘的前壁而浅出，即为前皮支，支配腹前壁。肥胖患者神经后壁肌鞘的神经通过处松弛扩大，由于咳嗽等原因，导致腹内压突然增高，腹膜外脂肪乘势疝入，压迫或牵拉神经，导致腹壁疼痛，这是腹壁痛的神经学基础。这种腹壁痛有时会误诊为腹腔内疾病而反复检查无果。但腹壁痛一般无胃肠道症状，思想上重视是避免误诊的根本。与腹股沟疼痛有关的腹壁神经包括髂腹下神经、髂腹股沟神经和生殖股神经。髂腹下神经及髂腹股沟神经本质上与其他腹壁神经相同，但是由于人类直立行走的原因，以及外环口通过精索（或子宫圆韧带）和腹直肌的下

部缺乏后鞘，与其他腹壁神经也具有不同的特点。但其引起腹股沟疼痛的本质原因基本相似，在各个部位受到影响皆可以引起腹股沟疼痛。

1. 非损伤引起的外周神经疼痛主要见于女性患者，主要的原因是女性的腹股沟管较男性窄，特别是外环口部位，男性有提睾肌的软组织保护，神经受到外环口卡压的机会较小，而女性则不然。外环口可能对通过的神经产生压迫，引起病理性的疼痛。也见于长期站立或者使用脚力的劳动者。由于髂腹下神经在腹股沟管的上方（头侧）走行，并在外环口的上方分出终末皮支出外环口，因此受压迫的机会较小，较少引起疼痛。髂腹股沟神经通常在髂腹下神经的下方，与精索或子宫圆韧带伴行，穿出外环口的位置在外环口的下方，较为接近耻骨结节，容易受到外环口或耻骨嵴的压迫而引起疼痛。生殖股神经的腹股沟段与精索或子宫圆韧带伴行，也经过外环口，是在外环口处最易受到压迫神经。这种类型的疼痛主要为大腿内侧、外生殖器和耻骨结节周围的疼痛，可伴有感觉迟钝或者提睾反射减弱。

2. 腰椎间盘突出症引起的神经压迫，引起腰痛和下肢疼痛，有时也可表现为腹股沟区的疼痛，甚至有患者以此为主诉首诊于普外科。此时需要注意是否合并腰痛、下肢疼痛、麻木等症状。一般认为腹股沟外侧的疼痛为 $L_4 \sim L_5$ 椎间盘突出，腹股沟内侧和会阴部的疼痛为 $L_5 \sim S_1$ 椎间盘突出[3]。这种疼痛为中等程度的酸痛，无压痛点，也无其他阳性体征。

3. 除了以上 3 根神经的起点及穿出外环口的部位容易受到解剖等因素的影响外，在其走行过程中也会受到卡压等因素的影响。如神经通过腹内斜肌及腹横肌处受到卡压，也容易引起腹股沟的疼痛。

这种类型的腹股沟疼痛诊断较为困难，需要在排除其他原因的基础上才能诊断，必要时可用局部单根神经阻滞技术进行诊断。

4. 腹壁神经引起的腹股沟疼痛还有一种罕见的情况，就是髂腹下神经及髂腹股沟神经的带状疱疹病毒感染引起的疼痛，这种情况很少在临床工作中见到。

五、腹股沟疝手术后相关的腹股沟疼痛

腹股沟疝手术后的伤害性疼痛，会随着切口和手术创面的修复而逐渐消失，如疝囊高位结扎对壁层腹膜刺激引起的疼痛以及切口的疼痛。但是一些伤害性疼痛也可能逐渐发展为慢性疼痛，如固定网片时缝合到耻骨结节骨膜引起的慢性疼痛。腹股沟疝手术后的慢性疼痛，对患者的工作和生活可能会产生较大的影响，越来越引起临床医生的重视。目前的研究热点已经由预防腹股沟疝术后复发集中到腹股沟疝术后的并发症上来，但是对于腹股沟疝术后的慢性疼痛，仍未见到前瞻性的研究。目前没有关于腹股沟疝手术后疼痛类型的分类规范，一般分为手术后的伤害性疼痛、网片相关的疼痛和神经痛。

1. **伤害引起的慢性疼痛**　这种类型的疼痛主要发生在腹股沟韧带与耻骨结节的结合部，表现为钝性疼痛和压痛，可向大腿内侧放射，牵拉或活动时加剧。对于其

原因未有确切的研究，一般认为与缝合固定网片时缝合骨膜引起的慢性刺激有关[4]。

2. **腹股沟疝手术后的神经痛**　腹股沟疝手术涉及的 3 根神经：髂腹下神经、髂腹股沟神经、生殖股神经，在手术中可能受到损伤，如钳夹、切断、缝线结扎、网片刺激等，可能导致术后腹股沟疼痛。这种疼痛被认为是腹股沟区感觉和运动神经紊乱的结果，国内的统计发生率为 2%~5%。主要表现为腹股沟区、大腿内侧和阴囊后方的疼痛，这是生殖股神经生殖支支配的区域，因此生殖股神经持续刺激可能是术后腹股沟慢性疼痛的原因之一。研究表明运动神经损伤与感觉神经损伤相比，引起 TNF-α 上调和 Nav1.3、Nav1.8 过度表达明显要高，而 TNF-α 和 Nav1.3、Nav1.8 是引起慢性神经疼痛的病因之一，因此运动神经损伤可能是慢性疼痛的原因之一[5]。感觉神经损伤引起的是感觉缺失，生殖股神经是运动神经和感觉神经的混合神经，髂腹下神经及髂腹股神经是感觉神经，损伤后没有持续分泌以上因子的能力，所以生殖股神经的损伤或慢性刺激可能是腹股沟疝手术后的慢性疼痛原因之一。

3. **腹股沟疝手术后网片引起的慢性疼痛**　以往传统的腹股沟疝手术后引起的慢性疼痛，被认为是有张力修补术引起的疼痛。有力的依据是张力最高的 McVay 手术引起的疼痛最明显。但是腹股沟疝无张力修补术也观察到术后腹股沟疼痛的病例，无论是开放式的手术或腹腔镜下的手术都无例外，其本质上可能仍属于周围神经痛，但是往往特点不明显。对于疼痛的原因没有明确的结论，根据一些手术的病例报道，总结其可能的原因是：①网片引起的炎症反应对神经产生持续性的刺激；②神经粘连于网片上；③网片对神经的压迫；④在进行疝环充填式无张力修补术时，采用过大的网塞，网塞逐渐形成较大的纤维团块，对周围组织形成压迫。

4. **腹股沟疝术后复发**　当复发疝未表现为可见的腹股沟包块，而是以隐匿疝存在时，有时表现为腹股沟的疼痛。当隐匿疝的疝囊通过神经所在的部位，可以牵拉或者压迫神经，产生类似神经痛的症状[6]。

5. **手术后疼痛引起的中枢敏化**　此时虽然没有外周神经的病变或者紊乱，但是仍有持续的腹股沟疼痛。

第 3 节　腹股沟疼痛的诊断

根据患者的病史、受伤情况和手术史，可以初步判断疼痛的性质。外周神经疼痛可以出现神经损伤部位的压痛和痛觉过敏，神经叩击试验和诱发试验阳性，提睾反射消失。必要时可以进行诊断性的神经阻滞试验，在髂前上棘内上 2cm 阻滞，如症状缓解，说明髂腹下神经及髂腹股沟神经与疼痛有关；在外环口下耻骨结节外 1.5~2.5cm 阻滞，如症状缓解，而髂前上棘内上 2cm 阻滞无效，即为生殖股神经有关的疼痛。在超声引导下阻滞髂腹下神经、髂腹股沟神经及生殖股神经无疑是更为精确的手段，但是应注意生殖股神经与髂腹下神经和髂腹股神经支配区域多有重叠。

多数情况下疼痛的部位与神经病变的部位密切相关，患者可以准确指出疼痛的部位。但是如果发生中枢敏化，疼痛的部位、性质及程度可能发生明显变化，没有明确的疼痛部位，并可能出现自发性疼痛、痛觉过敏或触觉诱发疼痛等。神经病理性疼痛一旦出现就逐渐发展并加重，有时患者表现出非常夸张的症状，轻微的环境或情感刺激可以诱发与实际情况"不符"的症状。有的患者，特别是长期疼痛者，可能出现心理障碍，称为神经病理性疼痛心理综合征，表现为焦虑、紧张、抑郁、强迫症和疑病症等，甚至发展为有自杀倾向，或者对医生及身边人员有攻击行为，这类患者需要特别注意其心理上的变化。

腹股沟区疼痛的病因众多，从腹腔、盆腔内的疾病到外周神经的问题，因此正确的诊断需要排除较多的因素，正确诊断的前提是对于各种类型的疼痛特点进行判断。

一、腹股沟疝手术后神经痛的特点

不同患者对术后神经痛可有不同的描述，包括：拉扯感、拖曳感、撕扯感、搏动感、刺痛感、枪击感、麻木感、钝痛感等，并且大多数为迟发痛，在步行、弯腰、伸展髋部时疼痛可能加剧，平躺或放松大腿、髋部的情况下疼痛减轻。

1. 腹股沟神经被切断或部分切断，疼痛特点是类似电击样的激烈放射痛，可以是持续性的，也可以是阵发性的。

2. 神经被结扎或部分神经被包埋引起疼痛的特点是术后数周持续烧灼样疼痛，触摸不会引起疼痛。

3. 术后网片引起的疼痛，此时神经的完整性未被破坏，表现为手术后无腹股沟疼痛，手术中无神经损伤，但随着时间的延长，逐渐出现疼痛。这与网片引起纤维化反应，瘢痕形成压迫腹股沟的神经有关。网片的使用使以往典型的神经痛特点不再明显，往往造成诊断上的困难。

4. 手术后即刻出现激烈的疼痛，提示神经损伤，包括神经受到卡压、结扎或者直接的损伤。

5. 开放性手术损伤多为髂腹下神经、髂腹股沟神经及生殖股神经。髂腹下神经引起的疼痛通常在髂腹下区，在腹股沟韧带中点上方可有明显的压痛点。髂腹股沟神经引起的疼痛通常在髂腹股沟区、股上侧、阴囊或阴唇。生殖股神经引起的疼痛在髂腹股沟区、股部中上部、阴囊或阴唇，在外环口或耻骨结节处有明显的压痛。而腹腔下部的手术常见损伤的是股外侧皮神经，表现为大腿的前外上侧或外侧疼痛伴有麻木，主要原因是钉合固定网片时损伤了神经。

6. 一般认为疼痛持续 3 个月以上为慢性疼痛，但腹股沟疝手术后的慢性疼痛病因复杂，诊断困难，至少需要 6 个月以上的临床随访评估。

二、无腹股沟手术史者腹股沟神经痛的特点

这类患者多为女性，主要表现为大腿内侧、外生殖器和耻骨结节周围的疼痛，与外环口对腹股沟区 3 根神经的压迫有关。

三、其他原因腹股沟疼痛的特点

1. 腹腔或盆腔疾病引起的腹股沟疼痛，通过详细的病史询问，可以得到胃肠道疾病或者妇科疾病的线索。

2. 腰椎间盘突出症引起的腹股沟疼痛，同时伴有腰痛、下肢麻木等神经根压迫的症状。当合并腹股沟疝时，可能误认为是腹股沟疝引起的疼痛，但是手术后仍可能出现与手术前同样性质的疼痛。

3. 运动引起的腹股沟疼痛，主要发生于年轻的患者，疼痛的部位主要位于大腿根部的内侧、肌腱附着部位。

4. 慢性腹壁肌筋膜炎引起的腹股沟疼痛，多见于老年或者高龄患者。

5. 其他较少见的疾病，只要在临床工作中能够想到，并注意详细询问病史，可以避免漏诊和误诊。

第 4 节　腹股沟疼痛的治疗

腹股沟疼痛的治疗基础是正确的诊断。对于病因明确的疼痛，治疗并不困难，但是一些无法明确病因的疼痛，则是治疗上的难题。

一、运动或肌筋膜炎引起的疼痛

对于运动引起的腹股沟疼痛，或者腹壁的慢性肌筋膜炎，可以采用理疗，口服非甾体类抗炎药物治疗。

二、非损伤引起的疼痛

对于非损伤引起的腹股沟神经痛，这类疼痛多是外环口对神经的压迫造成，可以采用泼尼松局部注射。按照最可能压迫的部位进行注射，也可以注射局麻药物进行阻滞。如局部注射激素或者局麻药物无效，应该采取手术进行松解。

三、手术后腹股沟疼痛的治疗

腹股沟疝手术后的疼痛，如非伤害性疼痛，如切口疼痛，手术医生应该评估是否存在遗漏疝或脏器损伤的可能。如只满足于直疝手术，而忽略斜疝或股疝的可能，后者是否有膀胱等损伤的可能等，必要时应进行超声等检查。虽然网片引起的腹股沟疼痛有时被单独分类，但其本质仍然是神经痛，因此有治疗意义的分类是伤害性疼痛和神经痛。伤害性疼痛随着切口和手术创面的愈合，会逐渐减轻或消失。

手术后短期的疼痛，可以采用药物治疗。时间较长的疼痛，可以采用理疗，如红外线治疗等，促进创面的愈合。腹股沟疝手术后的神经痛，治疗主要包括以下方面。

1. **药物治疗**　目前治疗周围神经痛的药物包括抗癫痫药、抗抑郁药、麻醉性镇痛药、非甾体类抗炎药和局麻药等。药物治疗是基础手段，可以采用口服、局部注射、外用等途径，但是单纯依靠药物治愈腹股沟疼痛的概率较低。

2. **物理疗法**　针灸是我国传统医学的特色，有些情况下也可收到很好的效果。针灸可以使机体产生内源性的阿片肽，从而产生止痛的作用，适用于腹股沟疝手术后的慢性疼痛等。其他的物理治疗手段如红外线疗法、射频治疗、牵引和推拿按摩等，也可以根据各地的医疗条件和腹股沟疼痛的病因适当选择。

3. **神经阻滞疗法**　原则是首先进行外周神经的阻滞，效果不佳或者无效时在靠近中枢的部位进行阻滞，如脊神经根或者硬膜外。通过超声的引导穿刺注射局麻药阻滞神经，可以达到局部封闭的目的，在腹股沟区可同时注射泼尼松减轻局部炎症反应，可以软化瘢痕，减轻神经的压迫。

4. **手术**　如果手术后出现的疼痛明确与神经损伤有关，应该尽早手术。如是腹股沟疝腹腔镜手术螺旋钉钉合股外侧皮神经引起的疼痛，应该尽早手术取出螺旋钉。

治疗慢性腹股沟疼痛，手术并非首选的方法。原来手术造成的大量瘢痕组织造成再次手术困难，并可能导致新的神经损伤。如通过非手术手段无法治愈腹股沟疼痛，此时就需要考虑手术疗法。再次手术的时间应至少在原手术后 6 个月，手术前尽可能通过神经阻滞技术确定是哪一根神经损伤。通过原来的切口进行手术探查，手术方式包括：松解神经，如松解瘢痕或网片对神经的卡压；或切除一段神经，应尽量切除整段腹股沟管的神经，将神经的断端埋于腹壁肌下，避免神经瘤的形成，这种方式最适合于神经与网片粘连引起的疼痛。由于网片引起的腹股沟疼痛往往不典型，手术松解神经或切除一段神经后，网片仍可与神经粘连或者卡压神经，因此主张取出网片。任峰及周建平 [7] 指出：在实际的手术操作中，局部瘢痕解剖不清的局限，导致往往难于找到真正的症结点。因此选择瘢痕切除加局部神经切除，以丧失感觉功能来缓解疼痛，这可能是一种正确的选择，但是有时可造成永久的感觉缺失。如果手术前可以确定是生殖股神经引起的疼痛，可以不经原切口进行手术，从侧腰部做切口，进入腹膜后间隙，在腹膜后切断生殖股神经的生殖支即可缓解症状 [8]，这样可以避免原切口手术造成的解剖上的困难。神经移植修复损伤的神经，理论上具有优势，但是仍存在手术后疼痛的问题。神经来源有时也比较困难，并且需要采用显微外科技术，一般很少采用。

手术治疗的效果是有争议的。多数患者在神经切除加网片取出后效果良好，但是有人认为手术可能只是对患者的一种心理暗示而已。临床研究表明手术的效果与前次手术的方法无关。偶有手术后仍有腹股沟疼痛的病例，并且与已知的神经支配区域都不吻合。这时不应再进行手术，因为手术对神经痛可能无效并且增加组织损伤，这种情况可能与中枢的敏化机制有关，尽管已经没有局部的神经紊乱，仍可遗留疼痛。

5. 心理治疗　疼痛是个复杂的临床问题，即使是疼痛的定义目前也不是很理想。原因有客观的因素，也有主观的因素，如果患者的腹股沟疼痛经过各种治疗方法后均无效，同时患者伴随夸张的情感体验或表情，可以建议患者求助心理医生。

第 5 节　腹股沟疝手术中减少术后慢性疼痛的方法及争论

随着各种无张力疝修补术的广泛推广，复发已经不是腹股沟疝手术的主要问题，目前的焦点已经转移到减少手术后的并发症上来，尤其是减少手术后的慢性疼痛。据澳大利亚统计术后疼痛发生率在 6%~12% [9]，这已成为临床上的重要议题并存在不少的争论。虽然如此，但有一点是公认的，就是对手术细节的重视，这是减少术后慢性疼痛的有效手段之一。

一、传统的组织修补术

1. 在临床上，单纯的疝囊高位结扎术，手术后出现的腹股沟疼痛概率最低；而张力最大的 McVay 手术，术后出现疼痛的概率最高。这提示减少张力可能是减少术后疼痛的方法之一，因此无张力修补术较传统的组织修补术后腹股沟慢性疼痛的发生率明显降低 [10]。

2. 缝合耻骨结节骨膜引起的慢性疼痛，以 Basssini 手术为例，第一针的缝合穿过腹横筋膜、腹横肌、腹内斜肌和腹直肌外缘的腱膜，然后将其缝合至耻骨结节骨膜和紧靠耻骨结节内侧面的腹直肌腱鞘。缝线引起的慢性炎症以及张力性的牵拉，是术后慢性疼痛的原因之一。

3. 避免神经的损伤或者误扎可有效减少术后的腹股沟疼痛。腹股沟的 3 根神经在位置和大小上有时变异非常大，因此手术时应注意辨认，防止损伤和误扎。手术时髂腹下神经最容易在切开腹外斜肌腱膜时损伤，有学者建议应该在内环口处首先切开腹外斜肌腱膜 [11]。一个容易被忽略的细节是生殖股神经的生殖支，生殖支有 3 种方式进入腹股沟管，最多见的是经内环进入，占 69.2%；少见的是经大腿侧经腹股沟韧带进入和穿腹内斜肌进入，分别占 11.5% 和 19.3%。生殖支穿出腹股沟管也有 3 种形式，分别是穿外环口占 69.2%，穿腹股沟韧带占 11.5%，与髂腹股沟神经形成吻合支出外环口占 19.3%。生殖股神经与精索或子宫圆韧带的关系也有 3 种，在其外侧占 61.5%，位于腹外侧占 23.1%，位于背内侧占 15.4%。因此从生殖股神经与精索（子宫圆韧带）的关系看，在精索（子宫圆韧带）内侧切开较为安全。疝环高位结扎时注意单纯结扎腹膜，避免将周围的脂肪组织也结扎在一起。生殖股神经的生殖支是在腹横筋膜的两层之间走行，将周围的脂肪组织一起结扎，可能误扎神经。在切开提睾肌游离疝囊时，也要注意生殖股神经的损伤。

二、开放的前入路无张力修补术

1. 髂腹下神经的处理　前入路的无张力修补术不强调疝囊的高位结扎，而是依靠植入网片，加强腹股沟管后壁从而达到治疗的目的，因此对腹股沟的影响与组织修补术不同。髂腹股沟神经、生殖股神经的生殖支与精索伴行，一般不影响网片的放置。但是髂腹下神经与精索有一定的距离，呈平行走行，因此可能影响网片的放置。对它的处理一直有两种争论：一是主张成段切除神经，神经断端埋于肌肉层，其优点是避免神经影响网片的放置，也避免网片与神经粘连或压迫造成术后神经疼痛。二是主张在网片上剪出缺损通过神经，其优点是避免损伤神经引起的术后慢性疼痛。有学者为此将网片的头侧侧面剪开，通过精索和髂腹下神经，认为既可避免髂腹下神经对网片放置的影响，也可减轻手术后慢性疼痛的发生[12]。反对切除神经者的观点是切除神经会造成神经损伤，并有形成神经瘤可能，导致手术后的慢性疼痛。反对切开网片通过神经者的观点是网片难免收缩，收缩后可能压迫神经造成慢性疼痛。另外网片与神经的粘连，也可能是术后慢性疼痛的原因之一。目前没有证据表明分离和保护神经可以减少术后慢性疼痛的发生率[13]。在分离神经过程中的牵拉、钳夹可能造成神经轴突的损伤或离断，而神经的外观上并无改变，或分离造成神经直接的部分损伤也难以发现，因此也有学者认为分离保护神经会造成更大比例的神经疼痛。Mui 等[14]也认同没有神经就没有疼痛的观点。但是切除神经时必须注意不要用电刀切除，可以用剪刀离断，残端包埋于肌肉，这样能最大程度减少神经瘤的形成。

2. 网片的固定问题　就固定网片的问题而言，Lichtenstein 手术需要固定缝合针数最多，而 UHS 或 PHS 手术可以无需缝合固定。但是国内由于执业环境及医患关系的特殊性，一般医生对于各种类型的无张力修补术均做不同程度的固定。至少就作者所观察到的情况而言，无论是 UHS 还是 PHS 手术，不固定网片的少之又少。与 Bassini 手术不同，网片的固定无需坚固的缝合，在耻骨结节部位将网片固定在耻骨结节筋膜即可。也有学者将网片固定在耻骨结节的附着结构，如腹直肌前鞘或腹股沟韧带，避免缝合耻骨结节骨膜是减少术后慢性疼痛的重要步骤。对于固定缝线的选择，有人主张采用不可吸收的缝线，认为可以达到长久的固定，特别是耻骨结节这种关键部位，可以减少复发。也有学者主张采用可吸收缝线固定，认为随着缝线的吸收，由于缝合固定造成的慢性疼痛也会消失。作者在与一些同行交流时，了解到一些个人的手术体会。有的学者使用可吸收的微荞线在耻骨结节部位固定网片，其理由是缝线吸收后对骨膜的刺激就会消失。也有学者在固定网片前，在耻骨结节筋膜下注射生理盐水或局麻药 2mL，将耻骨结节骨膜与其上的筋膜分开，避免缝合到骨膜。但是这些方法属于个人的体会或者经验，缺乏科学的研究对照。目前被大多数医生认可的办法是采用生物蛋白胶将网片黏合固定于耻骨结节。

三、腹腔镜腹股沟疝术后慢性疼痛

腹腔镜腹股沟疝修补术后的慢性疼痛,与网片的钉合固定有关。与开放的前入路手术不同,这种手术损伤的神经多为股外侧皮神经。避免在神经走行的可能部位钉合固定网片是有效的方法,在髂耻束以上钉合固定网片,可有效避免对神经的损伤。另一原因是网片钉合固定与耻骨结节引起的慢性疼痛,正确的固定位置应该是耻骨梳韧带,而非耻骨结节[15]。因此有学者主张不固定网片,也有学者采用生物蛋白胶黏合固定网片。

预防是最好的方法。一旦发生手术后腹股沟疼痛,诊断及处理均非常棘手,一部分患者治疗效果也不理想。预防的主要手段是对细节的重视,讲究精细的外科操作,注意辨认神经的走行,避免损伤。术后的止痛,可以阻止中枢神经敏化引起的腹股沟区神经疼痛,因此推荐腹股沟疝手术后应用自控止痛泵[16]。

(李　亮,洪　飚)

参考文献

[1]韩济生,樊碧发.疼痛学[M].北京:北京大学医学出版社,2012:3-5.

[2]续治君.外科急腹症的诊断思维[M].北京:中国医药科技出版社,2006:64.

[3]胡有谷.腰椎间盘突出症[M].北京:人民卫生出版社,1996:149.

[4]李英儒,江志鹏,陈双.腹股沟术后慢性疼痛的评估和处理[J].中华疝和腹壁外科杂志(电子版),2011,5(1):69-70.

[5]刘先国.外周神经损伤引起病理性疼痛的机制[J].中山大学学报(医学科学版),2009,30(6):641-651.

[6]王德炳.克氏外科学(2版)[M].北京:人民卫生出版社,2002:1059.

[7]任峰,周建平.神经切断及网片取出术治疗腹股沟疝无张力修补术后慢性疼痛1例报告[J].中国现代手术学杂志,2011,15(6):441-442.

[8]胡麦.Chassin普通外科手术策略[M].北京:中国医药科技出版社,2008:762.

[9]Zip M,Gani J.Inguinal hernial repair:where to next [J].ANZ J Surg,2002,72(8):573-579.

[10]Jaenigen BM,Hopt UT,Obermaier R.Inguinal hernia:mesh or no mesh in open repare?[J].Zentralbl Chir,2008,133(5):440-445.

[11]秦新裕,姚礼庆.外科手术并发症的预防和处理[M].上海:复旦大学出版社,2005:105.

[12]庞韶春,吴国忠,颜特.侧剪网片预防无张力修补腹股沟疝术后慢性疼痛的探讨[J].航空航天医学杂志,2011,22(4):415-416.

[13]Hernandez Granados P.Chronic pain after inguinal hernia surgery [J].Cir Esp, 2010,87(4):199-201.

[14]Mui WL,Ng CS,Fung TM,et al.Prophylactic ilioinguinal neurectomy in open inguinal hernia repair:a double-blind randomized controlled trial [J].Ann Surg,2006,244(1):27-33.

[15]李非.外科失误的预防和处理[M].北京:北京大学医学出版,2012:476.

[16]黄宇光,徐建国,丁布为,等.神经病理性疼痛的临床诊疗学[M].北京:人民卫生出版社,2010:388-392.

第23章　腹股沟疝的泌尿外科问题

腹股沟疝是普通外科的常见疾病，腹股沟区是连接腹部与下肢以及阴囊的通道，有精索通过，同时也是膀胱扩张时的储备区域，因此腹股沟疝与泌尿系统关系密切，在手术操作上，也经常会涉及泌尿外科的问题。

第1节　隐睾与腹股沟疝

隐睾与腹股沟疝的关系主要体现在腹股沟管隐睾症上，也就是在腹股沟管内环口与外环口之间的隐睾。这个位置的隐睾对腹股沟管的解剖，特别是腹股沟管的后壁会产生不同程度的影响。内环口扩张和腹横筋膜被破坏，是导致腹股沟疝的因素之一。隐睾症睾丸下降不全的患者几乎都并发腹股沟斜疝[1]。

一、腹股沟管隐睾症与腹股沟疝的关系

1. 内环口的隐睾症使腹膜鞘状突开放，也即鞘状突未闭，是腹股沟斜疝的因素之一。

2. 隐睾与腹横筋膜粘连，影响了腹横筋膜的发育。由于手术切除隐睾后破坏了腹横筋膜，腹横筋膜的薄弱因素被暴露出来，导致术后形成腹股沟疝。作者在临床实践中发现，成人的腹股沟管隐睾症手术后出现腹股沟疝的概率较高，因此从病因学的角度对腹股沟疝的危险因素同时进行处理是必要的[1]。

二、腹股沟管隐睾症手术时对存在腹股沟疝可能性的处理

1. **儿童或小儿的腹股沟管隐睾症**　根据隐睾的具体情况或下降固定，或切除，对并存的腹股沟疝的危险因素，需要根据具体情况进行评估。单纯内环口的扩张，行疝囊高位结扎术即可。如果疝囊比较明显，内环口较大，或周围腹横筋膜存在薄弱或缺损，单纯的疝囊高位结扎可能效果不佳。此时可以采用 Marcy 手术，作者认为此时是最理想的术式。完全切除和消除疝囊，然后向外侧牵拉精索，将扩张的内环口周围的腹横筋膜、腹横肌和腹内斜肌间断缝合，缩小内环口，以可容纳血管钳的尖端通过为原则。对于无内环口扩张的情况，如果没有破坏腹横筋膜，无需处理。如果存在腹横筋膜缺损，年龄较大的患者可以采用 Bassini 手术，也可以不做处理。儿童或小儿患者随着发育腹壁肌力量会逐渐增强，腹股沟管的保护机制可以得到不同程度的重建。

2. **成人腹股沟管隐睾症**　成人腹股沟管隐睾症与小儿患者不同，需要切除隐

睾，并需对腹股沟管后壁的情况进行评估，也就是对腹横筋膜的情况进行评估。作者将腹横筋膜的情况分为 [2]：①内环扩张无腹横筋膜薄弱；②内环扩张伴腹横筋膜薄弱；③无内环扩张无腹横筋膜薄弱；④无内环扩张伴腹横筋膜薄弱。当然这是为了泌尿外科医生简单判断而简化的分类，实际上专业的疝和腹壁外科医生评估更为专业和复杂。对以上除第 3 种情况外，都应该进行修补术。作者的体会采用无张力修补术比传统的 Bassini 手术或疝囊高位结扎术效果要更为理想 [2]。成人随着年龄的增长胶原代谢会出现变化，根据 Condon 的统计，腹股沟疝患者中只有 20% 的腹横筋膜强度符合缝合的要求 [3]。因此成人的腹股沟管隐睾症，在切除隐睾后应该对内环口和腹横筋膜的情况进行评估。这是泌尿外科医生可以做到的，如果有必要还可以请普通外科医生进行评估。内环口扩张是腹股沟斜疝的病因之一，而腹横筋膜的强度是维持腹股沟管后壁张力最重要的成分之一 [4]。作者习惯于采用 Lichtenstein 手术来加强腹股沟后壁，原因是在切除隐睾后，平片容易放置和固定，并且由于隐睾的切除，不存在网片通过精索剪开部位内环口的复发问题。当然，也可以根据具体情况采取其他术式。

第2节　腹股沟疝手术中泌尿生殖系统的损伤

腹股沟疝手术可能损伤的泌尿生殖系统部位主要有：精索血管、输精管、膀胱，其中以精索血管损伤最为常见，输精管损伤及膀胱损伤偶有发生。

一、精索血管的损伤

1. 精索血管解剖与睾丸的血供（图 23-1）

（1）精索血管损伤的后果是睾丸的血供或静脉回流受到影响，严重者表现为睾

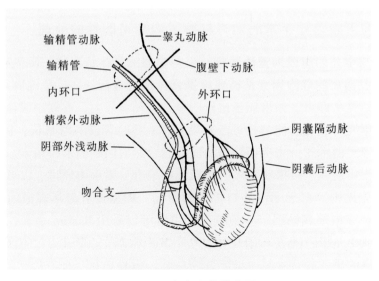

图23-1　睾丸血供模式图

丸萎缩。睾丸起源于紧靠肾脏的生殖嵴上的 Wolffian 小体，因此血供主要来源于肾动脉水平以下的主动脉发出的睾丸动脉，是睾丸的主要营养血管，在内环口睾丸动脉与输精管组成精索，行至睾丸后缘分支进入睾丸和附睾。

（2）睾丸的次要血供来自输精管动脉，为髂内动脉前干或膀胱下动脉的分支。紧贴输精管走行，主要供应输精管、附睾尾部和体部及睾丸的下部分，这部分的血管也能维持睾丸的活力。

（3）睾丸的第三支血供来自精索外动脉，为睾丸下降过程中形成的腹壁下动脉的一个分支。主要供应提睾肌及筋膜，分为两支，一支位于精索的正外侧，一支位于精索的后外侧，在外环口与输精管动脉吻合，一起供应鞘膜、睾丸的下极及附睾的尾部。

（4）供应睾丸的动脉分支在腹股沟管外环口处、睾丸以上，有分支相互吻合 [5]，其后进入睾丸称为终末动脉。如果在外环口下方损伤这些终末动脉，将影响睾丸某一部分的血供。

（5）睾丸的静脉回流通过多支蔓状静脉丛在精索上端汇合成单支精索静脉，然后随精索内动脉（睾丸动脉）回到腹膜后，右侧回流到下腔静脉，左侧回流到左肾静脉。睾丸的淋巴精索和腹股沟管回流到髂总动脉和主动脉旁淋巴结。

2. 睾丸的其他血供

（1）阴部外浅动脉：来自会阴动脉，经会阴浅横肌面进入阴囊，有较多的分支分布于附睾平面的睾丸鞘膜，与精索外动脉吻合，分布区域较小。

（2）阴囊后动脉：为会阴动脉的另一分支，向前行，其末梢小分支分布于睾丸鞘膜的后端。

（3）阴囊隔动脉：在睾丸鞘膜的内侧，平附睾平面，有分支至睾丸和附睾。

以上 3 支动脉对睾丸血供的贡献有限，其同名静脉与之伴行。

3. 睾丸萎缩的因素　睾丸有 3 支主要的动脉供应，最重要的是睾丸动脉，其次是输精管动脉，最后是精索外动脉。一般而言，其中的一支或二支血供缺失，不影响睾丸的整体血供。由于 3 支动脉在分布上的差异，可以认为将其分为 3 段，一是腹腔内，二是腹股沟管内，三是外环口下，因此讨论睾丸萎缩的问题应该分为以下 3 种情况。

（1）腹腔内只有睾丸动脉一支，结扎后仍有其余两支血管代偿，例如：泌尿外科治疗精索静脉曲张的腹腔镜手术，可以在腹腔内将精索动静脉予钛夹完全结扎。此时仍有输精管动脉及精索外静脉的血供，因此不至于出现缺血性睾丸炎或睾丸萎缩，睾丸存活有保障 [6]。但是也有不同的意见，Hagood [7] 认为原则上应该保留精索动脉（睾丸动脉），否则容易引起不同程度的萎缩。

（2）腹股沟管内的情况相对比较复杂，其中有两支血管走行，睾丸动脉（精索内动脉）、输精管动脉由于有明确的解剖标志，容易理解。精索外动脉的形成与睾丸的下降有关。提睾肌实际上是腹壁肌的一部分，因此腹壁下动脉来源的精索外动脉主要与提睾肌一起走行。之所以重点提到精索外动脉，是由于一些传统的腹股沟疝修补术需要切除提睾肌[8]。因此实际上精索外动脉的血供已经消失，如果此时损伤睾丸的主要血供——精索的睾丸动脉（精索内动脉），只有输精管动脉一支睾丸次要的血管供应，即有睾丸萎缩的可能。如果输精管动脉的血供也被损伤，如复发疝时精索的横断，则睾丸萎缩的风险更大。复发疝的手术，由于解剖结构的紊乱，副损伤的风险更高，出现以上的损伤，则可能发生睾丸萎缩。特殊的情况是以上3支血管吻合不充分，即使只损伤睾丸动脉（精索内动脉），也有发生睾丸萎缩的可能。

（3）外环口以下，是睾丸3支供血动脉分支广泛吻合的部位。如果对此部位进行广泛的分离，即有可能损伤其吻合支。此时如果供应血管损伤，也有发生睾丸萎缩的可能，因此应避免在外环口的耻骨结节水平以下解剖精索[9]。

（4）其他的3支动脉：阴部外浅动脉、阴囊后动脉和阴囊隔动脉，对睾丸的血供虽然有一定的代偿能力，但是贡献有限，多数情况下不足以完全代偿睾丸的血供。

二、输精管损伤

输精管损伤在腹股沟疝手术中并不常见，一般见于复发疝的手术，特别是需要取出网片的手术，损伤概率加大。输精管损伤应该采取显微外科技术进行吻合，以保证吻合口的通畅。

三、膀胱损伤

膀胱损伤主要见于滑动性疝的手术，此时膀胱壁成为疝囊的一部分，损伤后直接修补即可。术后需要留置导尿管1周。

第3节　腹股沟疝术后的泌尿系统并发症

腹股沟疝手术后泌尿系统的并发症，主要是睾丸和输精管的并发症，膀胱的并发症罕见。

一、急性缺血性睾丸炎或睾丸萎缩

睾丸组织对缺血十分敏感。在腹股沟疝手术后出现急性缺血性睾丸炎，以下是主要的原因。

1. 精索血管的损伤，特别是多根动脉的损伤，超过睾丸血管的代偿能力，即可能发生睾丸缺血。

2. 精索扭转时精索的血管中断或者供血严重不足，导致睾丸血供受到影响。

3. 精索血管血栓形成，由于手术创伤或患者特殊的血液因素，手术后出血精索动静脉的血栓，导致睾丸缺血。

4. 外环口重建过紧，导致睾丸动脉、输精管动脉及精索外动脉和精索静脉皆受压，影响血供。

急性缺血性睾丸炎初期表现为睾丸的肿胀和疼痛，一般在术后 3~5d 出现，容易误诊为疝囊积液。缺血程度不同，临床表现也有所差异。可以持续出现以上症状而无缓解。以后睾丸肿胀减退，可能出现睾丸萎缩，表现为睾丸缩小、变硬，甚至无法触及睾丸。病情发展个体差异较大，可以很快发生睾丸萎缩，也可能几个月后才出现。对于精索扭转和外环口过紧者，及时发现可以手术纠正。但是其他原因引起者，目前没有理想的治疗方法，关键在于预防。睾丸萎缩对患者的身体健康并不造成影响，但是对患者的心理影响较大，特别是中青年患者，或一些文化背景特殊的患者，可能成为医疗纠纷的隐患。但是完全消除手术并发症是不可能的，因此手术前充分让患者了解病情是最重要的预防措施之一。

二、阴囊积液或积血

腹股沟疝手术后的阴囊积液与两方面的因素有关，一是手术创面的渗液，二是手术后残留疝囊的分泌和吸收失去平衡，导致积液。主要表现为阴囊肿胀，一般无需处理，可以完全吸收，应告知患者有足够的耐心。阴囊积血是手术创面的渗血，或血管结扎滑脱、电凝的血管再次出血等原因引起静止性的阴囊积血，一般无需处理。如积血逐渐增多，可能是血管性的出血，需要手术探查进行结扎。

三、射精障碍

1. **射精的生理**　射精是指在性高潮时精液通过尿道被射出体外，依赖于会阴部横纹肌的强力收缩，同时出现快感。涉及射精的解剖结构包括输精管、射精管、精囊、前列腺，以及会阴部肌肉即坐骨海绵体肌和球海绵体肌。射精是脊髓的"射精中枢"发出信息，先是睾丸的输出小管发生收缩，以后附睾、输精管、射精管和前列腺相继收缩，再通过射精管将精液挤入前列腺段的后尿道，膀胱颈部收缩关闭，防止逆向射精，会阴部的肌肉发生强烈收缩而射精。射精可以分为 3 个步骤：先是尿道收缩，射出的是尿道球液，接着是前列腺收缩，射出的是前列腺液，同时睾丸输出小管、输精管、射精管排泄出精子，最后精囊腺收缩，射出精囊液。输精管在静息时，可以产生节律性的收缩，在射精过程中输精管的作用是收缩的节律和力度较大，推动精液前进。

2. **射精障碍的影响因素**　男科学所指的射精障碍包括：不射精、逆行射精和早泄等，而疝和腹壁外科所指的射精障碍是指射精时出现的一种疼痛感或烧灼感，与输精管结扎后的射精疼痛类似，是腹股沟疝手术的特殊并发症。在泌尿外科疾病中，射精疼痛是慢性前列腺炎和慢性盆腔疼痛综合征的主要症状之一。根据腹股沟疝手术的特点，手术可能造成对射精的影响局限在输精管阶段，无论是腹股沟管的手术还是疝外科医生所称的腹膜前手术皆是如此，因此影响因素可能包括以下方面。

(1) 射精时输精管扩张障碍：由于手术造成的瘢痕压迫或者网片的限制 [10]，使射精时输精管在推动精液前进的过程中扩张受限，而引起不适。与空腔器官通过障碍产生的症状类似，如肠梗阻等。所谓"不通即痛"，输精管的肌层较厚，射精时产生的推动力相对更大，而输精管的管腔较小，如果扩张受限所产生的阻力也较大。

(2) 输精管与网片粘连：网片与输精管的粘连主要发生在腹膜前的疝成形术，由于需要足够的空间放置网片，要对精索进行游离，也即所谓的输精管腹壁化。此时输精管的脂肪筋膜囊被破坏，网片直接与输精管接触，导致较长的输精管与网片粘连，对输精管的活动产生限制作用，使输精管不能充分扩张。

(3) 输精管被误扎或切断：由于手术时的副损伤导致输精管被结扎或切断，或手术时钳夹输精管，虽然输精管没有物理上的离断，但是已经出现损伤而导致输精管不通畅，使输精管在射精环节上出现障碍，输送精液受阻，产生射精时不适。关于腹股沟疝输精管损伤的报道很少，据报道成人为 0.3%，儿童为 0.8%~2.0% [11-13]，这与儿童输精管组织较娇嫩、与周围组织质地上差别较小且直径小有关。单侧输精管的损伤，因对侧输精管正常，不会影响生育。

(4) 精神心理因素：由于不良的心理因素，如担心术后对性功能和生殖功能的影响，性生活时心理负担重，不仅性器官表面会敏感，整个与射精有关的器官都会受到影响。如会阴部肌肉的痉挛性收缩，也会产生射精疼痛。

(5) 其他导致射精疼痛的疾病：泌尿系统的炎症，包括尿道炎、前列腺炎、精囊炎、输精管炎、附睾炎、睾丸炎等，可以在射精时出现疼痛。泌尿系结石，如输尿管结石、膀胱结石、尿道结石、前列腺结石及精囊结石等，以及泌尿系肿瘤，如附睾、前列腺、精囊腺等肿瘤，也可能引起射精时疼痛。

3. 诊断与治疗 腹股沟疝手术后的神经障碍是少见的并发症，国内有报道腹股沟术后射精疼痛的仅 13 例 [14]，多数患者即使输精管损伤也是无症状的。从手术到出现射精障碍的平均时间是 9.4 个月，多数患者在疝修补术后 1 年内完全康复，仅几例患者术后 4~5 年才康复 [8]。因此，部分患者可以随诊观察。如果长期不愈，可以行输精管造影，观察输精管有无狭窄及横断。另一种情况是术前精液正常，手术后出现无精症，可能是输精管梗阻的原因，泌尿外科称为梗阻性无精症，需要进行输精管造影检查。治疗方法主要是手术。手术探查腹股沟管，松解网片或者瘢痕对输精管的压迫。对于输精管横断或造影发现完全堵塞者，需要对输精管进行重新吻合。可以采用同侧输精管断端吻合术、交叉输精管吻合术、输精管附睾吻合术等，应采用显微外科技术，以保证吻合后的复通率。但是由于腹股沟段输精管固定性差，常常造成损伤后输精管回缩等情况，原位再通容易导致失败或根本无法吻合，因此常常需要改变其行程，缩短其长度 [15]。部分患者需要绕过腹股沟管段，直接与腹膜后的输精管进行吻合。

需要指出的是，射精障碍有时不仅是输精管损伤或瘢痕压迫等问题，也可能是泌尿系统其他疾病造成的，需要在诊断时予以排除。特殊情况可能涉及患者的精神和心理因素，因此术前注意对患者的精神心理问题进行观察，并如实告知患者术后症状可能持续存在，输精管由于各种原因可能再梗阻等情况。

4. 预防　手术并发症是客观存在的，不可能通过预防使它完全不发生，但是一些措施可以减少并发症的发生和医疗纠纷的可能。首先，手术前应该询问患者的性生活和生育情况，异常的情况应该记录在案。其次，由于现代社会的工作节奏快，生活压力大，应注意患者一些潜在的心理问题。第三，注意操作精细，避免对输精管过度分离，避免钳夹，特别是复发疝的手术。总之，对年轻患者来说，小心处理输精管和精索非常重要。

（丁　宇）

参考文献

[1] 吴孟超,吴在德.黄家驷外科学[M].北京:人民卫生出版社.2008:2590-2592.

[2] 丁宇,李亮,关志忱,等.成人隐睾症腹股沟情况评估与一期无张力修补术[J].海南医学,2011,22(4):14-16.

[3] Condon RE.Reassessment of groin anatomy during the evolution of preperitoneal hernia repair [J]. Am J Surg,1996,172(1):5-8.

[4] Bendavid R.The unified theory of hernia formation [J].Hernia,2004,8(3):171-176.

[5] 龚以榜,吴雄飞.阴茎阴囊外科[M].北京:人民卫生出版社,2009:29.

[6] Kattan S.The impact of internal spermatic artery ligation during laparoscopic varicocelectomy on recurrence rate and short post operative outcome [J].Scand J Urol Nephrol,2001,35(3):218-221.

[7] Hagood PG,Mehan DJ,Worischeck JH,et al.Laparoscopic varicocelectomy: preliminary report of a new technique [J].J Urol,1992,147(1):73-76.

[8] 郭仁宣,苏东明.腹外疝外科治疗[M].沈阳:辽宁科学技术出版社,2003:321,688.

[9] 陈双.腹股沟疝外科学[M].广州:中山大学出版社,2005:187.

[10] Uzzo RG,Lemack GE,Morissey KP,et al.The effects of mesh bioprethesis on the spermatic cord structures:a preliminary report in canic model [J].J Urol,1999,161(4):1344-1349.

[11] Wantz.Complications of inguinal hernia repair [J].Surg Clin North Am,1984,64(2):287-289.

[12] Pollack R,Nyhus LM.Complications of groin hernia repair [J].Surg North Am, 1983,63 (6):1363-1371.

[13] Sparkman RS.Bilateral exporation in inguinal hernia juvenile patients [J].Surgery, 1962,51(4):393-395.

[14] 朱蜀宁,孙建钧,刘红民,等.腹股沟斜疝修补术后射精疼痛13例[J].临床军医杂志,2007,35(2):198.

[15] 朱雪阳,蒋志强,万波,等.输精管形成的解剖学研究及临床应用[J].中华男科学杂志,2006,12(2):123-125.

第24章　腹股沟疝的急诊问题

腹股沟疝的急诊问题主要是指腹股沟嵌顿疝或绞窄疝，由于腹内压的突然增加，导致小肠或大网膜突然通过狭小的疝囊颈部进入疝囊，疝囊颈部弹性扩张后回缩，使小肠或大网膜不能回纳而产生嵌顿疝或进一步发展成为绞窄疝。其他特殊的情况，如盲肠、乙状结肠、阑尾或卵巢都有可能成为腹股沟嵌顿疝的内容物。

一、腹股沟嵌顿疝的病理解剖

小儿的腹股沟管缺乏斜度，内环部位的组织娇嫩柔软，外环口为腹外斜肌腱膜，相对而言较为坚硬，因此小儿的腹股沟嵌顿疝多嵌顿于外环口。由于小儿的腹股沟管缺乏斜度，组织柔远，因此手法回纳较容易。成人的腹股沟嵌顿疝，绝大多数发生于成年男性的腹股沟斜疝。少见的情况是老年女性的股疝并嵌顿。腹股沟直疝甚少发生嵌顿和绞窄，但是在临床上也偶然出现腹股沟直疝的嵌顿或绞窄病例。

二、腹股沟嵌顿疝或绞窄疝的病理生理

1. **大网膜嵌顿**　如果发生嵌顿的是大网膜，由于大网膜组织柔软，血管完全被压迫而无血供的情况较为少见。即使发生缺血坏死，也不至于造成严重的后果。坏死物为无菌性物质，不会出现腹腔或疝囊污染。

2. **小肠嵌顿**　小肠嵌顿是腹股沟疝常见的急诊问题，男性主要发生于腹股沟斜疝，而女性主要发生于股疝。小肠嵌顿后的病理生理改变主要是肠梗阻和嵌顿肠壁逐渐缺血直至坏死。小肠发生嵌顿后，小肠的分泌及吸收平衡被打破，肠腔内分泌物不断堆积，导致呕吐及水电解质平衡紊乱，严重时可能出现肾前性肾衰竭。小肠嵌顿后是否发展成为绞窄疝，以及肠管坏死的时间差别很大，与嵌顿的程度有很大的关系。可以从短到数小时发生坏死，到长到几天，甚至长时间嵌顿而不发生坏死。当小肠发生嵌顿时，首先是静脉回流发生障碍，导致肠壁充血、逐渐肿胀，血管压力逐渐升高。疝囊及疝囊颈部扩张有限，导致嵌顿越来越严重，最终动脉灌注停止，肠壁发生缺血坏死。在肠壁的各层中，小肠黏膜耐受缺血的能力最差。由于小肠黏膜的绒毛状结构，绒毛中间的中央小动脉及静脉有利于物质交换，但对缺氧的耐受能力差，发生缺血时，导致黏膜缺血坏死，继而脱落。而小肠肌层耐受缺血的能力相对较强，因此肠管的缺血坏死是从黏膜层逐渐向肌层发展的。外观上肠壁尚未出现缺血的征象时，可能小肠黏膜已经发生部分坏死，出现弥漫性的点状黏膜脱落而出血，导致术后便血。这种出血有时量少，并且可能由于术后肠麻痹而未出现临床可观察到的出血。高龄患者特别是合并糖尿病的患者，由于微血管的病变而

止血能力差，并且黏膜本身的修复能力也较年轻患者差，有时会出现临床上可观察到的术后便血现象[1]。小肠坏死时，肠内坏死物质及细菌感染产生的毒性产物，由于疝囊的限制和疝囊颈部对血管的压迫作用，一般不会产生全身症状。但是在嵌顿解除时，这些毒性物质可能进入血液循环，导致全身毒性作用。污染性的物质流入腹腔，也可能产生腹腔内的感染。当小肠的多个肠袢进入疝囊而发生嵌顿或绞窄时，称为逆行性嵌顿疝。此时即使疝囊内的肠袢仍然存在活性，腹腔内的肠袢可能已经坏死。

3. **特殊的嵌顿疝** Richer 疝和 Littre 疝也可能出现嵌顿的急诊情况。Richer 疝是指肠管壁的一部分成为疝的内容物，一般是远端回肠。由于肠管壁只是部分疝入，因此肠管仍然保持通畅，一般不出现肠梗阻的临床表现。但是肠壁可以发生绞窄坏死，临床表现为腹股沟局部的红肿、压痛，容易发生误诊。嵌顿的那部分肠壁可能发生坏死，肠管可能因为肠壁坏死而与疝囊分离，肠内容物进入腹腔形成腹膜炎；也可能与疝囊颈部粘连，形成肠外瘘。Littre 疝是指 Mcekel 憩室成为疝的内容物，当其发生嵌顿坏死时，形成的病理生理改变与 Richer 疝相似。其他腹腔或盆腔的器官也可能发生嵌顿，如结肠、阑尾、卵巢（图 24-1）等，也会出现相应性的缺血性或坏死性的改变。

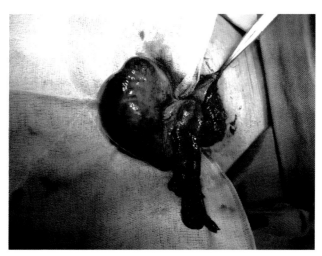

图24-1　1例中年女性腹股沟斜疝急诊手术

术中发现卵巢嵌顿，未发生缺血坏死

三、临床表现及检查

腹股沟嵌顿疝一般表现为腹股沟区疼痛和不可回纳的肿物，并出现肠梗阻的症状，如腹痛、腹胀、呕吐和肛门停止排气、排便。部分患者腹股沟包块不明显，单纯表现为肠梗阻症状，这部分患者往往容易误诊或漏诊。当病情继续发展为肠绞窄时，可能出现腹膜炎，或腹股沟区的红肿，甚至破溃，形成肠瘘。

目前没有可靠检查可以明确判断肠管的血供情况及其活力，只能提供部分的参考。实验室检查，如血常规、电解质等与肠梗阻的改变相同。

四、鉴别诊断

1. 腹股沟难复疝 腹股沟难复疝与腹股沟嵌顿疝不同，没有出现嵌顿或者血运障碍的问题。难复性疝是由于疝内容物与疝囊粘连，或者腹股沟巨大的疝，导致疝内容物难以回纳或不能完全回纳腹腔所致。难复性疝没有腹股沟嵌顿疝的疼痛及肠梗阻等症状。

2. 引起急性腹膜炎的疾病 引起急性腹膜炎的疾病，如急性阑尾炎、胃十二指肠溃疡穿孔等，由于炎性物质向腹股沟方向的流动，有时以腹股沟为主的下腹部疼痛为首诊症状，并且由于腹膜炎引起的腹肌紧张，小肠或大网膜进入腹股沟疝的疝囊，出现类似腹股沟嵌顿疝或绞窄疝的情况[2]。注意仔细询问病史是避免误诊的重要手段。

五、治　疗

1. 手法复位 在估计腹股沟疝嵌顿肠管坏死的可能性很小时，可以尝试进行手法复位。但是手法复位的副作用是在复位时损伤肠管，或将坏死的肠管送回腹腔，导致弥漫性腹膜炎，因此肠管有坏死可能或嵌顿时间较长者不适合手法复位。复位时嘱患者平卧，先适当按摩内环口，减轻内环口的痉挛和水肿。然后从内环口近旁开始，逐步将疝内容物向腹腔方向推进，力量要适中，用力过大可能激起腹肌的保护性收缩。必要时可在局部麻醉下进行，小儿患者可以在镇静及解痉下进行。复位后不适宜立即进食，在禁食的情况下观察 2~6h，无腹痛、腹肌紧张等情况出现后再考虑进食，并择期手术。

2. 术前准备 腹股沟嵌顿疝引起的肠梗阻或者肠坏死，可能引起水电解质酸碱平衡紊乱，或中毒症状。手术前必要的准备是提高安全性的措施之一，术前给予短时间的输液等纠正措施后再进行手术，但是准备的时间必须考虑到肠坏死的可能。

3. 麻醉的选择 由于存在肠坏死的可能，逆行性嵌顿疝的患者还有可能出现腹腔内肠管坏死的问题，特殊情况下急腹症可能误诊为腹股沟嵌顿疝。此时有可能需要另做腹部切口进行手术，所以选择全身麻醉更为合适。全麻还可以避免腰麻下小肠手术时，牵拉肠管引起胃或上腹部的不适。

4. 手术入路 传统的情况是选择腹股沟切口的前入路手术。逐层切开皮肤及各层组织，松解内环的嵌顿，必要时可以拉出小肠，进行肠切除及肠吻合手术。这种方法目前在国内普遍采用，主要的优点是多数医生对其操作较为熟悉，其缺点是在误诊或其他特殊情况下需要另做切口进行腹部手术。因此也有学者采用经下腹部正中切口的后入路手术[2]进行处理，可以达到与前入路相同的手术效果，并且经过的腹壁层次更少，可更快松解嵌顿。并且如需进行腹部手术时，切开腹膜即可进入腹腔，延长切口也十分便利。

5. 疝内容物活力的评估　一般大网膜嵌顿较少发生坏死，即使坏死也不至于造成严重的后果，治疗时将坏死部分切除即可。但是肠管的活力判断则关系到是否需要切除肠管的问题。手术时，不要让肠管滑回腹腔，否则需要将肠管拉出。经腹股沟的切口无法观察到全部的小肠，特殊情况下还需剖腹探查。首先是观察肠管的外观，肠管的色泽、弹性、蠕动情况以及血管的搏动情况，肠管呈暗红色甚至紫色，弹性差、无蠕动，解除嵌顿后肠管恢复正常的色泽和弹性，并且蠕动，可判断为有活力。若仍未恢复，可以用温热的盐水纱布覆盖肠管，或在其系膜根部注射 0.25% 的普鲁卡因 60~80mL，经过 10~20min 的观察，如无法恢复正常的色泽、弹性，血管也无波动等，判断肠管已经没有生命力，需要进行切除。切不可将生命力可疑的肠管放回腹腔，抱有侥幸心理。

6. 修补及网片的使用　腹股沟绞窄疝由于坏死物质及肠内容物的污染，存在感染的风险。因此主张进行简单的手术，如疝囊高位结扎术，也可以行组织修补手术，如 Bassini 手术等。但是这些修补可能会因感染的发生而使组织无法愈合，导致修补的失败。人工材料的疝修补网片不能使用于腹股沟绞窄疝的情况。

对于腹股沟嵌顿疝，松解嵌顿后的修补手术可以有多种选择。嵌顿时间短，肠管未发生缺血性改变的，多数专家认为使用网片发生感染的概率低，在可以接受的程度，是安全可靠的 [3,4]，并且可以避免复发而导致的二次手术。无论医生还是患者都更愿意使用网片进行无张力修补的手术。对于嵌顿时间长，腹股沟出现渗出，此时可能出现肠内细菌的移位，术后感染的风险较大，因此不主张使用人工网片进行无张力修补术。但是 Kurt 等 [5] 的研究表明，术后感染与肠切除有关，与手术修补方式无关。国内也有研究表明，在无肠坏死或血运障碍的疝囊内取样行细菌培养，未发现细菌生长 [6,7]，因此认为在嵌顿疝手术中应用人工网片进行修补是安全的。需要指出的是，目前关于腹股沟嵌顿疝使用网片进行无张力修补术尚未进行大规模临床研究，在临床实践上注意避免不必要的法律问题，谨慎选用。目前脱细胞真皮基质网片已经在国内市场化，如果经济条件允许的话，估计感染风险较大时，不失为较好的选择。

六、术后处理

腹股沟疝急诊手术的并发症要高于择期手术 [8]。腹股沟嵌顿疝或绞窄疝存在肠管嵌顿、肠切除或肠吻合的问题，因此术后存在肠麻痹的可能，需要按照开腹手术的原则进行手术处理，待肠功能恢复再进食。对于绞窄疝，肠管的松解可能导致毒性物质或细菌进入血液循环，有发生毒血症、菌血症甚至脓毒血症的可能。特别对于老年患者，应注意手术后的监护，予以特殊的关注或在 ICU 监测治疗。

（江志鹏，李　亮）

参考文献

[1]李亮,方丹,隋梁,等.高龄患者腹股沟斜疝并小肠嵌顿术后便血原因及治疗的临床分析[J].中华疝和腹壁外科杂志(电子版),2013,7(1):51-52.

[2]李亮,隋梁,吕国庆,等.经下腹部正中切口后入路在腹股沟疝急诊手术中的应用[J].海南医学,2010,21(19):37-44.

[3]樊华,陈杰.腹股沟嵌顿疝中应用疝环充填式无张力修补术的临床分析[J].中华腹部疾病杂志,2002,2(3):203-205.

[4]Andrzej Wysocki,Jan Kulawik,Marek,et al.Is the Lichtenstein operation of strangulated groin hernia a safe procedure?[J].World Journal of Surgery,2006,30(6):2065.

[5]Kurt N,Oncel M,Ozakan Z,et al.Risk and outcome of bowel resection in the patients with incarcerated groin hernias:retrospective study [J].World Journal of Surgery,2003,27(6):741-743.

[6]吴文辉,周军,汤友珍,等.平片无张力修补术治疗嵌顿性腹股沟疝(附45例报告)[J].岭南现代临床外科,2008,8(5):382-383.

[7]张峰海,孙广正,张海峰.无肠坏死型嵌顿疝细菌培养及血内毒素的临床观察[J].江西医药,2008,43(5):425-426.

[8]Alvarez JA,Baldonedo RF,Bear IG,et al.Incarcerated groin hernia in adults: presentation and outcome [J].Hernia,2004,8(2):121-126.

第25章 腹股沟淋巴结清扫术

腹股沟淋巴结清扫术在临床各科中都有应用，如普通外科的肛管癌、骨科的下肢恶性黑色素瘤、妇科的外阴癌以及泌尿外科的阴茎癌。对于疝和腹壁外科医生来说，腹股沟区更是重要的区域，因此熟练掌握腹股沟淋巴结清扫术具有重要的意义。

第1节　腹股沟淋巴结的解剖

腹股沟淋巴结位于腹股沟韧带下方，大腿根部的前面，在股三角区内，以阔筋膜为界分为深浅两群，分别称为腹股沟浅淋巴结和腹股沟深淋巴结。

一、腹股沟浅淋巴结

腹股沟浅淋巴结位于阔筋膜的浅面，是人体淋巴结中最大的一群，一般认为数目为6~9个，最多可达20个以上。容易在体表触及，尤其是女性更加容易触及，门诊常有以"腹股沟淋巴结肿大"就诊的女性患者。诊断为"淋巴结炎"的患者，实际上多数是误诊，接受了不必要的抗生素治疗。腹股沟浅淋巴结的范围主要位于股三角内，上界为腹股沟韧带下方约1cm；外侧界为从髂前上棘向下的垂直线，长约20cm；内侧界为从耻骨结节向下的垂直线，长约15cm；下界为内侧与外侧线的末端连线，相当于髂前上棘至髌骨上缘的中点水平。根据 Daseler 分群法（图25-1），以大隐静脉注入股静脉的水平线将其分为上、下两群，又以大隐静脉注入股静脉处的垂直线将上、下两群分为内侧与外侧两部分。水平线与垂直线交汇处为中央淋巴结，但是其出现率不高，其余4群分别为：上外侧群淋巴结，上内侧群淋巴结，下外侧群淋巴结和下内侧群淋巴结。腹股沟浅淋巴结的引流范围是下肢浅层的大部分集合淋巴管，腹下部、臀部、外阴以及会阴的集合淋巴管。下肢浅层的集合淋巴管主要注入下内侧群，一部分至下外侧群；外

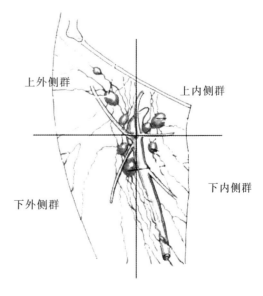

上外侧群
上内侧群
下内侧群
下外侧群

图25-1　腹股沟浅淋巴结的Daseler分群法

阴区、会阴部、肛管皮肤、子宫底部的一部分集合淋巴管注入上内侧群及下内侧群；腹前壁、侧腹壁、臀部的内侧 1/3 的集合淋巴管多注入上内侧群；后腹壁以及臀部的外 2/3 集合淋巴管注入上外侧群。腹股沟浅淋巴结主要注入腹股沟深淋巴结，少数直接注入髂外淋巴结。

二、腹股沟深淋巴结

腹股沟深淋巴结，虽然冠以该名，但实际上不属于腹股沟管内的解剖结构，而是下肢的淋巴结，位于阔筋膜的深面，沿股动脉、股静脉周围分布，主要在内侧面及其前面，实际上是股淋巴结的上群 [1]。该群淋巴结的数目变化较大，一般认为有 3~4 个，也有较多或较少的报道，按照与股动脉、股静脉的位置分为 5 群。

1. Cloquet 淋巴结，位于股环的下方，又称股环淋巴结，紧贴股静脉的内侧，仅 1 个淋巴结，体积较大。下肢及外阴部的淋巴注入髂外淋巴结之前，多经过该淋巴结，是淋巴结根治的指标性淋巴结。

2. 隐股角淋巴结，位于大隐静脉注入股静脉的夹角，紧贴股静脉的内侧，出现率恒定。

3. 内侧群，位于股静脉的内侧。

4. 前群，位于股动脉、静脉的前面。

5. 外侧群，位于股动脉的外侧。

腹股沟深淋巴结收集下肢深部及外阴深部的淋巴，腹股沟浅淋巴结也注入该淋巴结，最后注入髂外淋巴结。腹股沟浅淋巴结也可直接注入髂外淋巴结。

第 2 节　腹股沟淋巴结清扫的技术

腹股沟淋巴结清扫术包括腹股沟淋巴结清扫（浅组）和髂腹股沟淋巴结清扫（深组）。一般前者应用较多，后者需要在清除腹股沟浅组和深组淋巴结后，将髂外血管及髂总血管周围的淋巴结清除 [2]。以上的手术名称与腹股沟淋巴结的分组并非完全等同。腹股沟淋巴结的清扫，也即手术学上的浅组，包括解剖学上腹股沟淋巴结的浅群和深群，即腹股沟浅淋巴结和深淋巴结；而髂腹股沟淋巴结清扫的深组，包括髂总淋巴结的清扫和髂外淋巴结的清扫，实际上是腹膜前间隙的淋巴结清扫，属于盆腔侧壁的淋巴结清扫，与解剖学上的腹股沟淋巴结无关。要正确理解腹股沟淋巴结清扫，需要注意不同专著中提及的淋巴结分组概念是不一致的。

一、腹股沟淋巴结清扫术

1. 患者取仰卧位，双下肢外展约 15°。

2. 可以做直切口或 S 形切口。直切口位于腹股沟韧带中内 1/3 交界处，上自腹股沟韧带上 5cm，下达卵圆窝下 5cm。S 形切口在腹股沟韧带中外 1/3 交界处腹股沟韧带上 5cm 开始，向下弧形切开，在腹股沟韧带上 2cm 水平与腹股沟韧带平行，在腹股沟韧带中内 1/3 斜向下达卵圆窝下 5cm。

3. 腹股沟浅淋巴结的清扫。切开皮肤后游离皮瓣，皮肤保留少许脂肪层，一般保留 4~5mm。从切口的上缘开始切开脂肪层，深达腹外斜肌腱膜，将脂肪组织从腹外斜肌腱膜上游离下来，注意保护从外环口通过的精索。在耻骨结节内侧切除长收肌内侧的脂肪，显露长收肌。沿此肌向下清扫，至缝匠肌与长收肌交汇点，然后向上沿缝匠肌分离，直至髂骨，清除其间所有筋膜及淋巴组织。

4. 腹股沟深淋巴结的清扫。在股三角的顶部探查股动脉及股静脉，自上而下清除其前壁的脂肪组织和筋膜，注意清除 Cloquet 淋巴结。显露股静脉的内侧，清除脂肪组织，可以结扎股静脉的分支隐静脉。显露股动脉的外侧，清除其淋巴结，小的血管分支可以结扎切断。注意保护股神经及其分支。清除下来的脂肪淋巴组织，需要分组并做好标记再送病理检查。

5. 髂外及髂总血管周围淋巴结清扫。切断腹股沟韧带，切开腹外斜肌腱膜，将精索或子宫圆韧带一并向一侧牵开。在腹股沟韧带上 2.5cm 向外上方切开腹内斜肌、腹横筋和腹横筋膜，向上推开腹膜，显露髂外及髂总血管，清除其周围脂肪及淋巴结，同时可以清除闭孔内肌内侧及后方的脂肪及淋巴结。在操作过程中，小的血管分支可以结扎切断，注意保护神经及其分支。

6. 将切开的肌肉、筋膜及腱膜逐层缝合，放置皮下引流管，缝合皮瓣。

二、术后处理

1. 使用抗生素进行预防性抗感染治疗。
2. 保持引流管通物，引流量少于 10~30mL 方可拔除引流管。
3. 抬高患肢，可以用弹力绑带包扎大腿。
4. 注意观察皮瓣的活性。

三、术后并发症

1. **皮瓣坏死**　由于皮瓣游离广泛，可能发生皮瓣缺血坏死，应该将操作局限在股三角区的区域，切除范围越小，对皮瓣血供的影响也就越小。

2. **血清肿**　由于大范围游离皮瓣和淋巴结清扫，术后创面渗出多，易于形成积液而导致血清肿的发生。留置引流管并保持通畅是有效的预防手段。

3. **腹股沟疝**　由于髂总血管及髂外血管周围的淋巴结清扫需要切开腹股沟管前后壁的组织，对腹股沟会造成一定的破坏，术后有并发腹股沟疝可能。预防的办法是采用疝和腹壁外科的理念，重建腹股沟管的保护机制。

四、腹股沟淋巴结清扫的应用

1. 普通外科的肛管癌或直肠癌，部分患者需行腹股沟淋巴结清扫。一般清扫腹股沟淋巴结的浅组及深组，而髂腹股沟淋巴结清扫由腹部手术完成[3]。目前已经较少进行腹股沟淋巴结的清扫，肛管癌也由手术为主向放射治疗为主转变，但是某些病理类型的肛管癌仍需要手术治疗。

2. 骨科的腹股沟淋巴结清扫术，主要是下肢皮肤的恶性肿瘤，如恶性黑色素瘤，清扫范围包括腹股沟淋巴结的浅组、深组以及髂腹股沟淋巴结。腹股沟浅组淋巴结清扫容易进行，是否进行深组即髂总淋巴结及髂外淋巴结清扫是个有争论的问题[4]，可以根据具体的病情进行，有学者根据 Cloquet 淋巴结是否转移决定是否进行清扫。

3. 妇科的外阴癌以及泌尿外科的阴茎癌也是腹股沟淋巴结清扫术的适应证。一般只清除腹股沟浅组和深组的淋巴结，不做髂腹股沟淋巴结的清扫。

（郭远清，李　亮）

参考文献

[1]王云祥,张雅芳.淋巴管结构与癌的转移[M].北京:人民卫生出版社,2011: 307–310.

[2]秦新裕,姚礼庆,陆维祺.现代胃肠道肿瘤诊疗学[M].上海:复旦大学出版社,2011:299.

[3]顾晋.直肠肛门恶性肿瘤[M].北京:北京大学医学出版社,2006:130.

[4]Mack LA,McKinnon JG.Controversies in the management of metastatic melanoma to regional lymphatic basins [J].J Surg Oncol,2004,86:189–199.

第26章 髂腹股沟皮瓣介绍

髂腹股沟皮瓣在创伤及修复外科中应用较多，作为疝和腹壁外科医生，也有必要对髂腹股沟皮瓣进行一定的了解。

一、髂腹股沟皮瓣的解剖

髂腹股沟皮瓣是由旋髂浅动脉为主要血供的一类皮瓣。该血管多发自腹股沟韧带下方 1~4cm 股动脉的外侧壁，也可发自旋髂深动脉、旋股外侧动脉、股深动脉或旋股内侧动脉。旋髂浅动脉平均长约 1.5cm，外径平均为 1.5mm（单干）或 2.1mm（共干），主干发出后行于阔筋膜的深面，即分为深浅两支，两支走行基本一致。浅支的外径平均为 0.8cm，在阔筋膜深面走行 5cm 后穿阔筋膜至皮下，供血的区域包括腹股沟韧带下 2cm 至髂前上棘，内侧可达脐部。深支外径约 1.0cm，在深筋膜下走行，在阔筋膜与缝匠肌之间，主要供应股外侧的上份，在髂前上棘附近向外下，供应臀区。皮瓣一般有两套静脉，分别为伴行静脉和同名静脉，伴行静脉口径细小，难以吻合，无临床意义。同名静脉即旋髂浅静脉分布不太恒定，有时与动脉一支伴行，或走行于两支动脉之间，平均外径 2.1mm，汇入大隐静脉，需要作为回流静脉予以吻合，提高皮瓣的成活率。

二、髂腹股沟皮瓣的临床应用

髂腹股沟皮瓣主要用于手部外伤后软组织的缺损，特别是骨或肌腱外露的情况，也可用于手部由于瘢痕挛缩引起的畸形。传统上一般以带蒂皮瓣的方式进行，皮瓣成活率高 [1]。但是带蒂皮瓣需要长时间的上肢制动，目前显微外科技术成熟和普遍推广，游离皮瓣的成活率明显提高，因此现在一般以游离皮瓣的方式进行手术。由于其临近阴囊及阴茎，也可以作为旋转皮瓣用于阴囊及阴茎皮肤缺损的修补。其他需要皮瓣移植的手术，也可以选用髂腹股沟皮瓣。

三、髂腹股沟皮瓣的切取

供区皮瓣的选择主要考虑血管蒂的长度与口径，皮瓣的大小以及对供区损伤的程度。选择供区的皮瓣至少应考虑以下问题：①恒定的血供；②至少有一直径大于 0.5cm 的穿支血管；③有足够长的血管蒂；④供区皮瓣切取后可直接缝合。髂腹股沟皮瓣可完全满足以上要求，并且部位隐蔽，容易为患者所接受。

设计皮瓣时，以腹股沟韧带中点下方两横指，股动脉搏动点的内侧为皮瓣的轴点，轴点至髂前上棘的连线，并沿髂嵴向后延伸，此线为皮瓣的轴心线 [2]。由于旋髂浅动脉口径较小,且常不恒定[3],最好采用多普勒技术进行探测,探测后对需要切取的范围做适当的标记。首先在股动脉外侧阔筋膜下解剖出旋髂浅动脉,确定其进入皮瓣后,再切除四周,深度至深筋膜。在深筋膜上掀起皮瓣,注意保护和避免过度牵拉血管,断蒂时尽量靠近股动脉,不仅可以保留较长的血管蒂,并且口径也相对较大。在切取皮瓣时,也需要注意保护和尽量靠近大隐静脉切取旋髂浅静脉。如果需要切取较大面积的皮瓣,可在皮瓣内同时保留腹壁浅静脉,与口径相当的血管吻合,可以增加一支皮瓣的血供,提高成活率。供区可直接缝合,或者适当做皮下游离后缝合。髂腹股沟皮瓣由于携带较多的脂肪组织,因此修补手背等部位时会显得较为臃肿,根据修补部位的需要,可以适当剪除皮瓣的脂肪组织。

四、受区的处理

受区彻底清创缝合或者切除瘢痕,修复肌腱,骨折可以克氏针固定。解剖出血管,然后将皮瓣的动静脉分别与受区的动静脉进行吻合,观察皮瓣的血运恢复情况。必要时可以留置引流条,皮瓣与受区的边缘做简单的缝合即可。

(郭远清)

参考文献

[1]侯春林,顾玉东.皮瓣外科学[M].上海:上海科学技术出版社,2006:248-395.

[2]Kimutan,Satoh M.Free microdissected thin groin flap design with an extended vascular pedicle [J]. Plast Reconstr Surg,2006,117:986-992.

[3]钟世镇,徐达传,丁自海.显微外科临床解剖学[M].济南:山东科学技术出版社,2000:65-67.

第27章 腹股沟疝的手术前心理指导

患者一旦住院，就意味着脱离了正常的生活轨道，将从一个更加严峻的角度去对待生活中的一切，即使是健康时非常平凡的小事。这是大部分非医学背景的人住院时会有的心态。即使在医疗技术十分发达的今天，人们仍然认为手术是非常可怕的事[1]。住院患者中多数会存在不同程度的精神、心理问题[2]，对于腹股沟疝的患者也不例外。当前，医学模式已转变为生物-心理-社会医学模式，医学模式的转变也促进了护理模式的改变，从单一的功能性护理发展为身心及社会因素的整体护理。

第1节 住院患者的心理改变

患者一旦住院，其正常的生活被打乱，往往成为一种强烈的信号，冲击着患者的内心世界。在这种心理背景下，患者对待周围的心态和看待问题的视角也会发生相应的改变。医院是一般非医学背景的人员不熟悉的环境，陌生的人，陌生的事物，陌生的环境，对医疗的不熟悉而无法根据以往的经验去选择，都会使患者产生恐惧感和剥夺感。住院对于患者来说，是一种应激的过程，主要表现为情绪焦虑，据统计在日间手术中达 76.7%[3]。这种应激使患者把注意力集中在自身的体验和感觉上，产生不同程度的消极心理活动，这种消极的心态可能是激烈的，也可能是非常的轻微，主要表现在以下方面。

一、对住院和疾病的认知过程

患者在住院时的感知，由于住院的特殊心理背景，与平时的感知会有所不同，甚至产生很大的差别。这种不同会受到患者情绪和性格特征的影响。对护理人员来说，需要对患者的感知进行区分，判断是否存在过多的情绪因素，从而正确指导患者围术期的活动。

二、情绪情感的过程

由于疾病及住院引起的特殊心理改变，在最初的阶段，患者往往情绪不稳定，急性病患者容易出现情绪激动或歇斯底里的情感变化，而慢性病患者往往出现性格上的改变，易于产生无助感和依赖性。焦虑是患者最初的感受，这种焦虑可以是对现实疾病的焦虑，也可能是对疾病和住院不熟悉的"想象性"焦虑。轻度焦虑有利于患者对治疗的关注，有积极的作用；中度焦虑则表现为不安和紧张；重度焦虑可以使患者无法安静，孤独无助失去安全感。中重度的焦虑对患者的治疗及与医护人员的交流都会产生不利影响。随着时间的延长，例如住院时间长，可能发生手术后并发症，或疾病预后不佳，患者容易出现抑郁的心理状态，表现为情绪低落、悲观，甚至对生活和事业失去信心。住院患者的自杀或企图自杀的行为，多发生在抑郁的阶段，但是这阶段的患者往往表面上表现的很"安静"，容易被家属和医务人员忽略。

三、意志过程

在住院的环境或者疾病的心理背景下，患者意志可能发生多样性的改变。不能根据平时的意志来推断患者住院和疾病背景下的意志，这种情况下意志可能发生改变和退化。意志坚强的患者可能积极寻求配合医生的治疗；意志薄弱的患者，往往希望成为关注的中心，希望医生、护士、家属、朋友对他给予更多的关注，考虑问题以自我利益为中心，甚至出现敏感多疑、任性、挑剔等情况。

四、个性对患者住院心理过程的影响

心理健康的患者，可以积极面对疾病，调整自己的心理状态。每个人的个性都不完全相同，患病时不同个性的患者心理不同，从而产生不同的行为模式。精神衰弱型的患者往往对疾病充满不安和恐惧，疑病者可能会对一些主观症状描述得十分逼真，歇斯底里型者则会夸大自己的病情。

五、影响患者心理的因素

首先是疾病的因素。不同疾病对患者造成的心理影响有很大的差别，例如腹股沟疝与癌症造成的心理影响完全不同。其次是患者的心理因素。患者的心理受疾病的客观影响，又受患者的主观认识和态度影响，与患者的专业背景、文化水平、对疾病的接受程度等因素有关。第三是社会因素。患者的社会关系、世界观、社会对医患关系的负面信息或评价对患者的心理会形成不同程度的影响，患者的经济能力和家庭状况，有时也会对患者的心理造成一定的影响。

第2节　手术前后患者的心理问题

手术对患者而言是个非常陌生的问题，患者对于手术往往存在很多想象，甚至认为手术就像影视作品中艺术化的描述，是很神奇的。手术不仅是一种身体上的应激，同时也会产生心理应激，不良的心理应激对患者的预后会产生一定的影响。

一、手术前的心理问题

1. **焦虑、不安**　任何患者在手术前都会产生焦虑和不安，包括具有医学背景的患者。轻度的焦虑对于患者的配合和主动寻求治疗是有利的，但是过度的焦虑则会对疾病产生不利的影响。

2. 对手术的理解及认识不足　由于患者的知识水平、理解能力或者医生的解释不足，患者未能理解手术的相关问题或未认识到手术的必要性。这种心理背景容易对术后的不适产生过度的反应，对术后的并发症有后悔手术和恼怒感，甚至可能是产生医疗纠纷的根源。

3. 以往的手术经历　患者由于其他疾病经历的手术体会，或者目睹亲友的手术治疗结果不良，可能会对患者造成不良的心理影响，导致其对手术的抗拒或者对手术结果的过度担心，从而产生焦虑感或者抗拒心理。

4. 其他影响因素　患者的年龄对心理也有影响，尤其是老年或者儿童患者更加明显。地方性的风俗和宗教行为，可能会使部分患者抗拒手术。患者的一些基础性疾病或者内分泌紊乱，也会对心理造成不同程度的影响。

二、手术后的心理问题

安全度过手术后，患者往往感觉到轻松和安慰，但是同时也会出现手术造成的躯体不适，个别患者也会对手术结果担心，或者关注是否出现手术并发症，在严重疾病或者大手术后的患者这种情绪更容易出现。主要表现为容易激惹、挑剔、食欲不佳、不愿意活动和睡眠障碍等。有些患者可能出现与躯体情况不符的主观症状。高龄且基础疾病多的患者，容易出现术后谵妄。

第3节　腹股沟疝的特殊心理问题

腹股沟疝大部分发生于男性患者，由于与生殖器官解剖学关系密切，在男性患者中会产生特殊的心理问题。

一、手术后是否出现性功能障碍

由于腹股沟区临近男性的外生殖器，因此男性患者往往表现出对手术后性功能的担心。严重者甚至在住院后对是否手术的决定出现多次反复，部分患者因此而放弃手术。

二、对生殖能力的担心

经过与医生的初步交流后，患者理解到手术可能出现睾丸萎缩的并发症，可能损伤输精管，造成术后射精疼痛等问题，这对男性而言是个沉重的心理打击，特别是中青年患者。

三、对身体植入人造网片的担心或抗拒

目前使用的人造网片对身体而言是异物，部分患者可能对此产生担心，也有患

者拒绝植入网片。有的患者是使用网片的无张力修补术的绝对适应证，但经过反复劝说，也无法改变其固有的思想观念。这种情况在腹股沟疝无张力修补术在国内刚开展时尤其明显。经过10余年的推广，且各种资讯也越来越丰富，目前这种情况正在得到改善。

腹股沟疝患者一般对手术本身或者手术的结果，并不会表现出过多的担心，这与一般人的观念以及媒体上一般将腹股沟疝归类为"小手术"有关。同时，一些医疗机构为了吸引患者，出现很多浮夸和脱离现实的宣传，对患者的思想观念会产生不同程度的影响，术前指导也需要注意。

第4节　腹股沟疝的心理指导

外科手术是一种创伤，围术期患者对麻醉、手术、疼痛和意识不清的状态充满恐慌与不安[4]。腹股沟疝手术不涉及影响生命的器官，因此由于手术本身而导致危及生命的情况非常罕见。但是腹股沟疝的治疗也有其固有的特点，不能因为"小病"而忽略对其心理影响的关注。心理护理是运用心理学的理论和方法，探索患者的心理活动规律，并通过护患关系和相应的护理措施，处理患者在疾病过程中出现的心理问题，改变患者的心理状态和行为，使其趋向于康复的过程。心理护理遵循以下原则：整体性原则，应用性原则，以患者为主题的原则，保护性原则和平等性原则。腹股沟疝患者有其心理特点。一般而言，腹股沟疝患者主要表现为对手术的焦虑情绪，属于现实性的焦虑[5]，是对外界危险因素的直接情绪反应，不表现为广泛的非理性思维，没有违反基本的规范，而神经症性焦虑罕见。其他异常的心理，如抑郁等不是主要的心理异常，但是可以在一些特殊的个体中出现。

焦虑的群体偏向于优先加工负性的情绪刺激[6]，心理护理可以明显减少患者围术期的应激反应，改善患者的主观症状[7]。因此，合理的术前宣教与指导是可以改善患者的焦虑的[8]。心理指导主要针对以下3个方面进行。

一、针对住院的心理状态进行指导

一个人从社区进入医院，到了陌生的环境，其社会人的角色开始向患者角色转变，伴随而来的是角色变换而产生的焦虑和不安，并由此带来应激。不同的患者有不同的心理需求，但也存在共同的规律。

1. 对良好住院环境的需求　干净整洁的病房是患者住院的基本需求，但是不同阶层的患者也有不同的需求。对于多数的普通民众来说，当地医院一般的住院条件已经可以满足要求。一些经济能力强的患者，可能要求更好的住院条件。由于我国的医疗体制等多种原因，多数地区不能提供多样化的住院条件，因此有必要针对一些特殊要求的患者进行针对性的指导。除了病房的物理条件外，病房医护人员的工作面貌，病房工作的组织水平，也会对患者产生心理上的作用。因此，医护人员的言行举止、工作组织的井井有条，也是重要的心理指导因素。有研究表明，患者对医生的信任可以降低焦虑水平[9]。

2. 进入新环境的心理需求　在住院的环境下，可以将病房里的各种人员看做一个群体。在这个群体，新入院的患者是进入这个群体的新角色，有被这个群体接受的需求，需要与医生、护士、后勤人员以及其他病友建立和谐的关系。这种需求在腹股沟疝患者中更有意义，这是由腹股沟疝的疾病性质决定的。患者之间以及医患之间的和谐关系对患者的恢复更有意义。在著名的加拿大 Shouldice 医院，要求患者不能由家属陪护和照顾，病房内没有卫生间，患者的大小便需要步行一定距离，目的是让患者早期下床活动。没有工作人员将食物送至病房，所有患者的就餐都要求在餐厅集体进行。在座位的安排上，每桌患者中一半是新入院患者，一半是老患者，有时还有医生和护士。在进餐的过程中，新老患者之间的交流，就已经完成了入院辅导，对患者熟悉医院环境有特殊的意义。另外患者也有被了解和接受的需求，家属和朋友的探视，对患者心理的稳定也起到重要的作用。不同阶层的患者也有不同的需要。一些患者，特别是那些经济状况较好或处于支配性质职位的患者，期望医生护士给予更多的关注；而处于社会底层的患者，只希望能够一视同仁。因此灵活的交流，也是心理指导的重要因素。

3. 对疾病了解的需求　患者毕竟不是专业人员，对疾病的了解有限，因此总是试图理解疾病的治疗方法、转归和预后，希望不发生医疗事故和意外。在此心理背景下，患者希望得到最好的治疗，最好的医疗材料，最好的药物，这些条件在我国目前的社会发展阶段都可以得到。但由于受到医疗保险支付范围的限制，患者的要求是无法无限满足的，在客观上是受到限制的。患者所得到的治疗首先应该符合卫生经济学原则。在患者入院时，应该介绍这方面的信息，以免患者的要求得不到满足而产生不良心理。

患者入院时，首先接触的是护士，针对患者心理进行的入院指导，可以使患者尽快适应入院后的各种改变，端正对疾病和治疗的态度。

二、针对手术前后的心理状态进行指导

对于患者而言，最无法掌握的莫过于手术，至少从患者的角度看来，是他们最难理解的问题，也是手术心理问题的根源。术前对患者细致的检查，耐心的解释，如何进行心理上的放松，手术安全的技术设备保障等，是减轻手术心理障碍的基础。对于护理指导而言，需要避免与医生的解释产生语言上的不一致。护理的心理指导不应涉及具体的手术细节，重点是针对患者的心理状态进行针对性的处理。术前需要保持良好的睡眠，过度焦虑的患者可以报告医生，给予抗焦虑或者催眠药。研究表明，常规的术前指导加上心理辅导，可以有效减少术后各种不适，如疼痛的程度等。手术后鼓励患者下床活动，无协助的情况下起床及独立进行各种生活，对患者尽快走出"病人"的角色，回归正常的生活是非常必要的。但是身体条件不允许时例外。

三、针对腹股沟疝的特殊心理问题进行指导

男性患者的腹股沟疝，由于与生殖器官有关，往往受到特殊的关注，特别是处于生育期的中青年患者。加上目前资讯的发达，部分患者往往在住院前就注意到相关的信息。主要是对性功能的担心，对手术损伤生殖器官的担心，植入网片是否会引起后遗症等。对于护理而言，主要是进行心理上的辅导，减轻其焦虑情绪。可以通过举例的方式进行，通过以往治疗病例的情况树立患者的信心。必要时可以将问题汇报医生，让医生从技术的角度再进行解释和安抚，最大限度减轻患者的焦虑。

（陈　芳）

参考文献

[1]许丽平.腹股沟疝患者术前心理护理的必要性[J].中华疝和腹壁外科杂志(电子版),2011,5(2):66-67.

[2]Rachel V,Alexandre B,Pierre B.Major depressive disorder in the general hospital[J].General Hospital Psychiatry,2003,25(6):183-193.

[3]Mitchell MJ.Conscious surgery:influence of the environment on the patient anxiety [J].J Adv Nurs,2008,64(3):261-271.

[4]Mitchell MJ.Patients anxiety and modern elective surgery:a literature review [J].J Clin Nurs,2003,12(6):806-815.

[5]李心天.医学心理学[M].北京:中国协和医科大学出版社,2001:403.

[6]刘丽,郑涌,杨集梅,等.特质焦虑者错误反馈下的情绪—认知偏向:时间相关电位研究[J].中国心理卫生杂志,2009,23(3):224-227.

[7]王焕亮,张丽,公文华.心理干预对围手术期应激的影响[J].中国心理卫生杂志,2007,21(6):417-420.

[8]Asilioglu K,Celik SS.The effect of preoperative of education on anxiety of open cardiac surgery patients [J].Patient Educ Couns,2004,53(1):65-70.

[9]梁明明,李晔,鲁铱.患者信任医生与焦虑、健康相关生命质量的关系[J].中国健康心理学杂志,2012,20(11):1645-1647.

第28章 腹股沟疝的围术期护理

腹股沟疝是普通外科的常见疾病，目前无张力疝修补术已经成为主流的术式，但是有张力的组织修补术也没有被淘汰，仍有特殊的适应证。腹股沟疝的围术期护理主要分为术前护理和术后护理以及出院指导3方面，也需要重视一些特殊的情况。

一、腹股沟疝的术前护理

1. **一般护理** 术前指导患者戒烟。根据季节指导患者注意保暖、避免受凉，注意休息。一般无需特别注意营养问题，根据手术的类型指导患者不同的饮食。腹腔镜下的腹腔内手术对肠道造成一定程度的干扰，可予清淡易消化的饮食。其他手术，如开放的无张力疝修补术、组织修补术，一般无需特别注意饮食问题。局麻的患者可在术前进食，但需注意适量饮食，不宜过饱。椎管内麻醉或者全麻的手术，术前需要禁食。部分手术后需要卧床的患者，应提前训练床上小便，使其有足够的心理和生理准备。

2. **体格检查** 注意患者的心、肺、肝、肾等脏器功能情况。注意患者的基础疾病，通知医生进行针对性的处理，以准确评估患者的手术耐受力，保证患者在最佳的身体状态下进行手术。

3. **心理护理** 手术前多数患者有不同程度的焦虑，表现在对手术疼痛等不适的害怕，对手术治疗效果及并发症的担心。部分患者还表现为对体内植入网片的担心，对手术造成性功能障碍或生殖功能障碍的担心。在术前辅导时应对患者的问题进行耐心的解释。对焦虑影响睡眠者，可予安眠药辅助睡眠。对心理负担特别重者，必要时可汇报主管医生，或求助于心理医生。告知患者手术中的不适情况，如牵拉小肠时造成的不适，对膀胱刺激造成的排尿感等，让患者了解手术的情况，使其有充分的心理准备。

4. **手术区域的准备** 手术区域的准备主要是指手术前的备皮。虽然目前已经不主张备皮，认为备皮可能增加感染的发生率。但腹股沟区的手术有其特殊性，一是阴毛对手术的影响，二是多数手术需要植入网片，对无菌要求高。因此最适合的办法是手术前临时备皮，剔除毛发，避免划伤皮肤，一般不主张提前一天备皮。腹腔镜手术还应该注意脐部的准备。脐部是腹腔镜手术 Trocar 的穿刺部位之一，脐部准备不充分容易导致感染发生。感染对无张力疝修补术来说是严重的并发症，应该尽量避免发生。

5. **合并症的护理** 腹股沟疝的患者部分合并慢性的疾病，如心血管疾病、糖尿病等。有的疾病可能对手术的治疗效果产生影响，如咳嗽、便秘、前列腺增生症等，术前需要予针对性的处理，如止咳、通便等。

二、术后护理

1. 饮食指导 饮食的指导需要根据麻醉类型及手术中的情况决定。一般而言，腰麻及全麻需要一定时间的禁食，一般为手术后 6h，若无恶心、呕吐，即可进食，次日可以进软食或普食。局部麻醉无需禁食，术后可直接进普通食物。如果手术中出现肠管的问题，如肠管损伤后的修补，或者肠管粘连于疝囊手术分离较多，担心术后发生肠麻痹，此时需要推迟进食时间。可以参考开腹手术的要求，待患者肠功能恢复后方可进食。

2. 活动与休息 局麻下的无张力修补术无需特别的休息，患者可以进行一般的日常活动，可以从事自己认为可以进行的活动，包括行走、饮食、大小便等，但是不能进行明显增加腹内压的活动。椎管内麻醉一般要求去枕平卧 6h 后可以起床活动及进食等。全麻患者可视麻醉消失的情况决定进食和起床活动的时间，一般临床上也是习惯术后卧床及禁食 6h。长时间的卧床可能导致便秘及尿潴留的发生，因此提倡患者早期下床活动。但是年老体弱、绞窄性疝、巨大的腹股沟疝、多次复发性腹股沟疝、有张力的组织修补术等情况，患者应该推迟下床活动的时间。嘱患者注意避免腹内压的突然增高，如咳嗽、突然用力等，必要时用药物止咳，咳嗽时注意切口的保护。

3. 切口的护理 在国内，传统的习惯是腹股沟疝手术后予沙袋压迫切口 24h。这种观念一直深深地影响着各级医院的医护人员，其目的是减少术后出血和渗出。但是在现代手术条件下，这种观念是错误的。目前的疝和腹壁外科已经专业化，手术也已经精细化。特别是目前电刀条件下的手术，腹股沟疝手术几乎是零出血的手术。手术中及手术后出血的可能性很小，手术按筋膜的层次解剖，手术后渗出的可能性也很小，因此沙袋压迫切口是不必要的。沙袋压迫造成患者长时间以固定姿势卧床，会增加褥疮和下肢静脉血栓的发生率，特别是老年患者。如果担心术后阴囊肿胀，可以参考泌尿外科的经验，嘱患者穿紧身内裤并抬高阴囊。

4. 防止腹内压升高 手术后注意保暖，防止受凉引起咳嗽，咳嗽时用手按压以保护切口和减轻震动引起的切口疼痛。手术后由于切口疼痛影响患者腹部的用力，或者麻醉以及手术对肠管的影响，有的患者可能出现短期排便障碍，或者小便困难，多数不属于器质性病变。对患者进行鼓励，多数可以顺利恢复正常的大小便，必要时可使用开塞露或者进行导尿。

三、出院指导

腹股沟疝由于其手术及治疗的特点，一般住院时间短，有的医院甚至是"一日住院"。患者与医护人员接触的时间很短，出院指导就显得较为重要。出院指导应该根据手术的类型、患者的职业、年龄等具体情况有针对性地进行。

1. **防止复发**　避免腹内压增高的各种因素，如保持大小便通畅，避免慢性咳嗽，如咳嗽无法避免，咳嗽时注意切口的保护等。有张力的组织修补术，手术后复发率高，这方面需要特别注意。

2. **活动指导**　腹股沟疝的无张力修补术，出院后无需对活动进行特别的限制，可以逐渐增加活动量。2 周后可完全恢复正常的生活，但是 2~3 个月内应该避免激烈运动、提举重物和体力劳动。

3. **复诊和随诊**　定期门诊复诊，若疝复发，及早诊治。

四、特殊情况的护理

1. **并发下肢静脉血栓的护理**　高龄患者，特别是长时间卧床的患者，可能出现下肢静脉的血栓。此时应注意抬高患肢，避免膝下垫硬枕压迫静脉，避免剧烈运动下肢，防止血栓脱落，造成栓塞。注意观察患肢的皮肤颜色、皮温，测量患肢与正常下肢的周长。

2. **阴囊肿胀患者的护理**　腹股沟手术后的渗出，可以积聚于阴囊，导致阴囊肿胀，主要见于复发疝和巨大腹股沟疝的手术。个别情况阴囊肿胀严重，这种情况无需进行特别的处理，可以自行吸收恢复，但是时间长短不等，从几天到半年都有可能。护理上注意嘱患者可穿紧身内裤或使用丁字带抬高阴囊 [1]。

3. **腹股沟疝的快速康复外科的护理**　快速康复外科的目的是让患者尽快恢复，包括身体状态和心理状态的恢复，围术期的护理是其中重要的环节之一 [2]。腹股沟疝手术对重要的生命器官和运动系统不造成根本的影响，因此更有条件进行快速康复外科的护理。主要措施有：医生在手术结束后，注射长效局麻药阻滞髂腹下神经、髂腹股沟神经、生殖股神经以及切口周围，达到长时间止痛的目的，有利于患者的早期活动和进食 [3]；切口予切口胶黏合，既可对合切口，也有保护作用，将切口隔离，可以进行正常的洗浴。患者手术后经过 2~6h 的观察即可回归正常的生活。快速康复外科术前的心理指导非常重要，需要纠正患者的一些错误观念，传递科学的医学知识。实践证明，术前心理指导可以缓解腹股沟疝无张力修补术后的疼痛 [4]。出院指导除了注意一般性的出院指导外，还要指导患者正确的洗浴方法及切口观察的相关问题。洗浴时不能擦拭切口，以免切口黏合胶脱落，失去保护作用。正确的方法是用毛巾蘸去切口的水滴，一般切口 7d 后胶可自行脱落，无需处理。切口的观察注意有无红肿及渗液，如出现以上问题，需要回院复诊。国人长期习惯住院至拆线后出院，对社会及医院来说是医疗资源的浪费，对患者来说也增加了医院感染的机会，并且完全没有必要。但是这种心理习惯不可能自动改变，出院时注意对患者进行心理指导。

4. **注意手术后的呼吸情况**　一般情况下的腹股沟疝对心、肺等器官不造成影响。但是巨大的腹股沟疝，特别是双侧的腹股沟疝，手术后由于长期疝出物的回纳，造成腹腔压力升高，对肾脏和心肺可能造成影响。主要表现为少尿或无尿，呼吸费力，甚至呼吸衰竭。对这类患者，主要观察其呼吸情况和尿量，男性患者出现胸式呼吸可能是出现呼吸衰竭的苗头。症状轻微的患者可以采取坐位或半坐位，吸氧，严重患者需要进行手术减压[5]和呼吸机治疗，处理不及时死亡率高[6]。罕见的情况是手术后出现胃食管反流，导致反流物误吸入呼吸系统，可能出现危及生命的情况[7]。

不能因为腹股沟疝手术是"小手术"而掉以轻心，如手术后的呼吸衰竭、胃食管反流等，可能威胁到患者的生命，因此围术期的护理应该认真严谨地进行。

（方　丹）

参考文献

[1]赵一军,章阳.30例高龄腹股沟疝无张力修补术患者围手术期的护理[J].中华疝和腹部外科杂志(电子版),2011,5(2):69-70.

[2]张琼,王维宁.快速康复外科在腹股沟疝围手术期护理的应用[J].护理实践与研究,2011,8(13):31-32.

[3]Kehlet H,Dahl JB.Anaesthesia,Surgery and challenges in post-operatived recovery [J].Lancet,2003,362(9399):1921-1928.

[4]刘晓红,贺朝霞.心理护理在缓解腹股沟疝无张力修补术后切口疼痛中的应用[J].当代护士,2010,6:79-80.

[5]Wells SA,Creswell LL,Mayberry JC,et al.Abdominal wall treatment beyond damage contract [J].Curr Probl Surg,2002,39:1222-1229.

[6]Grubben AC,van Baardwijk AA,Broering DC,et al.Pathophysiology and significance of the abdominal compartment syndrome [J].Zent Ralbl Chir,2001,126(8):605.

[7]Vakil N,van Zanten SV,Kahrilas P,et al.The montreal definition and classification of gastroesophageal reflux disease :a global evidence-base consensus [J].Am J Gastroenterology,2006,101(8):1900-1920.

第29章 腹股沟疝的临床路径管理

  临床路径（clinical pathway，CP）是一种质量效益型医疗管理模式[1]，20世纪80年代初期在美国诞生，目的是缩短住院时间和控制医疗成本，至今已经成熟开展。但是在国内尚属起步阶段，多数医院在护理和健康宣教方面进行了试点。2010年卫生部下发了在全国开展临床路径管理试点工作的通知，组织专家根据我国的实际情况制核订不同病种的临床路径表，在全国进行推广，腹股沟疝是其中推广的病种之一。

一、临床路径的意义

  临床路径的出现是伴随着医疗付费模式的改变而产生的。最早的医疗付费模式是按项目付费，即患者根据医院提供的诊疗项目和药品耗材的情况进行付费，患者完全是被动式接受，无法鉴别哪些是需要的项目，哪些是不需要或必要性不大的项目，容易出现以数量代替质量的弊端。随着医疗保险等第三方付费模式的兴起，以及医疗成本的不断升高，付费方要求医院实施标准化的管理，对费用进行控制。因此单病种付费形式的出现，即根据疾病的诊断制订费用标准，医院的盈利需要将成本控制在付费标准之下，因此对医疗流程的监控便显得尤为重要，临床路径由此诞生。但是这种单病种付费的形式仍然有其弊端，有时同一诊断的疾病，可能有不同的亚型，而有不同的ICD编码，其治疗手段可能存在很大的差异。如先天性巨结肠的不同亚型而有两个ICD编码，为了对付费进行更精细化的管理，逐渐发展到根据ICD编码付费，即诊断相关分组为付费基础的定额付费制度[2]。

  临床路径是指医院内的一组成员（包括医师、护士以及管理者等）根据某种疾病或手术制订的一种医护人员共同认可和遵守的诊疗模式[3]。因此其核心的理念是对医疗质量实行实时的管理，"缩短住院天数、降低医疗费用"是临床路径的两个显著特征[4]，是医院针对医保定额付费的一个对策，来源于利益动机[5]。临床路径的这个特点对于正确理解临床路径的意义非常重要。综合文献报道，许多学者认为，实施单病种付费对医疗保险机构、医院和患者都具有意义[6]。2004年3月，济宁医学院附属医院率先实施单病种限价，无论在经济效益还是社会影响力方面均取得良好成效[7]。"缩短住院天数、降低医疗费用"只是临床路径的目的，而临床路径是实现这个目的的重要手段之一。

二、临床路径设计的关键

  临床路径在实施上具有有序性和时间性[8]，因此我们把不按临床路径实施的步骤称为变异。临床路径时突出变异相关节点的控制，采用模块化控制的方式，并对每一环节进行量化。作者所在医院把临床路径的各个指标细分为：患者因素、医生因素、疾病本身原因、临床路径本身设计缺陷以及医院的管理 [9]，根据原因对相应的节点进行干预，变异质量控制是临床路径中的难点 [10]。当然根据管理目标的不同也可以有不同的分类，按照变异发生的方向可分为正性变异和负性变异；按照变异发生的来源可以分为患者本身、医务人员、医院和社区相关因素；按照相关性可以分为患者、医务人员和系统相关因素。目的是利于矛盾的暴露，准确干预不合理环节，并利用信息化的手段，以时间为横轴、以诊疗项目为纵轴，对以上情况进行自动化的统计，使医疗流程得到数据化的表达。可以对每例病例设定假定的正常数据曲线和实际医疗过程的曲线，对其偏离正常曲线的原因进行自动显示。也可以对每一阶段的数据进行直观的汇总，使管理科学化。腹股沟疝的治疗特点使之非常适合于临床路径管理。

1. 对住院日的监控　缩短住院日是医院管理的重要目标之一，也是卫生事业管理的重要目标之一。通过缩短住院日，可以使床位得到充分的利用，单位时间内诊治更多的患者。对单一医院可以提高效率，对卫生事业管理而言，可以使社会的医疗资源得到最大化的利用。但是在我国，由于全国各地的发展存在巨大的差异，同一地区的不同医院之间差别也非常大。就腹股沟疝而言，有的医院实行"一日住院"，有的医院则实行传统的住院模式，从患者入院到拆线出院平均住院在 9 天以上。我国长期实行的医疗制度以及患者形成的就医文化，对住院日的理解会产生直接的影响。例如在国人的观念中，手术切口拆线后才是出院的标准，即使患者在住院期间没有任何的治疗措施，部分患者仍然固执地坚持住院治疗。但是在欧美等发达国家和地区，腹股沟疝的手术结束后，患者即刻转到社区医生进行后续的随访，无需继续住院。另外由于医院部门之间的协调问题，如检验科无法按时完成检查或者手术室无法及时安排手术等，也可能延长患者的住院日。还有一种情况是患者坚持要求某一医生为其手术，但是该医生由于工作安排或者其他原因而无法手术，只能延迟其手术安排的时间，也造成了住院日的延长。因此临床路径设计时应该体现这种情况，住院日的超标是由于患者因素、医生因素、疾病本身原因、临床路径本身设计缺陷以及医院管理因素中哪一个因素引起的，并数据化地显示在医疗管理部门的信息系统上。针对医生或者临床路径本身的因素，可以进行调整，但是患者的因素则需要教育和社会引导。这是一个较长的过程，不能为了一步到位武断地为提高效率实施"一日住院"。

2. 临床路径与医疗费用的管理　目前社会普遍诟病医院"看病难、看病贵"，多数民众只是看到患者医疗支出的总费用情况，只关注绝对的数值，但对其中的医生劳务收费和药品、耗材等费用比例并不知情。一个外科病例的治疗会涉及外科、麻醉科、手术室、检验科、放射科等科室，因此在设计临床路径时对每一部分的费用应该有精确的划分，每个部分的每个环节也应进行细分，即患者因素、医生因素、疾病本身原因、临床路径本身设计缺陷以及医院管理，根据以上五方面对实际的费用及变异进行统计。可以发现在国内多数医院，费用比例最大的是腹股沟疝使用的网片，而比例最低的则是医护人员的劳务费，而在欧美等发达国家情况正好相反。因此，临床路径体现出来的医疗费用问题，可以提供给政府、医院、医疗付费方的医疗保险公司或者社保机构，是他们进行平等费用交流的客观平台。

对于政府的卫生事业管理而言，关于医疗费用的问题，临床路径体现出来的并非医院或者医生的问题。我国的医疗收费不体现医生护士的劳务收费，仍然是计划经济式的象征性收费。而腹股沟疝手术使用的网片属于高科技产品，市场化的流通和管理，体现了其正常的价值。这种不正常的现象是我国的医疗体制问题，如要降低腹股沟疝治疗的成本，应该改革医疗耗材的生产和流通环节的不合理[11]，这是临床路径的卫生事业管理的意义。

对于医院的医疗管理而言，每个环节的医疗费用得到直观的显示。可以直接看出劳务费、药品费用、耗材费用、住院费用、医院各个科室所产生的费用等，从而得出问题的症结。也可以看出不合理费用是由于医生问题、患者的主观问题还是病情因素引起的。例如腹股沟疝手术时医生不按要求选用昂贵的网片，可以是医生本人出于非病情因素的选择，是病情需要的必须选择还是患者的选择。对于医生的问题，当然需要对医生进行处理。但是对于患者本人的非合理要求，由于我国非常特殊的医患关系，有的患者固执要求，甚至通过上访、软磨硬泡、威胁医生等极端手段达到自己不合理要求，此时医院和医生也无法正常处理。因此通过临床路径，体现出的医疗费用的环节因素并非医院本身能够完全解决的。

对于医疗付费方，临床路径也是重要的决策和管理平台。医疗保险公司可以要求医院提供临床路径的数据进行参考，根据临床路径的数据与医院进行平等的对话，谈判单病种赔付的标准。也可以根据临床路径的数据与患者进行合同的约定。例如在国内网片的费用是腹股沟疝治疗费用控制的关键因素，因此医疗保险公司可以将保险分级，根据不同的购买标准享受不同价格的网片。对于不在合同内的内容，不属于病情需要，如果属于患者的主观要求，保险公司不予赔付，而由患者承担。

临床路径在费用管理上，是政府、医院和医疗费用支付方[12]平等对话的平台，三方都可以根据这些客观的数据进行精细化的科学管理。

3. 临床路径对不合理用药的监控　长期以来，我国存在严重的抗生素滥用现象。这有复杂的原因，不能单纯把责任归咎于医生，有时患者也会主动要求使用抗生素。通过临床路径的设定，规定规范化的使用原则，如果特殊情况需要偏离这个原则，即所谓的变异。变异时应提供理由，是病情需要，还是患者的主动不合理要求。是患者还是医生本人的错误观念导致的不合理使用抗生素，都可以在临床路径上得以体现。根据北京大学深圳医院的临床路径实践表明，抗生素的不合理应用，有医生的因素，也有患者或社会因素[13]。这可以使管理更有针对性，临床路径对用药的指令性要求与实际的用药原则相结合，抑制药物滥用的效果比较显著[14]。目前腹股沟疝治疗多数的指南不支持常规预防性使用抗生素，只有在一些特殊的情况如糖尿病等，才预防性使用抗生素。因此临床路径的设计就可以不设置抗生素的使用，如需使用必须阐明理由。这样就可以根据变异的统计，实时了解实际的抗生素使用情况和不合理使用的原因。如果这个因素是医院管理可以干预的，就可以进行针对性的干预；如果是由于患者的固执要求，考虑到我国长期形成的用药文化，有时为了安抚患者的心理，可适当使用，有利于在心理暗示上使患者更快恢复，但是其合理性有待商榷。

4. 临床路径的患者版应简单明了　在医患交流上，传统的做法是医生与患者或患者家属交流。但由于外科医生工作繁忙，多数工作时间在手术室，与患者的交流时间偏少且往往过于简单，患者或家属无法完全理解或记住交流的内容，因此常常导致误解。通过临床路径的患者版，患者在与医生交流后可以参考临床路径的内容加深理解，对整个治疗流程做到心中有数，因此可以减少由于交流而带来的误会。临床路径的患者版应该简单明了，利于患者的阅读和理解。目前很多的报告认为临床路径可以减少医疗纠纷，需要指出的是，临床路径确实可以在一定的程度上减少医疗纠纷，主要是减少了患者对医疗程序不熟悉造成的纠纷。但是临床实践表明，对临床工作程序的不熟悉很少发展为医疗纠纷。绝大多数的医疗纠纷是患者对于病情的不理解以及对治疗不切实际的期望造成的。在目前医患关系缺乏诚信的社会背景下，更容易诱发患者过度的自我保护意识和维权倾向。对于病情的解释不是临床路径表格的内容就可以完全做到的，临床路径表格只能让患者对于治疗流程有更充分的了解，但是真正的交流仍然是医护人员与患者之间的交流。

三、临床路径的实施

1. 根据医院的实际情况实施临床路径　腹股沟疝的治疗在国内有两种模式：一是"一日住院"模式，患者当天住院，手术当天出院，这种模式在一些大的医疗中心实施，是理想的腹股沟疝诊治模式[15]，但在国内尚不具备广泛实施的条件。二是传统习惯的住院模式，即第一天住院，第二天进行检查，第三天手术，这是国内普遍实施的模式。临床路径实施的关键是准确把握其关键的节点，动态进行监测、评估与调整。临床路径的开始实施，应立足于医院的习惯，对其不合理的患者进行规范，不要一开始即追求高标准的模式，否则欲速则不达。待临床路径步入正轨后再逐步改进。从临床路径所暴露节点的矛盾，根据客观数据有针对性地调整临床流程，避免盲目和主观化的调整，避免由于盲目引进所谓的"新方法"而产生不符合当地医院运作条件的弊端。

2. 腹股沟疝临床路径表单的制订　对于病种的筛查应以 ICD 编码为标准，制订纳入、退出临床路径的标准。变异因素应该细分为患者因素、医生因素、疾病本身原因、临床路径本身设计缺陷以及医院管理。根据这五方面的因素，定期进行统计分析，详见表29-1。

总之，临床路径是一种新的管理方式，是一种医疗模式的转变[16]。国内的部分学者对于临床路径多进行医疗工作流程的解读，认为根据医学科技的发展、新的

表29-1　卫生部公布的腹股沟疝临床路径表单

适用对象：第一诊断为腹股沟疝（ICD-10：K40.2,K40.9）
行择期手术治疗（ICD-9-CM-3：53.0~53.1）
患者姓名：_____　性别：____　年龄：____　门诊号：_____　住院号：_____
住院日期：　年　月　日　　出院日期：　年　月　日　　标准住院日：5~7 天

时间	住院第 1 天	住院第 2 天	住院第 2~3 天（手术日）
主要诊疗工作	□病史询问与体格检查 □完成病历 □上级医师查房，指导诊断及制订治疗方案 □伴随疾病会诊	□上级医师查房，观察病情变化，行术前病情评估，根据评估结果确定手术方案 □完成术前准备 □签署手术知情同意书、自费/贵重用品协议书 □向患者及其家属交代围术期注意事项	□手术 □完成手术记录和术后病程记录 □上级医师查房 □向患者及家属交代病情及术后注意事项 □确定有无术后并发症
重点医嘱	长期医嘱： □外科疾病护理常规 □二级护理 □普食 □患者既往基础用药 临时医嘱： □血常规、尿常规、大便常规 □肝肾功能、电解质、血糖、血型、凝血功能、感染性疾病筛查 □心电图及正位胸片 □必要时行肺功能、超声心动图、立位阴囊/腹股沟 B 超或 CT 检查	长期医嘱： □外科疾病护理常规 □二级护理 □绝食 □患者既往基础用药 临时医嘱： □拟明日在硬膜外或局麻+监测麻醉下行左/右侧腹股沟疝手术 □术前禁食水 □常规皮肤准备 □青霉素及普鲁卡因皮试 □预防性抗菌药物应用 □其他特殊医嘱	长期医嘱： □今日在硬膜外或局麻+监测麻醉下行左/右侧腹股沟疝手术 □普通外科术后护理常规 □一级/二级护理 □饮食：根据病情 临时医嘱： □心电监护、吸氧（必要时） □切口处沙袋加压 □观察伤口情况 □其他特殊医嘱
主要护理工作	□介绍病房环境、设施和设备 □入院护理评估 □护理计划 □指导患者到相关科室进行心电图、胸片等检查 □静脉取血（当天或此日晨）	□宣教、备皮等术前准备 □手术前心理护理 □手术前物品准备 □提醒患者术前禁食、水	□观察患者病情变化 □术后心理与生活护理 □指导并监督患者手术后活动 □夜间巡视
病情变异记录	□无　□有，原因： 1. 2.	□无　□有，原因： 1. 2.	□无　□有，原因： 1. 2.
护士签名			
医师签名			

时间	住院第 4 天 （术后第 1 天）	住院第 5~7 天 （出院日）
主要诊疗工作	□上级医师查房，观察患者情况，进行手术及伤口评估，确定下一步治疗方案 □对手术及手术切口进行评估，检查有无手术并发症 □完成常规病程、病历书写	□上级医师查房，明确是否出院 □通知患者及其家属今天出院 □完成出院记录、病案首页、出院证明书 □向患者及其家属交代出院后注意事项，预约复诊日期及拆线日期 □将出院小结及出院证明书交患者或其家属
重点医嘱	长期医嘱： □普通外科术后护理常规 □一级/二级护理 □普食（流食/半流食） 临时医嘱： □止痛 □伤口换药	出院医嘱： □出院带药
主要护理工作	□观察患者病情变化 □手术后心理与生活护理 □指导并监督患者手术后活动 □夜间巡视	□指导患者术后康复锻炼 □帮助患者办理出院手续、交费等事项
病情变异记录	□无 □有，原因： 1. 2.	□无 □有，原因： 1. 2.
护士签名		
医师签名		

临床证据出现以及实施过程中的变异分析，不断进行医疗流程及诊疗护理实施计划的修订和改进，从而保证为患者提供最新的治疗手段与最优化的治疗方案[17]，减少同一病种的不同患者及不同医护人员等之间的差异[18]。但是医疗流程只是临床路径的一个方面，临床路径在总体上应该是一个工作平台，通过这个平台，可以实现医疗工作与管理、患者和保险赔付机构的沟通。

（肖　平，李　亮）

参考文献

[1]路阳,席峰,段燕,等.临床路径在医院管理中应用探讨[J].海南医学,2011,21(8):139-141

[2]Meiners MR,Coffey RM.Hospital DRGs and the need for long-term care services: an empirical analysis [J].Health Serv Res,1985,20(3):359-384.

[3]黄葭燕,陈洁,周武强,等.以临床路径为基础的单病种成本测算[J].中华医院管理杂志,2005,21(6):387-388

[4]董军.临床路径的特点与应用[J].中国医院管理,2003,23(6):11-12.

[5]阎惠中.对临床路径现象及其本质的分析[J].中国医院,2009,13(12):29-31

[6]向鸣,邓开荣.医疗保险实行病种定额支付方式的思考[J].中国卫生经济,2003,6(6):32

[7]武广华,朱玉久,刘国祥,等.单病种限价的社会效益分析[J].中国医院管理,2007,27(9):21-22.

[8]Hunter B,Segrott J.Remapping client journeys and professional idengtities:a reviewed of the literature on clinical pathways[J].Int J Nur Stud,2008,51(6):608-625.

[9]宋丽,范理宏,谭申生.变异管理对临床路径不断优化的作用分析[J].中国医院管理,2012,32(8):21-22.

[10]Bower KA.Clinical pathways :12 lessons learned over 25 years of experience [J]. J Integr Care Pathw,2009,13:78-81.

[11]兰迎春,刘明芝,王敏,等.单病种限价及其发展趋势[J].中国卫生质量管理,2011,18(2):95-98.

[12]张子平,杨屹,林太杰.临床路径管理的难点、存在的问题与处理对策[J]. 福建医科大学学报(社会科学版),2012,13(3):24-27.

[13]李亮,刘颜,王玲,等.腹股沟疝临床路径的实施与医疗流程改进的探讨[J].重庆医学,2012,41(13):1316-1317.

[14]马国胜,蔡曦光,孟永洁,等.临床路径对合理用药和医疗质量评价的相关性研究[J].中国医药管理,2013,33(2):34-36.

[15]Raiss H,Hunbner M,Abrazhda D,et al.Outpatient hernia surgery [J].Rev Med Suisse,2011,7(300):1354-1356.

[16]陆栋定,连斌,吴雁鸣,等.临床路径在医院医疗质量管理中的作用探讨[J].中国卫生质量管理,2004,(2):17-20.

[17]刘立新.系统方法论在临床路径实施中的应用[J].当代医学,2011,17(8):35.

[18]Bragato L,Jacobs K.Care pathways:the road to better health services[J]?Journal of Health Organisation and Management,2003,17(3):164-180.

附录一 《欧洲疝学会成人腹股沟疝治疗指南》摘要及解读

欧洲疝学会制订的成人腹股沟疝治疗指南是全球权威性的治疗指南之一，是在严格循证医学的基础上得出的结论。由欧洲疝学会14个成员国的外科专家所组成的工作组共同制订，成为全球首个洲际性的指南，欧洲10余国共同执行，是疝和腹壁外科医生重要的参考工具之一。本指南试图回答以下问题，如：腹股沟疝治疗的适应证、最佳方法、并发症、麻醉、日间手术以及抗生素的应用等。为了给专科医生和住院医生增加实用性，在最关键的手术技术、局部麻醉和患者信息等方面提供了更多细节，同时也可以作为全科医生的参考。由于欧洲的指南篇幅大，本文只是对其主要部分进行介绍，详细的内容需要参考原文。

证据分级及推荐强度说明

证据分级：

1A　系统回顾的随机对照试验（RTCs）得出的一致结果。

1B　质量好的系统回顾的随机对照试验（RTCs）。

2A　系统回顾队列或病例对照研究得出的一致结果。

2B　质量差的随机对照试验或队列对照研究或病例对照研究。

2C　结果研究，描述性研究。

3　低质量的队列对照研究或病例对照研究。

4　专家意见，普遍接受的治疗。

推荐强度：

A　有系统回顾和（或）至少两篇高质量的随机对照研究支持。

证据级别：1A，1B。

B　有高质量的队列研究和（或）病例对照研究支持。

证据级别：2A，2B。

C　有病例报告，低质量的队列研究和（或）结果研究。

证据级别：2C，3。

D　专家意见，专家委员会共识。

证据级别：4。

成人腹股沟疝指南概要（>18岁）

病　史：

腹股沟区包块，左侧/右侧，主诉的性质（疼痛），主诉持续时间，对侧腹股沟包块，绞窄的症状和体征，可复性，既往疝手术史。

诱发因素：

吸烟，慢性阻塞性肺疾病，腹主动脉瘤，长期重体力劳动，阳性家族史，阑尾切除术，前列腺切除术，腹膜透析。

体格检查：

（可复性）腹股沟区包块（在腹股沟韧带上方），区分内侧疝或外侧疝不可靠，腹股沟区手术瘢痕，对侧腹股沟区，绞窄的症状，可回纳，精索，腹水，直肠指检。

鉴别诊断：

包块：股疝，切口疝，淋巴结肿大，动脉瘤，大隐静脉曲张，软组织肿瘤，脓肿，生殖器异常。

疼痛：收肌肌腱炎，耻骨炎，髋关节病，髂耻黏液囊炎，低背部辐射疼痛。

女性：考虑股疝和子宫内膜异位症。

诊断：临床研究。若有（几乎不需要）：超声，MRI（Valsalva动作），疝造影术。

治疗：没有症状或轻微症状的腹股沟患者（无或极少主诉），考虑保守治疗；嵌顿疝（无绞窄症状），尝试手法复位；绞窄疝，急诊手术；有症状的腹股沟疝，考虑择期手术；女性股疝者，考虑腹膜前入路手术（腹腔镜）。

手术方式（成人男性）：

原发单侧：网片修补术：推荐Lichtenstein修补术或腹腔镜修补术。只有术者操作熟练才可选择腹腔镜修补术。

原发双侧：网片修补术：委员会建议Lichtenstein修补术或腹腔镜修补术。

复发疝：网片修补术：委员会建议根据既往手术方式调整修补方法。

如果既往为前入路：考虑开放性腹膜外mesh修补或腹腔镜修补法（如果医生经验丰富）。

如果既往为后入路：考虑前入路网片修补（Lichtenstein修补术）。

注解1：专家委员会认为在腹腔镜手术中完全腹膜外修补术（TEP）优于经腹腹膜前网片植入术（TAPP）。

注解2：专家委员会认为除了Lichtenstein修补术和腹腔镜手术，其他网片修补方法没有在本指南中得到充分的科学论证。

预防性使用抗生素：

开放性手术时，对低风险患者不建议使用；腹腔镜手术时也不建议使用。

麻　醉：

大部分开放性（前入路）腹股沟疝手术可选用局部麻醉。除非：年轻紧张患者，病态肥胖与嵌顿疝。

前入路：均可考虑局部麻醉，避免使用高剂量长效麻醉药的椎管麻醉。所有患者应该在术前使用长效的局部浸润麻醉药以控制术后疼痛。

日间手术：

ASA Ⅰ 和 ASA Ⅱ：通常考虑日间手术。

ASA Ⅲ 或 ASA Ⅳ：选用局部麻醉者可考虑日间手术。

男性成人腹股沟疝治疗流程图

基于委员会的一致意见。

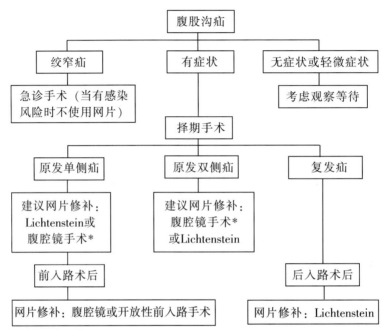

图1　男性成人腹股沟疝治疗流程图

如医生经验丰富，腹腔镜手术时TEP优于TAPP

全部结论及建议：

治疗指征

结　论

Level 1B：对没有症状或轻微症状的患者可考虑观察等待。

Level 4：绞窄性疝（伴有绞窄和/或肠梗阻症状）应立即手术。

建　议

Grade A：无症状或轻微症状患者建议观察等待。

Grade D：绞窄性疝患者建议急诊手术，有症状的腹股沟疝患者建议手术治疗。

非手术诊断

结　论

Level 2C：对疝的临床表现明显及临床检查充分的病例，鉴别斜疝和直疝无意义。除非存在隐痛和（或）腹股沟可疑包块需进一步诊断者。

在日常实践中，超声检查诊断腹股沟疝的敏感性及特异性均低。CT检查诊断腹股沟疝的意义有限。MRI检查的敏感性及特异性大于94%，而且有助于显示肌-肌腱病变。疝造影术对诊断不明者敏感性及特异性高，而且并发症发生率低，但无法显示精索脂肪瘤。

建 议

Grade C：只对存在隐痛和（或）包块可疑的患者建议腹股沟的诊断检查。推荐流程如下：超声（如果经验丰富）；如果超声阴性，则行MRI检查（配合Valsalva动作）；如果MRI阴性，考虑疝造影术。

分 型

建 议

Grade D：建议使用EHS分类法对腹股沟疝进行分型。

危险因素和预防

结 论

Level 3：吸烟，家族疝阳性史，腹膜鞘突未闭，胶原病，腹主动脉瘤患者，阑尾切除术后和前列腺切除术后，腹水，腹膜透析，长期重体力活动或COPD患者的腹股沟疝风险增高。至于（偶尔）提重物、便秘或前列腺病变则未被证实。

建 议

Grade C：戒烟是唯一可预防腹股沟疝的合理建议。

腹股沟疝治疗

结 论

Level 1A：使用网片修补比非网片修补的复发率低。Shouldice修补术是最佳的非网片修补方法。腹腔镜手术比Lichtenstein修补术的切口感染及血肿发生率低，并且更快恢复正常活动或工作。但腹腔镜修补术的手术时间长，血清肿的发生率高于Lichtenstein修补术。

Level 1B：网片修补似乎可减少发生慢性疼痛的机会。腹腔镜网片修补术比Lichtenstein修补术的慢性疼痛或麻木发生率低，经过长期随访（超过3~4年），它们之间（非网片、腔镜、Lichtenstein）似乎在疼痛方面的差异减小而麻木却没有。

对传统开放手术后的复发疝，腹腔镜修补术的术后疼痛少，比Lichtenstein修补术恢复快。材料降解网片在开放性手术时在长期不适及异物感方面有优势，但可能会增加疝复发的风险［可能由于不恰当的放置和（或）重叠］。

从医院的观点来看，开放性网片修补对原发单侧疝是最经济有效的。从社会经济的观点出发，腹腔镜手术对那些有工作的患者是最经济有效的，特别是双侧疝。通过质量调整生命年（QALYs）的成本效益分析，腹腔镜手术（TEP）可能是最佳的，因为其麻木感和慢性疼痛发生率低。

Level 2A：对腹腔镜修补术，似乎TAPP戳孔疝及内脏损伤发生率高，虽然TEP更常中转为其他手术方式。

Level 2B：腹腔镜修补术发生罕见但严重并发症的概率较高，特别是在学习曲线期间。

其他的网片修补术：普理灵疝装置（PHS），Kugel 网片，植入物填塞术（网塞），Hertra 网片（Trabucco），短期随访与Lichtenstein修复法的效果相似（复发方面）。

年轻患者（18~30岁）单侧疝行非网片修补后经过长期随访（超过5年），发现其复发率至少为5%。

Level 2C：腹腔镜腹股沟疝手术使用小尺寸网片（≤8cm×12cm），其复发率高于Lichtenstein修补术。

女性（腹股沟或股疝）患者行开放性手术的复发率高于男性。

腹腔镜腹股沟疝修补术（特别是TEP）的学习曲线比Lichtenstein修补术长，需要50~100例，且开始的30~50例尤为关键。

对于腹腔镜手术，在学习曲线期间，选择合适的患者及规范培训也许能减少那些罕见但严重并发症发生的风险。

与主治医生相比，由住院医师完成手术的结果并没有负面效应。

专科医疗中心的手术效果优于普通医院，特别是腹腔镜方面。

Level 4：所有的手术方式（特别是腹腔镜手术）都有一个被低估的学习曲线。

疝囊大（难复性）的腹股沟疝，下腹部术后，全身麻醉不允许的患者，首选Lichtenstein修补术。

对于复发疝，既往行后入路手术者，似乎开放性前入路手术有明显的优势，因为可以从另一面切开和植入网片。

Stoppa修补术仍然是复杂疝手术的选择。

建 议

Grade A：所有男性成人腹股沟疝（>30岁）并伴有症状的患者都应该手术并使用网片。

如果考虑非网片修补，应采用Shouldice手术。

对传统开放性修补术后的复发疝，建议腹腔镜修补。

当只考虑慢性疼痛的风险，腹腔镜优于开放性网片修补术。

Grade A：无张力疝修补术应当使用合成的不可吸收平片（或含有不可吸收成分的复合网片）。

使用轻量/材料减少型（material-reduced）/大孔（>1000μm）行开放性腹股沟疝修补可以减少长期不适，但有可能增加复发的风险（可能由于不恰当的放置或重叠）。如果术后需快速恢复，腹腔镜手术尤其重要。

从医院的角度者，建议行开放性网片修补。

从社会-经济的角度，腹腔镜修补术更适于有工作的患者，特别是双侧疝。

Grade B：其他开放性网片修补方式（PHS、Kugel patch、plug and patch和Hertra mesh）被认为是Lichtenstein的替代方案，尽管只在短期内的效果相似（复发）。

建议腔镜手术采用TEP。

年轻患者建议行网片修补（年龄介于18~30岁且不论疝类型）。

Grade C：合理的腹腔镜手术培训应从初级住院医师开始。

Grade D：对疝囊大的（难复性）腹股沟疝，有下腹部手术史且不适合全身麻醉时，Lichtenstein修补术是首选。

行腔镜修补时，网片面积至少应10cm×15cm。

对既往行后入路手术的复发疝建议行前入路手术。

对女性患者，在排除其他类型的腹股沟疝后才考虑股疝存在。

股疝应考虑行腹膜前（腔镜）手术。

所有外科医师应对腹股沟区腹膜前、后的解剖有充分的认识。

复杂的腹股沟疝（多次复发、慢性疼痛、网片感染）的手术应由疝专科医生操作。

女性腹股沟疝

结　论

Level 2C：女性由于股疝发病率高，其（腹股沟疝或股疝）复发率要高于男性患者。

建　议

Grade D：对女性患者，在排除其他类型的腹股沟疝后才考虑股疝。

女性股疝推荐腹膜前（腔镜）手术修补。

年轻单侧腹股沟疝（18~30岁）

结　论

Level 2B：年轻的单侧腹股沟疝行非网片修补后经长期随访（超过5年）至少有5%的复发率。

建　议

Grade B：年轻腹股沟疝患者建议网片修补（年龄介于18~30岁，不论腹股沟疝类型）。

生物材料

结　论

Level 1A：网片修补复发率低于非网片修补。

Level 1B：材料减少型网片在长期不适感和异物感方面有优势，但可能增加疝复发的风险［可能由于不恰当的放置和（或）重叠］。

建　议

Grade A：腹股沟疝无张力修补时，应使用合成不可吸收网片（或含有不可吸收成分的网片），使用轻量/材料减少型/大孔(>1000μm）网片行开放性腹股沟疝修补可降低长期不适感，但有可能增加复发率［可能由于不恰当的放置和（或）重叠］。

日间手术

结　论

Level 2B：腹股沟疝日间手术和住院手术同样安全和有效，并且更节约成本。

Level 3：不管采用何种手术方式，腹股沟疝日间手术都可容易完成。有选择性的老年与ASA Ⅲ/Ⅳ型患者也可以行日间手术。

建　议

Grade B：所有患者都应当考虑日间手术。

预防性使用抗生素

结　论

Level 1A：在传统的疝修补术（非网片）中，预防性使用抗生素并没有明显降低切口感染。需治数（number needed to treat，NNT）为68。

Level 1B：在开放性网片修补的低风险患者中，预防性使用抗生素没有明显降低切口感染。NNT为80。预防深部感染NNT为352。

Level 2B：在腹腔镜手术，预防性使用抗生素没有明显降低切口感染。NNT为无穷。

建　议

Grade A：临床实践中，切口感染率低（小于5%），因此对那些低风险的择期腹股沟疝手术患者，没有常规使用预防性抗生素的指征。

Grade B：腔镜修补没有预防性使用抗生素的指征。

Grade C：当存在切口感染的风险，如患者因素（复发、高龄、免疫抑制），手术因素（预期手术时间长，术后使用引流）时，可以考虑预防性使用抗生素。

培　训

结　论

Level 2C：腹腔镜腹股沟疝修补（特别是TEP）的学习曲线要长于Lichtenstein修补术。需要50~100例，而且开始的30~50例手术尤其关键。

在腹腔镜手术学习曲线期间，选择合适的患者进行训练，可能减少那些罕见但严重并发症的风险。

与主治医师时相比，住院医师手术的效果并没有负面效应。

专科治疗中心手术效果优于一般的医院，特别是腹腔镜手术。

建　议

Grade C：（腹腔镜）疝手术的训练应从初级住院医师开始。

Grade D：所有的外科医生应该对腹膜前、后和腹股沟区的解剖有足够的认识。

复杂的腹股沟疝（多次复发、慢性疼痛、网片感染）的手术应由经验丰富的疝专科医生操作。

麻　醉

结　论

Level 1B：开放性腹股沟疝前入路手术使用局部麻醉效果令人满意。

区域阻滞麻醉，特别是使用高剂量和（或）长效麻醉药时，没有文献表明有利于开放性疝修补术，却会增加尿潴留的风险。

建　议

Grade A：所有的成年原发可复性单侧腹股沟疝行开放性修补时，建议考虑局部麻醉。

Grade B：应该避免使用椎管麻醉，特别是使用高剂量和（或）长效麻醉药。

使用短效麻醉药全身麻醉结合局部浸润麻醉可能是局部麻醉的一个替代方法。

术后恢复

结　论

Level 1A：腔镜疝修补术比Lichtenstein修补术更快恢复正常活动及工作。

建　议

Grade A：当需特别考虑术后快速恢复时，建议腹腔镜手术。

术后疗养

结　论

Level 3：腹股沟疝术后不需要临时强迫性禁止提物、参加运动或工作。术后2~3周限制提重物已足够。

建　议

Grade C：腹股沟疝术后不需要限制，因此患者可自由地恢复正常活动。"做你觉得可以做的。"术后大概2~3周内限制提重物已足够。

术后疼痛控制

结　论

Level 1B：腹股沟疝术后切口局部浸润麻醉者较少发生疼痛。

建　议

Grade A：疝术后切口局部浸润麻醉可额外控制疼痛并减少麻醉药的用量。

并发症

建　议

Grade B：开放性手术出现血肿导致皮肤张力升高，建议清除血肿。

切口引流的指征是：出血多，凝血因子缺乏症。

Grade C：血清肿不建议抽吸。

Grade D：在腔镜和开放性手术前建议患者排空膀胱。

直疝手术建议谨慎打开腹横筋膜和腹膜，注意膀胱是否进入疝囊内。

Grade D：对既往有下腹部（开腹）大手术史、盆腔放疗史的腹股沟疝不建议腹腔镜手术。

Grade D：由于存在肠管粘连和肠梗阻的风险，腹腔镜手术建议TEP，建议缝合关闭≥10mm的trocar切口。

Grade D：TAPP做第一个Trocar口建议使用开放直视的方法。

慢性疼痛

结论，原因和危险因素

Level 1B：网片修补术后慢性疼痛的风险低于非网片修补。腹腔镜修补术后慢性疼痛的风险低于开放性手术。

Level 2A：疝术后出现中重度慢性疼痛的总发病率是10%~12%。且风险随着年龄的增加而增加。

Level 2B：术前有疼痛症状可能会增加疝术后慢性疼痛的风险。术前慢性疼痛与术后慢性疼痛相关。

疝术后早期严重疼痛与慢性疼痛的形成有关联。

女性疝手术后慢性疼痛的风险更高。

结论，慢性疼痛的预防

Level 1B：开放性疝修补术使用材料减少型网片在长期不适感及异物感方面有优势（若只考虑慢性疼痛）。

Level 2A：预防性切除髂腹股沟神经没有减少疝手术后发生慢性疼痛的风险。

Level 2B：腹股沟开放性手术时辨认所有腹股沟神经可能减少神经损伤及术后腹股沟慢性疼痛的风险。

结论，慢性疼痛的治疗

Level 3：多学科治疗是疝修补术后慢性疼痛的一种治疗选择。

特定原因引起疝修补术后慢性疼痛时手术治疗是有用的。如神经切除，网片相关疼痛时移除网片，移除腔镜钉或固定缝线。

建议

Grade A：轻量/材料减少型/大孔（>1000μm）网片在开放性腹股沟疝修补时可减少长期不适感（当考虑慢性疼痛时）。

腹腔镜手术优于开放性网片修补术（若只考虑慢性疼痛）。

Grade B：决定疝修补方式时建议应把术后慢性疼痛的风险考虑在内。

行开放性疝手术时建议应辨认有疼痛风险的腹股沟神经（3条神经）。

Grade C：疝修补术后慢性疼痛建议多学科治疗。

由于对各种治疗模式缺乏科学评价结果，应严格限制将手术治疗作为疝修补术后慢性疼痛的常规方法。

死亡率

建议

Grade B：股疝建议早期手术，即使症状模糊或没有。

Grade D：嵌顿疝或绞窄疝建议加大力度提高早期诊断和治疗。

费用

结论

Level 1B：从医院的角度出发，对原发性单侧疝行开放性网片修补是最合适的。从社会经济的角度看，腹腔镜手术对正在工作的特别是双侧疝患者来说也许是最合适的。通过质量调整生命年（QALYs）的成本效益分析，腹腔镜手术（TEP）可能是最佳的，因为麻木感和慢性疼痛发生率低。

建　议

Grade A：从医院角度出发，建议使用开放性网片修补治疗腹股沟疝。从社会-经济的角度出发，腹腔镜修补术更适于有工作的患者，特别是双侧疝。

指南正文

成人腹股沟疝治疗指南

腹股沟是腹壁天生的薄弱点。腹股沟区的薄弱与耻骨肌孔的结构有关。它的上缘及内侧缘至联合腱和腹直肌，外侧缘至髂腰肌，下缘至耻骨上支。腹股沟区被腹横筋膜覆盖，被腹股沟韧带分为两部分，精索（男性）或圆韧带（女性）以及股血管在腹股沟管内走行。因此腹股沟区的完整性决定于腹横筋膜。腹膜疝囊（或腹膜外脂肪瘤）在此突入即形成疝。因此腹横筋膜无法抵挡腹膜或腹膜外脂肪是造成腹股沟疝的根本原因。腹横筋膜的薄弱一方面与先天或后天的因素有关，另一方面与压力的升高也有关。

腹股沟疝的修复，是通过修补耻骨肌孔的缺损，或植入网片加强腹横筋膜从而修补缺损。

治疗适应证

作者：Jean Luc Bouillot，Maarten Simons

腹股沟疝外科治疗的适应证是什么？

可以考虑非手术治疗吗？

结　论

Level 1B：对没有症状或轻微症状的患者可考虑观察等待。

Level 4：绞窄腹股沟疝［伴有绞窄和（或）肠梗阻症状］应立即手术。

建　议

Grade A：无症状或轻微症状患者建议观察等待。

Grade D：绞窄性疝患者建议急诊手术。

对有症状的腹股沟疝患者应手术治疗。

腹股沟疝的发病率与患病率尚无精确数据。一个人一生中可能接受腹股沟疝手术的概率相当大，男性达到27%，女性也有3%。几乎所有经确诊的腹股沟疝都接受手术，而对未手术处理的腹股沟疝自然进程所知极少。在成人中，腹股沟疝无法自然痊愈。

当出现急诊情况或为防止急诊情况出现，既而减轻患者症状，应考虑腹股沟疝手术。

无症状腹股沟疝

对无症状腹股沟疝行手术治疗是为了防止绞窄。绞窄性疝急诊手术死亡率高于择期手术（绞窄>5%而择期<0.5%），然而，腹股沟疝择期手术对预期寿命有无显著影响尚不明确。

文献显示大部分绞窄性疝的患者，既不知其（患病）状况亦未寻求医学咨询。此外，对每个腹股沟疝患者手术治疗可使绞窄的概率明显降低（估计每年0.3%~3%），特别是对于高发病率和高死亡率的老年患者。

斜疝发生绞窄的概率是直疝的10倍。可是很难通过临床区分斜疝还是直疝绞窄。

Fitzgibbons通过356例手术患者（超过18岁）和366例观察等待患者对比研究，随访2年后的结果是：23%等待观察的患者接受手术，2年内出现1例无绞窄的嵌顿疝，4年出现1例肠梗阻的绞窄疝。在疼痛方面无区别。

表1　腹股沟疝定义

无症状腹股沟疝	没有疼痛或不适的腹股沟疝
轻微症状腹股沟疝	有症状但不影响日常正常生活的腹股沟疝
症状性腹股沟疝	腹股沟疝导致出现症状
不可复性腹股沟疝	疝内容物无法回纳至腹腔；慢性症状（无嵌顿）或急性症状（嵌顿）
绞窄性腹股沟疝	不可复性疝（嵌顿）出现绞窄症状（疝内容物血运障碍）和（或）肠梗阻

O'Dwyer通过对随机的80例手术患者（超过55岁）和80例观察等待者进行1年随访的结果是：23例（23/80，29%）观察的患者接受手术，在观察组中有3例发生严重的疝相关的不良反应。其中1例患者出现术后心肌梗死而死亡，1例患者术后脑卒中，还有1例患者出现急诊疝的情况。其中2例患者伴有心血管疾病，并在观察期间显著恶化，这种情况应尽量避免。

这两项研究的结果稍有不同，亦非决定性结论。但无症状或轻微症状患者是可以考虑观察等待的。绞窄少见。其中一项研究发现伴随疾病的老年患者择期手术可降低急诊手术时高死亡率的风险。

症状性或不可复性腹股沟疝

有症状腹股沟疝会引起不适和（或）疼痛。巨大疝有外观的变化。症状性腹股沟疝择期手术可减少不适和（或）预防并发症。未嵌顿的不可复性疝理论上绞窄的机会更高。

绞窄性腹股沟疝

腹股沟疝嵌顿或绞窄每年的发生率为0.3%~3%。可能是由于疝发生后第一年某些危险因素增加并积聚导致。体格检查不能完全评估绞窄疝内容物的活力。绞窄疝是急诊手术的一个适应证。

非手术诊断

作者：Giampiero Campanelli，György Weber

哪种诊断方法最适于伴有腹股沟症状（没有确切腹股沟包块）的腹股沟患者？

诊断。

结　论

Level 2C：对症状明显的腹股沟疝，临床体格检查已足够。鉴别直疝和斜疝没有意义。只有对隐痛和（或）腹股沟包块不明的病例需要进一步的诊断。

在日常实践中，超声检查诊断腹股沟疝的敏感性及特异性均低。

CT检查诊断腹股沟疝的意义有限。

MRI检查的敏感性及特异性大于94%而且有助于显示肌-肌腱病变。

疝造影术对诊断不明者敏感性及特异性高，而且并发症发生率低，但无法显示精索脂肪瘤。

建　议

Grade C：只有存在隐痛和（或）包块不明的患者建议行腹股沟的诊断检查。推荐流程如下：超声（如果经验丰富）；如果超声阴性，则行MRI检查（配合Valsalva动作）；如果MRI阴性，考虑疝造影术。

诊　断

体格检查诊断腹股沟疝的敏感性为74.5%~92%，特异性为93%。

对腹股沟包块不明确，包块位置不明确，无法触及的间歇性包块和无包块的腹股沟隐痛不适者诊断不明确。

对临床表现明确的腹股沟疝不需要进一步的检查。

仔细地描述解剖学标志鉴别疝的类型（直疝-斜疝-股疝）对于股疝来说是必要的。鉴别内侧疝或外侧疝并不可靠（即斜疝和直疝）。几乎所有的患者最终都接受手术修补。在诊断金标准方面几乎没有研究，因为患者只能选择积极手术。

超声检查：

超声检查是有用的无创检查。对于临床隐匿腹股沟疝，超声诊断的特异性与手术探查相比达到了80%~100%，其对腹股沟疝临床诊断的敏感性是33%~100%。

CT扫描：

CT在腹股沟疝诊断方面没有起到明显作用，尽管其敏感性达到83%，特异性达到67%~83%。

它在腹股沟疝涉及输尿管膀胱的罕见病例中可起到作用。

MRI：

MRI较其他诊断方法的优势在于MRI能够鉴别诊断（感染与肿瘤）。

MRI能早期准确诊断各种运动相关病变。

MRI图像能显示任何平面及动态检查，其敏感性是94.5%，特异性是96.3%。

疝造影术：

疝造影术诊断隐匿疝是安全、敏感（100%）及有特异性的（98%~100%）。

疝造影术未能识别潜在的精索脂肪瘤，精索脂肪瘤可引起腹股沟疼痛和（或）可疑包块。

面对许多文献资料，缺乏合适的参考标准。对于无包块的患者行疝造影术，

12%~54%的患者可发现疝。

长期伴有不明确腹股沟痛的运动员，其中25%可通过疝造影术发现隐匿疝。

疝造影术的并发症风险是0~4.3%，其中包括对比剂过敏、小肠穿刺伤、腹壁血肿和短期疼痛。

对诊断不确切的腹股沟疝伴有腹股沟隐痛的病例，在行疝造影术之前可以观察4个月（如无临床恶化）。

鉴别诊断

腹股沟区包块的鉴别诊断有：腹股沟（复发）疝，股疝，切口疝，淋巴结肿大，动脉瘤，静脉曲张（大隐静脉），软组织肿瘤，脓肿，生殖器先天性异常，子宫内膜异位症。

无明显包块伴有疼痛的鉴别诊断有：收肌肌腱炎，耻骨炎，髋关节炎，髂耻黏液囊炎，低背部辐射性疼痛，子宫内膜异位症。

分型

作者：Giampiero Campanelli

有必要对腹股沟疝进行分型吗？哪种分型方法是最合理的？

建议

Grade D：建议使用EHS分型系统对腹股沟疝进行分型。

一种明确的腹股沟疝分型对于理性地选择治疗方案（例如制定手术方案）和科学研究很重要。当腹股沟疝分型明确时也可通过临床试验来比较何种手术效果更好。

目前腹股沟疝的分型方法众多：传统方法（内侧/外侧/复发疝），Nyhus，Gilbert，Rutkow/Robbins，Schumpelick，Harkins，Casten，Halverson & Mcvay，Lichtenstein，Bendavid，Stoppa，Alexandre，Zollinger Unified。

分型系统的简单易记很重要，委员会建议使用EHS分型系统，这种分型方法可在EHS网站上找到。

危险因素与预防

作者：Maciej Smietanski，Jean Luc Bouillot

发生腹股沟疝的危险因素有哪些以及预防方法？

结论

Level 3：吸烟，疝家族史阳性，腹膜鞘突未闭，胶原病，腹主动脉瘤患者，阑尾切除术后和前列腺切除术后，腹水，腹膜透析，长期重体力活动或慢性阻塞性肺疾病（COPD）患者的腹股沟疝风险增高。至于（偶尔）提重物、便秘或前列腺病变则仍未被证实。

建议

Grade C：戒烟是唯一可预防腹股沟疝的合理建议。

教科书提及了许多腹股沟疝发生或复发的危险因素。吸烟是个确定的危险因素。胶原代谢异常患者（也有吸烟）发生腹股沟疝的风险增加。腹主动脉瘤患者腹股沟疝发生率升高。同样，腹膜鞘突未闭亦是危险因素。胶原代谢异常可能解释了一个现象，即有些家族有一大批各种类型的疝。在病例对照研究中，疝家族史被视为独立的危险因素。慢性阻塞性肺疾病（COPD）亦被认为是一个危险因素。

欧洲疝学会分型系统（EHS）

EHS腹股沟疝分型	原发/复发				
	0	1	2	3	X
外侧（M）					
内侧（M）					
股疝（F）					

复发疝的分型方法已经由 Campanelli 等描述过。

目前仍未证实前列腺病变及便秘会增加风险。尽管大部分研究表明体力劳动不是危险因素，但两项回顾性病例对照研究表明长期重体力活动会造成疝的风险增加。一项针对女性的病例对照研究也没有证实体力活动增加疝的风险，对那些吸烟（女性）者亦然，然而某些运动和肥胖却是保护因素。在这项针对女性的研究中，便秘及家族阳性史是个阳性危险因素。阑尾切除手术低切口（美容切口）会破坏百叶窗机制从而增加右侧腹股沟疝的风险。

腹水及腹膜透析能增加腹股沟疝及复发疝的风险。

唯一有效的预防方法是戒烟，避免长期重体力活动也可能有效。

腹股沟疝复发的已知因素是：手术方式（详见下一章），疝的类型（直疝高于斜疝）以及腹股沟复发疝（疝复发次数越多，发生新的复发疝风险愈高）。

腹股沟疝是耻骨后前列腺癌根治术、开腹或腔镜手术的一个已知并发症，有报道称7%~21%的患者术后发生腹股沟疝。甚至其他类型的下腹部手术也可能促进腹股沟疝的发生。泌尿外科医生应该注意到这个不容忽视的并发症，并预先评估手术方式以解决这个问题。

腹股沟疝的治疗

作者：Marc Miserez，Maarten Simons 和Theo Aufenacker

考虑到疝的类型及患者的状况，腹股沟疝最好的手术方式是什么？

结　论：

Level 1A：网片修补比非网片修补的复发率低。Shouldice修补术是最佳的非网片修补方法。腔镜腹股沟疝修补术比Lichtenstein修补术的切口感染及血肿发生率低，并且更快恢复正常活动或工作。但腹腔镜修补术的手术时间长，血清肿发生率高于Lichtenstein修补术。

Level 1B：网片修补似乎减少发生慢性疼痛的概率。腹腔镜网片修补术比Lichtenstein修补术慢性疼痛或麻木发生率低，长期随访（超过3~4年），它们之间（非网片、腔镜、Lichtenstein）似乎在疼痛方面的差异有所减少而麻木却没有。

229

对既往行传统手术后复发的疝，腔镜修补术后疼痛少，比Lichtenstein恢复快。材料降解网片开放性手术时在长期不适及异物感方面有优势，但可能会增加复发的风险［可能由于不恰当的放置和（或）重叠］。

从医院的观点看，开放性网片修补对原发单侧疝是最合适的。从社会经济的观点看，腔镜手术对那些有工作的患者是最经济的，特别是双侧疝。通过质量调整生命年（QALYs）的成本效益分析，腹腔镜手术（TEP）可能是最佳的，因为麻木感和慢性疼痛发生率低。

Level 2A：对腹腔镜修补术，TAPP似乎发生戳孔疝及内脏损伤发生率高，虽然TEP更常中转为其他手术方式。

Level 2B：腹腔镜修补术发生罕见但严重的并发症概率较高，特别是在学习曲线期间。

其他的网片修补术：普理灵疝装置（PHS），Kugel 网片，植入物填塞术（网塞），Hertra 网片（Trabucco），短期随访与Lichtenstein修复法的效果相似（复发方面）。

年轻患者（18~30岁）单侧疝行非网片修补后经过长期随访（超过5年），发现其复发率至少为5%。

Level 2C：腹腔镜腹股沟疝手术使用小尺寸网片（≤8cm×12cm），其复发率高于Lichtenstein修补术。

女性（腹股沟或股疝）患者行开放性手术的复发率高于男性。

腔镜腹股沟疝修补术（特别是TEP）的学习曲线比Lichtenstein修补术长，需要50~100例，且开始的30~50例尤其关键。

对于腔镜手术，在学习曲线期间，选择合适的患者及规范培训也许能减少那些罕见但严重并发症发生的风险。

与主治医生相比，由住院医师完成手术的结果并没有负面效应。

专科医疗中心的手术效果优于普通医院，特别是腔镜方面。

Level 4：所有的手术方式（特别是腔镜手术）都有一个被低估的学习曲线。

疝囊大（难复性）腹股沟疝，下腹部术后，全身麻醉不允许，首选Lichtenstein修补术。

对于复发疝，既往行后入路手术者，似乎开放性前入路手术有明显的优势，因为可以从另一面切开和植入网片。

Stoppa修补术仍然是复杂疝手术的选择。

建　议

Grade A：所有男性成人腹股沟疝（>30岁）并伴有症状的患者都应该手术并使用网片。

如果考虑非网片修补，应采用Shouldice手术。

对传统开放性修补术后的复发疝，建议腹腔镜修补。

当只考虑慢性疼痛的风险，腹腔镜优于开放性网片修补术。

Grade A：无张力疝修补术应当使用合成的不可吸收平片（或含有不可吸收成分的复合网片）。

使用轻量/材料减少型（material-reduced）/大孔（>1000μm）行开放性腹股沟疝修补可以减少长期不适，但有可能增加复发的风险（可能由于不恰当的放置或重叠）。如果术后需快速恢复腔镜手术尤其重要。

从医院的角度看，建议行开放性网片修补。

从社会-经济的角度来说，腔镜修补术更适于有工作的患者，特别是双侧疝。

Grade B：其他开放式网片修补方式（PHS、Kugel patch、plug and patch和Hertra mesh）被认为是Lichtenstein的代替方案，尽管只在短期内的效果相似（复发）。

建议腹腔镜手术采用TEP。

年轻患者建议性网片修补（年龄介于18~30岁且不论疝类型）。

Grade C：合理的腹腔镜手术培训应从初级住院医师开始。

Grade D：对阴囊大的（难复性）腹股沟疝，有下腹部手术史且不适合全身麻醉时，Lichtenstein修补术是首选。

行腹腔镜修补时，网片面积至少应10cm×15cm。

对既往行后入路手术的复发疝建议行前入路手术。

对女性患者，在排除其他类型的腹股沟疝后才考虑股疝存在。

股疝应考虑行腹膜前（腹腔镜）手术。

所有外科医师应对腹股沟区腹膜前、后的解剖有充分的认识。

复杂的腹股沟疝（多次复发、慢性疼痛、网片感染）的手术应由疝专科医生操作。

背　景

腹股沟疝治疗：当出现急性并发症时（例如嵌顿、绞窄和肠梗阻），为减少症状或预防并发症而治疗腹股沟疝。腹股沟疝的治疗目的是通过修补腹股沟疝而缓解症状，并带给患者最少不适以及最经济的方式。腹股沟疝的治疗只能通过外科手术。

保守治疗：保守治疗在前面已讨论过，本章节阐述外科治疗。

外科治疗：成人腹股沟疝开放性手术包含以下三方面：

1. 由精索分离疝囊。

2. 回纳疝内容物，切除或回纳疝囊。

3. 在腹股沟后壁修补和（或）增强腹膜缺损。

正确地切开腹股沟管，应对疝的解剖有深刻的认识。疝内容物在回纳时回至腹腔。腹膜疝囊可切除或回纳至腹膜前间隙。

通过所谓的组织缝合技术或在缺损处覆盖合成材料修补后壁的缺损，达到修复腹股沟管的目的。聚丙烯网片是常用的合成材料。

所有组织的手术方式都以发起该手术方式的医生名字命名（Marcy, Bassini, Halsted, McVay, Shouldice），对于大部分的网片修补术也是以医生命名（Lichtenstein, Stoppa, Wantz, Rutkow/Robbins），然而目前通常只指手术类型（plug and patch，PHS，TEP，TAPP）。

手术技术：传统的组织缝合技术（非网片），Bassini在1884年描述了第一例疝手术，然而不幸的是，原始的手术方式已被修改了。直到1950年，Shouldice描述了Bassini修补术的现代版，通过连续不可吸收尼龙线在数层之间修补腹股沟管后壁及内环。最近的随机研究表明Shouldice修补术在远期复发率方面优于非原版的Bassini修补术和Marcy修补术（单纯缩小内环），分别是15%、33%和34%。因此Bassini修补术和Marcy修补术已被淘汰。

Shouldice修补术是治疗原发腹股沟疝的最佳传统手术方式。对有经验的专科医院，其效果非常好（复发率为0.7%~1.7%）。普通医院的治疗效果要差些，远期复发率为1.7%~15%。

网片修补：将不在正常解剖部位的组织强行拉拢，导致组织的张力异常。所有的经典腹股沟疝缝合手术都存在这一点，即修补处的张力异常。这可能引起缺血，从而导致疼痛、坏死、缝线撕裂和复发。因此，对于某些胶原代谢异常特别是高龄的腹股沟疝患者，适于使用网片。使用合成材料加强腹股沟区组织已是效果确切的方法。无张力修补术的概念在19世纪末形成，但一种叫聚丙烯网片的合适生物材料在1960年才出现。现在最常用的网片材料是单丙烯平片。

修补腹股沟管后壁有两种不同的途径。使用网塞抵挡缺损，再将平片覆盖修补腹横筋膜，可以通过打开腹股沟管前壁放置网片修补。或者通过传统开放性方式或腹腔镜的方式沿腹膜外间隙放置网片。

网片（开放性前入路）：从1984年开始Lichtenstein大力提倡腹股沟疝无张力修补术。通过腹股沟管切开，在合适的局部麻醉下，将聚丙烯网片缝合固定于腹股沟管后壁。网片放置于腹内斜肌和腹外斜肌腱膜之间并固定于腹股沟韧带。关键点在于网片与腹股沟管后壁要恰当地重叠尤其要覆盖耻骨结节2cm。虽然股疝发生率很低，但对那些术中未见腹股沟疝和女性患者建议常规探查股管。其他网片和装置随之出现：网塞-平片（网塞填充于腹股沟管内环，平片放置于腹股沟管后壁），PHS（覆盖3个部位：腹膜前间隙、腹股沟深环或内侧缺损、腹股沟管后壁），Hertra无缝合网片（Trabucco）。Rives经腹股沟管将网片放置于腹膜前位置。

网片（开放性后入路）：Stoppa通过腹壁切口沿后入路将大网片覆盖于整个耻骨肌孔，这种方法自1980年流行起来。Goss和Mahorner（1962）是最早想到这个方法的人，而Stoppa（主要为双侧复发性腹股沟疝）和Wantz则为单侧腹股沟疝发展了此方法。复杂疝（双侧和多次复发）依然选择Stoppa修补术。其他修补术使用特定的网片（如Kugel）。Kugel用于腹膜前开放手术，短期内效果与Lichtenstein相当。

网片（腹腔镜后入路）：自1990年以来，Stoppa手术已经演变为腹腔镜的方式，通过TAPP和TEP的方式。

在100年以前，许多新方法已经被不断调整和修改。直到2007年，有无数的短期效果相当的手术方式和修补材料。

理论思考：理论上说，Lichtenstein网片放在疝缺损错误的一面，于腹膜前间隙用网片封闭耻骨肌孔理论上似乎是最佳的方法。根据Pascal理论，导致疝发生的张力将使网片固定在位。因此，如果手术能通过最小创伤（腹腔镜）的方式完成，理想的手术方式将可能成为现实。

在复发疝的病例中，应采用新的、既往未用的手术方法。为了使修补材料放置得当，应充分地解剖。再次手术切开腹股沟管有增加出血、切口感染、皮神经损伤和精索损伤的风险。当腹股沟疝管切开术后复发，再次手术应采用腹膜前后入路的方式。相反地，如果既往行开放性或腔镜腹膜前的后入路手术，则应采用前入路的方法。那么，腹股沟疝手术会更安全和容易。对于双侧疝，如果发生（双侧）疝复发，必定要采用腹膜前后入路（腔镜）的方式。

腹股沟疝的治疗方法，从Bassini到开放性网片修补和腔镜修补不断演变，引发了上百项随机对照试验，以求最有效的治疗方法。

文献学习

检索词：RCT，疝以及外科手术的特定名称（总共有46个组合）。

欧盟疝试验协作组通过系统回顾和Meta分析对复发风险、并发症、术后恢复、（学习曲线）难度分级和费用进行分析。

在选择治疗方式时需要考虑以下几点：

· 复发风险

· 安全性（并发症风险）

· 术后恢复和生活质量（重新工作）

· （学期曲线）的难度分级和重现性

· 费用（医院和社会的费用）

腹股沟疝修补术有关文献分析的结果：Shouldice修补术是原发性腹股沟疝最佳的非网片修补方式。而Lichtenstein修补术自1984年面世以来，是当前各种开放性网片修补手术中评价最高并且最普遍的：围术期死亡率最小，可在日间手术中进行（局部麻醉下），并且远期复发率低（≤4%）。

网片或非网片？Cochrane 协作组织/欧盟疝试验协助组织对2002—2003年的随机对照试验进行系统回顾显示，网片修补的复发率低于非网片修补（单独分析Shouldice修补术）。网片修补看来降低了慢性疼痛的概率。Bittner声明Shouldice修补术和腹腔镜手术的效果无差异，就复发率而言其他的缝合修补术（不使用网片）不如腹腔镜手术。腹腔镜手术的腹股沟慢性疼痛发病率明显低于Shouldice修补术（2.2% vs 5.4%；$P < 0.000\,07$）和其他非网片修补术（3.9% vs 9.0%；$P < 0.000\,01$）。

此后发表了3项随机对照试验对比Shouldice修补术和Lichtenstein修补术的研究结果。另有1项附加试验通过超过10年的随访来对比开放性非网片修补术和Lichtenstein修补术的复发率。在这4项试验中Shouldice修补术复发率远远高于Lichtenstein修补术，除了Miedema等的试验之外。后者的试验（附加试验）表明在经验丰富的上级医师指导下由一年或两年的住院医师主刀手术，网片手术组的严重慢性疼痛发病率也有明显升高。

传统方法修补手术后若干年将会复发，且随访期愈长其复发的机会更大。各种网片修补因手术失败在随访早期会出现复发，目前仍未知在更长的随访中慢性疼痛发病率是否更高。为弄清长期随访的结果，我们对所有随访超过3年的试验进行了一个附加的Meta分析，比较Shouldice修补术和各种网片修补术之间的差别（图1和表3）。

对这些随访超过3年的资料进行Meta分析，使用随机分析的方法因临床及方法的多样性的缘故。Shouldice修补术因复发率比值比（OR）为1.99（95%可信区间：1.05~3.79）而结果表现较差，但在中重度疼痛方面与网片修补比较没有明显差异，其比值比（OR）为1.16（95%可信区间：0.44~3.02）。

Lichtenstein修补术的显著优势有：缩短手术时间（缩短8~13min），血清肿及复发率低。后者深受退伍军人事务部多中心试验结果（Veterans Affairs Multicenter Trial）的影响。该试验中腹腔镜手术的网片最小尺寸为7.6cm×15cm。如无该研究结果，开放性手术与腹腔镜手术的复发率没有差异。

以上资料（图2）表明网片修补在复发率方面有优势，却没有以更多的疼痛发病率为代价。

开放性网片修补与腔镜网片修补的比较：最近的两项发表于2005年的随机对照试验对比开放性网片修补与腔镜网片修补术Meta分析结果，收集了2004年4月以前的所有相关文献，包括Neumayer等的大型退伍军人事务部多中心试验结果。Schmedt特别对比腔镜修补术（TAPP和TEP）和开放性网片修补术（只是Lichetenstein修补术）。

腹腔镜手术的明显优势包括切口感染、血清肿和慢性疼痛或麻木感的发生率低，而且能更快地恢复正常活动和工作（6d）。McCormack通过回顾随机对照试验发现不同手术方式及不同医院之间平均住院时间有差异，可能反映了腹腔镜手术在不同的医疗体制中效果有差别。一个更早的Meta分析（也许过时了）显示腹腔镜手术小幅缩短了住院时间（3.4h）。一项最近对比开放性网片修补、缝合修补及腹腔镜TEP手术的系统回顾研究表明，11项试验中有6项试验显示腹腔镜手术住院时间更短。

似乎腹腔镜手术出现那些罕见但后果严重并发症的机会更大，如大血管和器官损伤（特别是膀胱）。绝大多数损伤见于TAPP（0.65%），TEP及开放性网片修补的发生率为0~0.17%。经腹腔的TAPP可能引起粘连，导致小部分病例出现肠梗阻。对潜在致命并发症的单项评估研究，结果没有发现明显差异，尚无权威统计评价结果的原因可能是这些并发症发生率低。一项特别针对TAPP和TEP（包括8项非随机研究）的Meta分析结果表明，有充分资料显示TAPP的戳孔疝及内脏损伤发生率更高，同时TAPP似乎更多地在TEP手术中被转换。另外最近对比TEP和Lichtenstein修补术

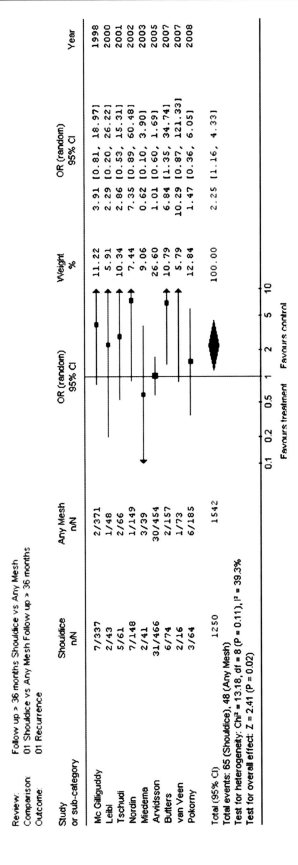

图1 Shouldice修补术与各种网片修补术的Meta分析研究

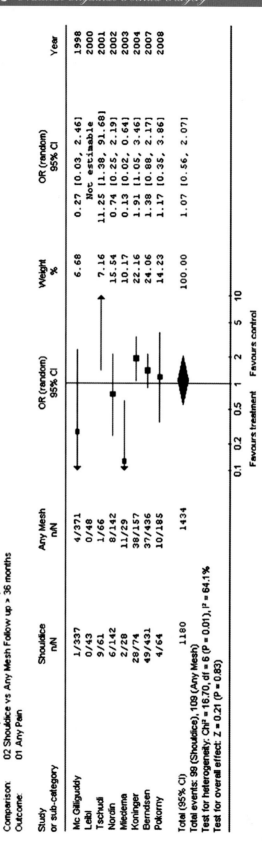

图2 Shouldice修补术与各种网片修补术的Meta分析研究

表3 随机对照试验对比Shouldice修补术和不同的网片修补术长期随访的结果（>36个月）

时间 (年)	第一作者	分组	患者数目	随访期 (月)	随访数量 (体检比例)	复发率 (%)	慢性疼痛 (%) [a]
1998	McGilliguddy	Lichtenstein *vs* Shouldice	708[b]	60	476[b] (67%)	0.5 *vs* 2.1	1.1 *vs* 0.3
2000	Leibl	TAPP *vs* Shouldice	102	70	约91 (89.2%)	2.1 *vs* 4.7	0 *vs* 0
2001	Tschudi	TAPP *vs* Shouldice	127[b]	60	107[b] (84%)	3.0 *vs* 8.2	1.5 *vs* 14.8
2002	Nordin	Lichtenstein *vs* Shouldice	297	36	284 (96%)	0.7 *vs* 4.7	5.6 *vs* 4.2
2004	Miedema	Lichtenstein *vs* Shouldice	101	85	50 (50%)	7.7 *vs* 4.9	37.9 *vs* 7.1
2004	Köninger	TAPP – Lichtenstein *vs* Shouldice	280	52	231 (83%)	–	24.2 *vs* 37.8
2005	Arvidsson	TAPP *vs* Shouldice	1068	61	920 (86%)	6.6 *vs* 6.7	–
2007	Butters	TAPP – Lichtenstein *vs* Shouldice	280	52	231 (83%)	1.3 *vs* 8.1	–
2007	Berndsen	TAPP *vs* Shouldice	1068	60	867 (81%)	–	8.5 *vs* 11.4
2007	van Veen	Lichtenstein *vs* Shouldice	182	128	80 (44%)	1.4 *vs* 12.5	–
2008	Pokorny	TEP/TAPP/Lichtenstein *vs* Shouldice	272	36	249 (92%)	3.3 *vs* 4.7	5.4 *vs* 6.3

[a]定义不统一，包括任何疼痛
[b]腹股沟疝数目

表4 腔镜手术（TEP/TAPP）与Lichtenstein修补术随机对照试验的长期随访结果（>48个月）

时间 （年）	第一作者	分组	患者 数目	随访期 （月，平均）	随访数目 （体检比例）	复发 （%）	慢性疼痛 （%）[a]
2002	Wright	TEP *vs* Lichtenstein	256	60	256（48%）	2.0 *vs* 0	无法获得数据
2003	Douek	TAPP *vs* Lichtenstein	403	69	242（100%）	1.6 *vs* 2.5	0 *vs* 5.0
2004	Heikinnen	TAPP/TEP[b] *vs.* Lichtenstein[b]	123	70	121（75%）	8.1 *vs* 3.4	0 *vs* 6.8
2004	Grant	TEP *vs* Lichtenstein	928	60	558（0）[c]	数据无效	2.1 *vs* 1.5
2004	Könger	TAPP *vs* Lichtenstein	187	52	157（100%）	数据无效	0 *vs* 3.9
2007	Butters	TAPP *vs* Lichtenstein	187	52	157（100%）	1.2 *vs* 1.3	无法获得数据
2008	Hallén	TEP *vs* Lichtenstein	168	88	147（100%）	4.3 *vs* 5.1	5.5 *vs* 2.5
2007	Eklund	TAPP *vs* Lichtenstein[d]	147	61	132（100%）	19 *vs* 18	0 *vs* 0

[a]定义不统一，只记录严重疼痛
[b]综合3个独立的试验
[c]只有调查问卷
[d]只针对复发疝

的随机对照试验的一些文献也证实了这些观点，除了Lechtenstein修补术手术时间较短之外。

最佳的前入路手术是Lichtenstein修补术，而最佳的后入路手术是腹腔镜修补术。原因和前面我们针对疼痛和复发长期随访做过的一项额外Meta分析所提到的是一样的。许多试验只显示短期内的术后疼痛情况，因为疼痛随着时间的延长而减少。而比较两种手术方法的最佳方法是长期随访。表4展示了所有随访超过48个月的试验数据。

对随访至少4年的数据进行Meta分析时（图3和图4）使用随机分析，这是由于临床表现和方法多样性的缘故。Lichtenstein修补术在复发率方面稍好一些但不明显，其比值比（OR）为1.16（95%可信区间：0.63~2.16），但在较重的疼痛方面差异不明显，其比值比（OR）为0.48（95%可信区间：0.11~2.06）。

术后疼痛面临的困难当然与定义不统一有关，因此，该问题强有力的说法仍存在困难。

这些数据似乎能证实开放性和腹腔镜网片修补术后远期复发率方面相当。除此之外，两组间（严重的）疼痛发生率似乎相似，只有麻木感方面一直存在差异。

腹腔镜手术（TEP/TAPP）与Lichtenstein修补术随机对照试验的长期随访结果（>48个月）如下（表5）：

当选择网片修补时，最佳的手术方式仍有争议。这主要因为：一方面是复发的问题，另一方面是疼痛仍有待讨论。

通过恰当的手术技术与培训，（腹腔镜手术的）复发率可明显降低。某些文献提及腹腔镜手术复发率高可能与使用的网片尺寸太小有关：退伍军人事务部多中心试验使用至少高度为8cm的网片或尺寸为7cm×12cm的网片。最近法国有一项对超过300例患者进行超过2年随访的多中心试验，结果也显示腹腔镜手术后复发率较高（特别是直疝，为27.3%）；69%的腹腔镜手术患者使用尺寸≤8cm×12cm的网片。

非Lichtenstein开放性网片修补的结果：这些方法在短期内的复发率与Lichten-stein修补术相当。目前仍缺乏复发或慢性疼痛发生率长期随访的数据。

非Lichtenstein网片修补的随机对照试验（表6）：

双侧疝：对于双侧疝，腹腔镜手术和开放性手术的Meta分析由于数据少，目前只有有限的证据表明在持续疼痛（TEP与open mesh对比）和复发（TEP和 TAPP与open mesh对比）方面无明显差异；有限的证据认为TAPP比开放性网片修补术恢复正常生活的时间更短。对比TAPP和Lichtenstein在双侧和复发疝治疗的随机对照试验中，腹腔镜术后复发双侧腹股沟疝的患者中有3/4使用了大网片（30cm×8cm），因此，双侧腹股沟疝应使用一张足够大的网片或两张网片（例如两边都用15cm×13cm的网片）。

复发疝：开放性手术后复发疝者行腹腔镜手术似乎有明显的优势（反之亦然）。因为可以从另一层面解剖进行网片修补。对传统开放性修补术后复发所采用的3种

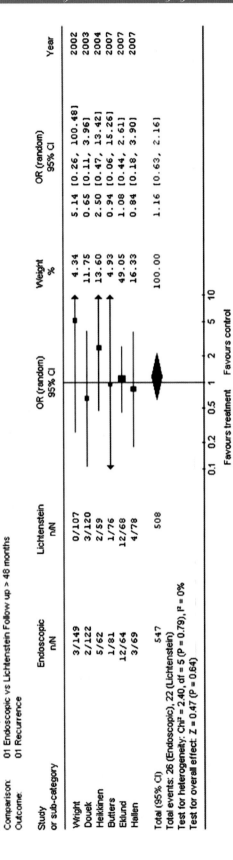

图3 腹腔镜手术与Lichtenstein修补术的Meta分析研究

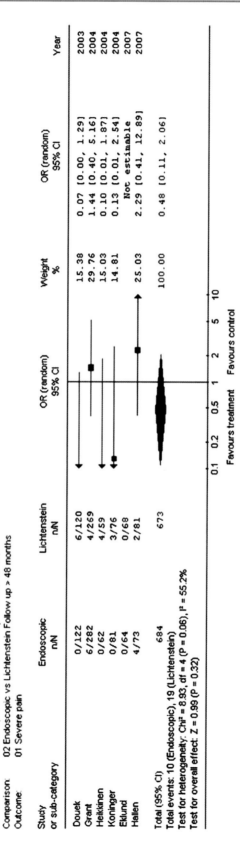

图4 腹腔镜手术与Lichtenstein修补术的Meta分析研究

表5　结果参数：麻木感（%）

年份	研究者	方法	结果
2003	Douek	TAPP *vs.* Lichtenstein	0 *vs.* 14.5
2004	Grant	TEP *vs* Lichtenstein	12.7 *vs* 24.7
2007	Butters	TAPP *vs* Lichtenstein	0 *vs* 10
2008	Hallen	TEP *vs* Lichtenstein	12.3 *vs* 32.1

表6　非**Lichtenstein**修补术的随机对照试验研究

发表时间	第一作者	分组	患者数量	随访期	随访数目(体检比例%)	复发（%）	慢性疼痛（%）
2000	Kingsnorth	Mesh-plug *vs* Lichtenstein	14 168/73	14d	100	无数据	无数据
2002	Kingsnorth	PHS *vs* Lichtenstein	206 103/103	12	98	0 PHS 2%	无数据
2005	Nienhuijs	PHS *vs* Lichtenstein *vs* Mesh-plug	334 111/110/143	15	95.8	2.5% 无差异	43.3% 无差异
2006	Dogru	Kugel *vs* Lichtenstein	140 70/70	24	99	0 Kugel 1.4% Lich	无数据
2006	Sanjay	PHS *vs* Lichtenstein	64 31/33	6周	94	3% PHS 0 Lich	无数据
2007	Adamonis	Trabucco *vs* Mesh-plug	100 50/50	21	57	4% Trab 4% M-P	30% Trab 19% M-P
2007	Frey	Mesh-plug *vs* Lichtenstein	597 297/298	12	85.3	0.3% M-P 0 Lich	14.2% Lich

修补方法（TEP、TAPP和Lichtenstein修补术）进行随机对照试验可发现，腹腔镜手术（只有TEP）的手术时间明显延长，但却减少了围术期并发症、术后疼痛、止痛药需求和缩短了恢复正常生活的时间。另外一个对比TAPP和Lichtenstein的研究表明腹腔镜组术后疼痛较少，恢复较快。两组的5年复发率为18%~19%，并且两组的慢性疼痛发生率相当（尽管有报道称疼痛的定义缺乏一致以及腹腔镜手术使用7cm×12cm的网片目前认为尺寸太小）。

疝囊大（难复性）腹股沟疝：在下腹部大手术后、盆腔放疗后以及当全身麻醉不允许时，通常可考虑Lichtenstein修补术。所有男性患者使用腹膜前的网片后，将来的前列腺手术可能会有困难。因此，对所有年龄介于40~70岁的患者在选择腹膜前网片之前都应考虑直肠检查和PSA检测。

未来，需要更多、更详细和更合适的随机对照试验评估结果，从而提高疝分型的标准化、手术技术、医生的经验以及关键指标的定义。

女性腹股沟疝

作者：Joachim Conze 和 Morten Bay Nielsen

女性患者行非网片修补的复发风险是否低于男性？女性患者的治疗策略有无不同？

结 论

Level 2C：女性由于股疝发生率高，其（腹股沟疝或股疝）复发率要高于男性患者。

建 议

Grade D：对女性患者，在排除其他类型的腹股沟疝后才考虑股疝。

女性股疝推荐腹膜前（腹腔镜）手术修补。

在所有的腹股沟及股疝手术中，女性占8%~9%。对一些研究的分组分析发现对于Ⅰ型和Ⅱ型腹股沟疝（EHS分型）行非网片修补的复发率，女性和男性似乎差不多（2%~13%），并与随访时间相关。从流行病学研究可看出，无论是前入路网片修补或非网片修补，女性疝的再手术率均高于男性。目前发现女性股疝复发再次手术的概率大约是40%。目前仍未知这些"复发疝"是由于不重视首次手术造成的还是新的疝。正因为女性腹股沟疝术后复发股疝的概率高，所以要求腹腔镜手术并同时覆盖腹股沟区和股环。

年轻男性（18~30岁）单侧腹股沟疝

作者：Morten Bay Nielsen，Joachim Conze

年轻男性腹股沟斜疝行非网片修补复发风险低？网片修补适合这类患者吗？

结 论

Level 2B：年轻的单侧腹股沟疝行非网片修补后经长期随访（大于5年）至少有5%的复发率。

建 议

Grade B：年轻腹股沟疝患者建议网片修补（年龄为18~30岁，不论腹股沟疝类型）。

鉴于年轻男性单侧腹股沟疝行非网片修补有复发及不孕的风险，因此这类患者应当单独章节讨论。年龄为18~30岁的男性患者约占所有手术患者的5%。并且以斜疝多见。研究（Level 3和4）表明斜疝行Shouldice修补术后经2~5年的随访，其复发率是1%~3%并低于直疝。对这类患者，Friis和Lindahl对原发性腹股沟疝进行2年的随访发现，Lichtenstein修补术和疝环结扎术的复发率分别是0和2.2%。在一项随访超过10年的随机研究中，Beets等称斜疝患者行疝环结扎或改良Bassini修补术后复发率超过30%。一项疝环高位结扎例数超过1000例的病例回顾性研究发现，随访10年后其复发率上升至18%。通过丹麦数据库的分析显示年龄<30岁的男性原发单侧斜疝患者行非网片修补术后，其再手术率比Lichtenstein及其他开放性网片修补术几乎要高1倍（未公布的数据）。

在一项问卷调查研究中，年龄小于55岁的腹股沟斜疝患者行网片修补或非网片修补，在慢性疼痛方面没有差异性。尚无研究显示这群患者存在特有的网片相关问题。总之，没有证据能支持这群患者行非网片手术。

生物材料

作者：Jan Kukleta，Joachim Conze

哪类网片最适合腹股沟疝的修补？会有哪些网片相关并发症？

结　论

Level 1A：网片修补复发率低于非网片修补。

Level 1B：材料减少型网片在长期不适感和异物感方面有些优势，但可能会增加疝复发的风险［可能由于不恰当的放置和（或）重叠］。

建　议

Grade A：腹股沟疝无张力修补时，应使用合成不可吸收网片（或含有不可吸收成分的网片），使用轻量/材料减少型/大孔（>1000μm）网片行开放性腹股沟疝修补时可降低长期不适感，但有可能增加复发率［可能由于不恰当的放置和（或）重叠］。

不管何种填充方法，合成网片的使用能大幅度地降低疝复发的风险。网片修补似乎还能减少持续疼痛的机会。

成人疝修补只能选用不可吸收或含有不可吸收成分的网片。

目前可用的各种网片的纺织结构参数各有不同（聚合物，纤维丝，结构，网孔大小，弹性，抗张强度，重量，表层）。目前尚不清楚网片理想的参数。网片的使用与某些非特异性并发症（疼痛、感染、复发）和某些特异性并发症（皱缩、错位、移位和腐蚀）有关。建议使用单丝聚丙烯网片，从而降低深部感染后并发难愈合的窦道和瘘管形成的风险。若使用复丝网片后发生感染，即使经过充分引流，切口也几乎不可能完全愈合，因为这种网片结构致密，网孔直径小（10μm），使得细菌（1μm）可躲避白细胞（直径>10μm）吞噬，网片从而不再是"无菌的"。

轻量网片因其网孔大（>1 000μm）及微纤维结构的特点，可以减少皱缩，减少炎症反应及广泛瘢痕组织的形成。因此在开放性手术中可能减少长期不适感和异物感。但如果网片放置不恰当和（或）重叠，也可能导致疝复发的风险升高。

各种性质不同的网片及各种手术方式与性功能障碍是否相关，目前仍无充分的数据。

日间手术

作者：Maciej Smietanski，Rene Fortelny

腹股沟疝手术能否在日间手术室完成？是否安全及节约成本？

结　论

Level 2B：腹股沟疝日间手术和住院手术同样安全和有效，并且更节约成本。

Level 3：不管采用何种手术方式，腹股沟疝日间手术都容易完成。有选择性的老年与ASA III/IV型患者也可以行日间手术。

建　议

Grade B：所有的患者都应当考虑日间手术。

日间手术是指在医院的诊疗管理下，患者术后当天出院，并在医生的指导下康复。患者在门诊部局部麻醉下接受腹股沟疝手术，术后不久便可回家，这就是日间手术。

早在1955年，已有文献提及日间手术的优点：周转率快，患者易接受（patient-friendly）及费用低。到20世纪70年代末，关于日间手术和住院手术，已有几项回顾性研究和两项小型的随机研究。最近有一项随机研究对比各种治疗模式的价值大小。研究结果表明日间手术和住院手术同样安全有效，并且费用更少。在前面所述的3项随机对比研究中，有2项研究结果显示患者对日间手术满意。美国的一项大型队列研究发现住院手术的费用比日间手术要高出56%。同样在德国，日间手术产生的费用更少。除了少量随机研究治疗，众多的队列研究也表明在全麻、区域麻醉或局麻下，不论经典修补还是无张力修补抑或腹腔镜手术都能顺利地进行日间手术。一项由丹麦主导的大型研究发现日间手术的患者再次住院率为0.8%。尽管认为局麻下无张力修补术是最合适的方法，也可采用其他手术方式和麻醉方式。除了广泛开放性腹膜前入路（Stoppa）手术仍无文献提及可适用于日间手术之外。

在日间手术开展初期，患者的选择很严格，只选择那些并发症风险低的患者（ASA I~II，年龄限制，手术时间少于1h，无严重的肥胖等）。这种严格的选择的严格性越来越少见，因为基本上所有在家中都能得到良好照料的患者都可以考虑日间手术。正是出于这种考虑，术前评估极其重要，因为医生承担了围术期的主要责任。有支持日间手术的因素，也有些因素是不支持的。包括医院、医生和患者的因素。在设施良好和经验丰富的医院，例如拥有日间手术间和术前讨论评估，大部分的腹股沟疝患者可接受日间手术；手术因素如手术时间短，并发症少；麻醉因素如疼痛轻，恶心不适少，使病床的周转加快。

纵观全球，腹股沟疝的日间手术比例有显著提高。在不同国家之间有相当大的差别，这不能仅归咎于患者和医生对日间手术的接受程度，一定程度上它是取决于医疗体制的。最近几年（2000—2004年），在荷兰有35%的患者接受日间手术，在西班牙则有33%的患者，这个数目仍有上升的余地。在瑞典国家登记处，75%的腹股沟疝手术在日间手术完成。

预防性使用抗生素

作者： Theo Aufenacker，Maarten Simons

原发性腹股沟疝择期手术有无常规预防性使用抗生素的指征？

结　论

Level 1A：在传统的疝修补术（非网片）中，预防性使用抗生素并没有明显的降低切口感染。需治数（NNT）为68。

Level 1B：在开放性网片修补伴低风险的患者中，预防性使用抗生素没有明显降低切口感染数目。NNT为80。预防深部感染NNT为352。

Level 2B：在腹腔镜手术，预防性使用抗生素没有明显降低切口感染。NNT为无穷。

建 议

Grade A：临床实践中，切口感染率低（<5%），因此对那些低风险的择期腹股沟疝手术患者，没有常规使用预防性抗生素的指征。

Grade B：

腹腔镜修补没有预防性使用抗生素的指征。

Grade C：

当存在切口感染的风险：患者因素（复发、高龄、免疫抑制），手术因素（预期手术时间长，术后使用引流）。可以考虑使用预防性抗生素。

不管有无使用网片，腹股沟疝术后感染的风险为0~14.4%。在随机对照试验中，传统修补切口感染的平均发生率为4.3%而开放性网片修补为2.4%。

由于使用抗生素不会增加切口感染率，因此随机对照试验结果之净效应更倾向于使用预防性抗生素。

在一项Meta分析中，1867例非网片修补的患者预防性使用抗生素，结果实验组（使用抗生素）的总感染率为2.88%，而对照组为4.30%（比值比0.65，95%可信区间：0.35~1.21）。需治数为68，无明显减少。

在两项关于开放性网片修补使用预防性抗生素的Meta分析中，其结论相互矛盾。这两项分析了同样的6项试验，但其中1项是固定研究，其他的是随机研究。正确的研究方法应基于普遍的统计学异质性，试验的临床多样性以及方法多样性。

这6项试验没有统计学异质性，但存在临床多样性和方法多样性。因此，应采用随机的方法。当固定分析和随机分析的结果有矛盾，Meta分析方法最好选择保守些，在这种情况下应该选择随机分析。

关于开放性网片修补术目前有8项研究，其结果列于表7。

有一项研究发现（使用抗生素后）感染可明显下降。该研究称表浅感染发生率高，主要原因可能是手术时间长、过度引流和反复抽吸血清肿。该研究显示深部感染和表浅感染之间无差异。

对3006例网片修补术后的患者进行Meta分析结果表明，预防性抗生素组总的切口感染率是1.6%，而对照组是3.1%（比值比0.59,95%可信区间：0.34~1.03）。需治数为80，并未明显减少（图5）。

有一组关于预防深部感染的2 103例患者的数据。在预防性抗生素组的深部感染率是0.3%，而安慰剂组是0.6%（比值比0.50，95%可信区间：0.12~2.09）。预防深部感染的需治数是352，没有明显减少。

培 训

作者：Marc Miserez，Maarten Simons

表7 预防性使用抗生素在预防网片修补术后切口感染的个体研究结果

作者	例数 (n)	平均年龄 (岁)	男性比例 (%)	抗生素	感染安慰剂组 (例数, %)		感染干预组 (例数, %)		P值	NNT
Schwetling 等	80	55	86	Cefuroxime 1.5g	0/40	0	0/40	0	1.0	∞
Morales 等	524	54	90	Cefazolin 2g	6/287	2.1%	4/237	1.7%	0.737	248
Yerdel 等	269	56	93	Ampicillin+Sulbactam 1.5g	12/133	9.0%	1/136	0.7%	0.002	13
Celdran 等	91	58	90	Cefazolin 1g	4/49	8.2%	0/50	0	0.059	13
Oteiza 等	247	57	85	Amoxicillin +Clavulanic acid 2g	0/123	0.0	1/124	0.8%	0.318	124
Aufenacker 等	1000	58	96	Cefuroxime 1.5g	9/505	1.8%	8/503	1.6%	0.813	520
Perez 等	360	61	98	Cefazolin 1g	7/180	3.9%	4/180	2.2%	0.540	59
Tzovaras 等	379	63	94	Amoxicillin +Clavulanic acid 1.2g	9/189	4.7%	5/190	2.6%	0.4	48
Jain 等	120	41	100	Amoxicillin +Clavulanic acid 1.2g	1/60	1.7%	1/60	1.7%	0.500	8

NNT，需治数（number needed to treat）

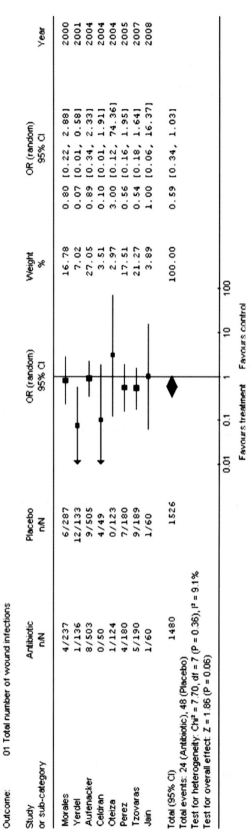

图5 预防性抗生素在网片修补术后预防切口感染的8项试验的拼合数据

腹股沟疝修补术的学习曲线和培训是怎样的？

结　论

Level 2C：腹腔镜腹股沟疝修补（特别是TEP）的学习曲线要长于Lichtenstein修补术。需要50~100例，而且开始的30~50例手术尤其关键。

在腹腔镜手术学习曲线期间，选择合适的患者进行训练可能减少那些罕见但严重的并发症的风险。

与主治医师时相比，住院医师手术的效果并没有负面效应。

专科治疗中心手术效果优于一般的医院，特别是腹腔镜手术。

建　议

Grade C：（腹腔镜）疝手术的训练应从初级住院医师开始。

Grade D：所有的外科医生应该对腹膜前、后和腹股沟区的解剖有深厚的认识。

复杂的腹股沟疝（多次复发、慢性疼痛、网片感染）的手术应由经验丰富的疝专科医生操作。

外科医生认为技术及手术经验决定手术效果。平均手术时间可以评估一个手术的学习曲线，但更主要的因素是中转率（对腹腔镜手术而言）及并发症的情况。普遍认为腹腔镜腹股沟疝修补的学习曲线要长于Lichtenstein修补术。就复发率和慢性疼痛的预防而言，Lichtenstein修补术也有它的学习曲线。然而这个学习曲线似乎比腹腔镜手术更容易掌握些。尤其是TEP，操作空间有限，难以在腹膜前间隙或前入路的空间里识别正常的解剖标志。在学习曲线期间，发生严重并发症的风险高，选择合适的患者及充足训练也许能把那些罕见但严重并发症的风险降到最少。

有关腹腔镜手术学习曲线的数据极有限。但建议训练50~100例，并且开始的30~50例至关重要。Lamb等指出训练例数超过80例的TEP，其复发率<2%（平均随访时间为7年），目前TAPP的学习曲线建议超过75例。当然，这个数目很明显取决于培训的构造，例如指导方式及教员的经验。据美国退伍军人事务部试验的报道，250例训练例数及医生年龄超过45岁这两点一直受到批评，其主要原因有学习曲线效应及网片尺寸。

目前腹股沟疝手术的培训在数量及指导方式上有明显的变化，但非最佳途径导致并发症增加是不可接受的。尽管对受训者和专科医生在手术效果方面没有随机对照试验的结果，但大多数的手术资料显示，与主治医生相比，住院医师的手术没有负面影响，即使是胰腺手术。当然监督质量及指导程度是影响手术的重要因素。苏格兰的一项前瞻性数据显示，低年资住院医生在高年资住院医生或顾问医生的指导下（开放性手术），或高年资住院医生不管有无上级指导（开放性或腹腔镜手术），其手术的复发率与顾问医生相当。我们也发现了在Lichtenstein修补术的复发率方面有可比性（尽管住院医师手术时间较长）。在一项264例TEP手术的回顾性分析，上级指导住院医生手术的平均手术时间是85min（单侧疝），而术后并发症是2%（平均随访期为3.5年）。初学者掌握TAPP的时间要比（正在培训这些初学者的）高年资医生更快些。另外一个结果有矛盾的资料显示腹股沟疝腹腔镜手术的培训，其手术时间和住院时间延长，复发和费用亦增加。

对于Lichtenstein修补术，一项美国退休军人事务部试验数据的析因分析显示，低年资住院医生手术的复发率（并非其他并发症）要高于高年资住院医生。对于腹腔镜手术，主治医生手术在（降低）复发和并发症方面起到很重要的作用，而住院医生却未发现有此作用。

专科治疗中心的手术效果似乎比普通医院好，特别是腹腔镜手术和复杂的腹股沟疝手术（多次复发、慢性疼痛及网片感染等）应由经验丰富的疝专科医生操作。目前不清楚分科培训、医院规模和（或）医生规模对手术效果的影响是否同等重要，但对许多手术来说，医院规模和手术死亡率与医生规模密不可分。对于开放性的小儿腹股沟疝手术（包括早产儿），由普通医生手术的复发率要高于小儿外科医生。此外，只有对于手术量较多的儿科医生，手术量才是评估疝复发的独立因素。另一方面，由非专科医生或有上级指导的住院医生对原发腹股沟疝行Lichtenstein修补术，其手术效果不亚于专科医生。

所有毕业后进入外科工作的医生应对腹股沟区腹膜前后的解剖有深刻的认识。如果他们面临复发疝，应充分完成前入路和后入路手术的模型训练和课程。大部分作者都认为应早点掌握以下两种手术：即前入路的Lichtenstein修补术和后入路的腹腔镜手术。所有新的手术方式应和这两种手术比较。由于目前缺乏能动手的仿真模型，为了减少在腹股沟疝手术学习曲线期间出现错误，住院医生应该在指导老师的合理指导下对每种手术完成至少30~50例，倘若该住院医生已经熟练掌握腹腹腔镜胆囊切除术（有腹腔镜基础）。

1999年毕业的每位美国住院医生，在整个住院医生期间平均完成7例腹腔镜手术和50例开放性手术。目前，每位住院医生应至少独立完成10例腹腔镜手术和50例开放性修补术。此外，应当为缺乏腹腔镜疝手术经验的顾问医生努力设置研究生培训课程。

麻　醉

作者：Par Nordin，Sam Smedberg

开放性腹股沟疝手术局部麻醉效果是否令人满意？局部麻醉是否比其他麻醉方式更安全和经济？应避免区域阻滞麻醉吗？

结　论

Level 1B：开放性腹股沟疝前入路手术使用局部麻醉效果令人满意。

区域阻滞麻醉，特别是使用高剂量和（或）长效麻醉药时，没有文献表明有利于开放性疝修补术，却会增加尿潴留的风险。

建　议

Grade A：所有的成年原发可复性单侧腹股沟疝行开放性修补时，建议考虑局部麻醉。

Grade B：应该避免使用椎管麻醉，特别是使用高剂量和（或）长效麻醉药。

使用短效麻醉药全身麻醉结合局部浸润麻醉可能是局部麻醉的一个替代方法。

原则上，腹股沟疝手术应采用患者易接受、医生易掌握的简单安全的麻醉方式。这种方式应是低风险且经济合算的。腹股沟疝术后出现副作用及住院时间延长常与麻醉有关。

全身麻醉使患者无法活动，肌松效果好，为外科医生提供最佳的手术条件。现在使用短效药的全身麻醉结合局部浸润麻醉是安全的，能被日间手术完全接受。其缺点是气道并发症、心血管循环不稳定、恶心和呕吐的风险。此外，泌尿系并发症及中央催眠效应的恢复可能延长住院时间。

腹股沟疝手术区域阻滞麻醉有蛛网膜下腔麻醉（椎管麻醉）、硬膜外麻醉及不常见的脊椎旁麻醉3种方式。椎管麻醉通常会导致尿潴留，术后恢复滞后。

最近几年，区域阻滞麻醉在使用短效局麻药方面有所改进。额外使用椎管阿片类药物可减少麻醉药的剂量并减少术后副作用。

成人原发性可复性腹股沟疝的开放手术几乎都可以在局麻下完成。可采用局部浸润麻醉或特异性阻滞髂腹股沟神经和髂腹下神经，或者两种方法联合使用。局麻方法简单，但要求医生手法轻柔、耐心以及操作熟练。术中疼痛似乎是局麻令人不满意的原因。某些患者可能不适合局麻，尤其是年龄太小、精神紧张、严重肥胖和坏死嵌顿或绞窄者。阴囊大的疝（scrotal hernias）和肥胖患者是否适合局麻完全取决于医生的熟练程度。

已经发现了14项局麻和全身麻醉以及区域阻滞麻醉对比性的随机研究，以及1项全身麻醉和区域阻滞麻醉对比性的研究。其中1项研究未能显示差异性，然而其他研究证明了局部麻醉的优势。例如术后疼痛少、麻醉相关并发症少、排尿困难少见、周转快及术后恢复快。

局部麻醉在费用上比其他两种麻醉有优势，包括术中和术后总的费用。3项随机对照试验中的2项试验发现局部麻醉比全身麻醉和区域麻醉更经济，然而另1项试验则称局部麻醉和全身麻醉无大的差别。

最后，局部麻醉在择期手术和急诊手术中死亡率均较低。

术后恢复

作者：Rene Fortelny，Maciej Smietanski

哪种手术方式术后恢复最快？

结　论

Level 1A：腹腔镜疝修补术比Lichtenstein修补术更快恢复正常活动及工作。

建　议

Grade A：当需特别考虑术后快速恢复时，建议腹腔镜手术。

术后恢复的定义是指恢复到日常生活和工作。

腹股沟疝术后恢复时间，过去是平均6周。这个数字来自那时几乎都行前入路无网片修补手术的医生。恢复期的建议应基于患者术前的活动水平。恢复工作的时间依赖各种不同因素，并不只是依赖于手术方式。恢复延迟的主要原因是疼痛。此外，并发症与文化差异影响恢复的时间。所有发表的建议均提倡快速恢复日常生活和工作，但没有被普遍地采纳。基于这些被广泛接受的事实，患者应被告知术后在疼痛允许下能迅速恢复正常生活。

所有的无张力修补术（开放性如Lichtenstein和网塞填充术，腹腔镜如TAPP和TEP）在各种试验中被验证术后都可以快速地康复。

Meta分析显示开放性网片修补术比传统修补术平均恢复时间快4d，而腹腔镜手术要比开放性网片修补术平均快7d。

术后恢复的判断主要通过有效的问卷调查或询问一个指标［只指恢复到正常的生活和（或）工作］：所谓的ADL问卷调查或一般生活质量问卷调查。

这些生活质量研究结果表明疝术后恢复快慢不只局限于疼痛程度，很明显，有益的活动能促进恢复正常生活。疝术后可出现社交心理障碍，但这方面的康复目前在外科研究领域仍未被重视。

不管怎样，越来越多的文献强调了未来研究疝手术生活质量评估的重要性。

大量研究表明腹肌锻炼有益于快速术后恢复。

术后疗养

作者：Maarten Simons

腹股沟疝术后是否禁止提物、运动或工作。

结　论

Level 3：腹股沟疝术后不需要临时强迫性禁止提物、运动或工作。术后大概2~3周限制提重物已足够。

建　议

Grade C：腹股沟疝术后建议不需要限制，因此对于患者可自由地恢复正常活动。"做你觉得可以做的。"大概术后2~3周限制提重物已足够。

一项单一的前瞻性试验对比了两种术后方案（Bassini术后）1年内的复发率，发现术后3周恢复重体力活与术后10周恢复重体力活在复发方面没有影响。

如果允许（局麻Lichtenstein修补术）术后患者做自己认为能做的，头3个月限制激烈运动和重体力活，结果显示超过75%的患者在6d内只是去购物。平均6d后患者开始恢复轻体力活，在休假结束后4d恢复重体力活。

关于腹股沟疝术后驾驶的各种建议差别很大。一项研究表明，术后7d，82%腹腔镜手术的患者可恢复正常的响应时间，而Lichtenstein修补术后有64%，Bassini修补术后只有33%。对于Lichtenstein手术，目前的观点是术后能立刻恢复驾驶。但不同的医生给出不同的建议，这也不足为怪。

术后疼痛控制

作者：Par Nordin，Sam Smedberg

术后疼痛控制的最佳有效方法是什么？

结　论

Level1B：腹股沟疝术后切口局部浸润麻醉者较少发生疼痛。

建　议

Grade A：疝术后切口局部浸润麻醉可额外控制疼痛并减少麻醉药的用量。

除了术后药物镇痛之外（该内容没有进一步讨论），有充分的研究表明切口局部浸润麻醉组比安慰剂组的术后疼痛更少。

并发症

作者：Sam Smedberg，Par Nordin

腹股沟疝术后出现并发症频繁吗？并发症的风险能否降低？

腹股沟疝术后特有并发症有哪些以及如何处理？

据报道系统回顾资料显示腹股沟疝手术并发症的风险为15%~28%。通过电话访问、问卷调查或临床检查等方式积极监测的结果发现并发症风险更高，在17%~50%。早期最常见的并发症是血肿和血清肿（8%~22%），尿潴留与早期疼痛，远期并发症主要是慢性疼痛及复发。危及生命的并发症极少被报道。并发症的风险与若干因素有关，接下来会详细描述。疝手术属重建手术并且需要精细的技术，不管何种手术方式，都要考虑到神经损伤和复发的问题（Level 2）。各种手术方式的效果将详细描述。

腹股沟疝术后特有并发症有哪些以及如何处理？

在本章节中，将对慢性疼痛及相关因素的资料进行评价。对其他并发症，只提出建议是因为证据水平低及考虑到可读性的缘故。

腹股沟疝手术的围术期和术后早期并发症的风险相当低，然后，通过对文献资料的研究发现了以下情况：

· 专科疝中心（Level 3~4）的手术效果优于普通医院（Level 1~3）。

· 开放腹股沟疝手术和腹腔镜手术都存在和技术相关的特有的并发症。

· 对并发症的定义在不同的报道中各有差别，导致评估的结果不同。

· 术后慢性疼痛比过去认为的要更常见，并成为疝手术最重要的评价指标。

· 围术期及术后出现严重的内脏与血管损伤少见。

· 开放性手术出现严重并发症的风险低于腹腔镜手术。

血　肿

开放性或腹腔镜手术极少出现严重以致需要输血的血肿。腹腔镜手术后腹股沟区血肿的发生率低于开放性手术。

在开放性手术病例中，发生血肿的风险是5.6%~16%。如使用腹腔镜的方式，血肿的风险是4.2%~13.1%。小血肿可以保守治疗，但对于大的血肿，由于会导致剧痛和（或）皮肤张力升高，所以应考虑在麻醉下清除血肿。

系统回顾结果：

13项开放性网片修补和开放性非网片修补并发血肿对比研究的结果是：发生率

为82/1479（5.5%）和104/1593（6.5%）；比值比0.93（95%可信区间0.68~1.26）。

33项腹腔镜手术和开放性手术并发血肿对比研究的结果是：发生率为238/2747（8.6%）和317/2007（10.5%）；比值比0.72（95%可信区间0.60~0.87）；*P*=0.000 6。

血清肿

血清肿的风险为0.5%~12.2%。腹腔镜手术的发生率要高于开放手术。大部分的血清肿在6~8周内而自然消失。如果仍有血清肿，可以考虑抽吸。抽吸后伴发感染常被提及。关于是否术后引流预防血清肿仍有争论。在两项开放手术的随机对照试验中，其中一项在100例患者中没有发现引流的优点，而另一项试验，在301例患者中，可明显发现术后24h引流的好处。血清肿通常很少会肿大到需要抽吸，除非患者过度弥漫性出血或凝血因子缺乏。

系统回顾结果：

13项开放性手术对比网片修补和非网片修补的研究结果：发生率为38/1548（2.4%）和24/1497（1.6%）；比值比1.52（95%可信区间：0.92~2.52）。

28项腹腔镜手术和开放手术对比研究的结果：发生率为139/2408（5.7%）和101/2679（3.7%）；比值比1.58（95%可信区间：1.20~2.08）；*P*=0.001。

建　议

Grade B：开放性手术出现血肿导致皮肤张力升高，建议清除血肿。

切口引流的指征是：出血多，凝血因子缺乏症。

Grade C：血清肿不建议抽吸。

切口感染

开放性手术或腹腔镜手术，使用或不适用网片，切口感染的风险都应低于5%。网片的使用并没有使切口感染风险升高。腹腔镜手术后表浅感染罕见。开放手术发生切口感染的风险是1%~3%而腹腔镜手术低于1%。

系统回顾结果（主要是表浅的切口感染）

13项开放性网片修补术和开放性非网片修补术并发切口感染的研究结果：发生率为59/1702（3.4%）和52/1814（2.8%）；比值比1.24（95%可信区间：0.84~1.84）。

29项腹腔镜手术和开放性手术并发切口感染的研究结果：发生率为39/2616（1.5%）和92/2949（3.1%）；比值比0.45（95%可信区间：0.32~0.65）；*P*<0.000 1。

深部感染罕见，若使用单丝网片则不一定非要取出网片。引流和抗生素使用要充足。然而使用复丝网片则不可避免地需取出网片。

尿潴留和膀胱损伤

尿潴留的发生率受手术和围术期因素影响而有所不同。目前已找到1996—2001年70项非随机和2项随机研究麻醉相关性尿潴留的文献资料。局麻术后尿潴留的发生率为0.38%（33/8991），而区域阻滞麻醉和全身麻醉分别为2.42%（150/6191）和3.00%（344/11471）。对此结果的解释是由于区域阻滞麻醉和全身麻醉的抑制效应。在两项对比腹腔镜手术、开放性网片修补和非网片修补的随机对照试验Meta分析结果是：未发现在并发尿潴留方面有明显差别。TEP手术于腹膜前放置网片，未发现可导致因出口梗阻或膀胱收缩变化而引起的尿潴留。术后静脉输液量是个重要的危险因素。

腹腔镜手术和开放手术均可发生膀胱损伤。膀胱损伤是少见的并发症，但在经腹腹腔镜手术中稍微多见些。有关腹腔镜手术的文献显示，其发生率有4.2%（小样本），0.2%（8/3868），0.1%（1/686）和0.06%（1/3229）。

膀胱充盈程度、耻骨后间隙的暴露（特别是前列腺手术、放疗或TAPP）以及直疝打开腹横筋膜或腹膜是导致膀胱损伤的潜在因素。

建　议

Grade D：在腹腔镜和开放行手术前建议患者排空膀胱。

直疝手术建议谨慎打开腹横筋膜和腹膜，注意膀胱是否进入疝囊内。

缺血性睾丸炎，睾丸萎缩和输精管损伤

开放性手术和腹腔镜手术均可发生睾丸并发症。在两项高质量随机对照试验的Meta分析结果显示：腹腔镜手术和开放性手术之间无明显差异。该试验的病例数为：51/7622（0.7%）。

缺血性睾丸炎通常在术后24~72h内出现。可在数日内或由于睾丸萎缩而在数月内缓慢地出现睾丸坏死。复发疝开放性手术和在耻骨结节水平以下解剖导致缺血性睾丸炎的风险增加，例如坠入阴囊的疝完全切除疝囊。建议尽量少分离精索。蔓状静脉丛的广泛分离或紧闭内环有可能导致睾丸血管和（或）输精管的损伤。建议离断并旷置远端疝囊以减少缺血性睾丸炎的风险。广泛分离精索后精索静脉血栓形成被认为是缺血性睾丸炎的原因之一。

建　议

对于疝囊较大者，建议离断并旷置远端疝囊，以防止缺血性睾丸炎。应避免损伤精索结构。

肠管损伤

开放性手术罕见肠管损伤，一般与嵌顿疝有关。腹腔镜手术的风险也低，然而较开放性手术高一些，为0~0.21%。其危险因素有：下腹部（开腹）大手术史，盆腔放疗和腹腔镜下凝血时器械绝缘不良。

建　议

Grade D：对既往有下腹部（开腹）大手术史、盆腔放疗史的腹股沟疝不建议腹腔镜手术。

肠梗阻

TAPP术后并发肠梗阻的发生率为0.07%~0.4%。TEP术后也可能出现，但更少见。

因网片与肠管的粘连会导致肠梗阻。例如：腹膜伤口关闭不恰当。戳孔并发肠梗阻虽少见但有报道，特别是TAPP术后。

建 议

Grade D：由于存在肠管粘连和肠梗阻的风险，腹腔镜手术建议TEP，建议缝合关闭≥10mm的trocar切口。

血管损伤

开放性腹股沟疝手术导致血管损伤很罕见，主要在McVay修补术有报道。腹壁下血管的损伤可能更常见些，因为鉴别腹壁下血管是开放性腹膜前手术（如Stoppa）的必要步骤。

行TAPP时，Veress针和Trocar盲目进腹可损伤主动脉、腔静脉和髂血管。这种情况发生率低并只在文献中偶见。大宗的病例研究显示血管损伤的发生率是0.06%~0.13%。

因置入Trocar引起腹壁下血管损伤的发生率为0~0.07%。

建 议

Grade D：TAPP做第一个Trocar口建议使用开放直视的方法。

网片排斥和移位

网片移位见于各种网片修补术后尤其是网塞手术。目前报道网片可移位至肠管、输尿管膀胱、股静脉、腹膜前间隙和阴囊。各种手术方式及各种网片材料均有网片排斥的报道。对网塞移位的文献进行回顾性研究发现在首次开放手术修补时如能注意到细节，移位是可以避免的。

腹腔镜手术特有的并发症

气体并发症：纵隔气肿、气胸和皮下气肿通常与气压高有关。Veress针插入位置不当或Trocar的二氧化碳气体泄露可导致皮下气肿。

二氧化碳气腹相关并发症：二氧化碳气腹可导致高碳酸血症、酸中毒和血流动力学改变。高碳酸血症的发生率据报道称为2/686。

Trocar并发症：戳孔疝在TAPP的发生率为0.06%~0.4%，而在其他腹腔镜手术为0.7%。

慢性疼痛，神经损伤和神经痛

概念：根据国际疼痛学会（IASP）的定义，慢性疼痛是指持续时间超过3个月的疼痛。

导致腹股沟疝术后疼痛的原因是什么？是否能预防及如何处理？

结论；原因和危险因素

Level 1B：网片修补术后慢性疼痛的风险低于非网片修补。腹腔镜修补术后慢性疼痛的风险低于开放性手术。

Level 2A：疝术后出现中重度慢性疼痛的总发病率是10%~12%。其风险随着年龄的增加而增加。

Level 2B：术前有疼痛症状可能会增加疝术后慢性疼痛的风险。术前慢性疼痛与术后慢性疼痛相关。

疝术后早期严重疼痛与慢性疼痛的形成有关联。

女性疝手术后慢性疼痛的风险更高。

结论；慢性疼痛的预防

Level 1B：开放性疝修补术使用材料减少型网片在长期不适感及异物感方面有些优势（若只考虑慢性疼痛）。

Level 2A：预防性切除髂腹股沟神经没有减少疝手术后发生慢性疼痛的风险。

Level 2B：腹股沟开放性手术时辨认所有的腹股沟神经可能减少神经损伤及术后腹股沟慢性疼痛的风险。

结论；慢性疼痛的治疗

Level 3：多学科治疗是疝修补术后慢性疼痛的一种治疗选择。

特定原因引起疝修补术后慢性疼痛时手术治疗是有用的。例如神经切除，网片相关疼痛时移除网片，移除腹腔镜钉或固定缝线。

建　议

Grade A：轻量/材料减少型/大孔（>1000μm）网片在开放性腹股沟疝修补时可减少长期不适感（当考虑慢性疼痛时）。

腹腔镜手术优于开放性网片修补术（若只考虑慢性疼痛）。

Grade B：决定疝修补方式时建议应把术后慢性疼痛的风险考虑在内。

行开放性疝手术时建议应辨认存在疼痛风险的腹股沟神经（3条神经）。

Grade C：疝修补术后慢性疼痛建议多学科治疗。

由于对各种治疗模式缺乏科学评价结果，应严格限制将手术治疗作为疝修补术后慢性疼痛的常规方法。

疝术后慢性疼痛的原因和危险因素

对1987—2000年的40项研究进行系统回顾，发现疝术后慢性疼痛的发生率是0~53%。其中6项以疼痛为主要并发症的研究发现其发生率更高，在15%~53%。这个结果在2000年到2004年4月有关疼痛的文献资料的系统回顾中得到证实。总的来说，中重度疼痛的发生率为10%~12%。

术中神经损伤与术后慢性疼痛的关系已经探讨过。腹腔镜手术可减少神经损伤的风险。据报道TAPP和TEP术后慢性疼痛的发生率要低于开放手术，不管有无使用网片。其他神经损伤的表现如麻木和感觉异常在腹腔镜手术也更少见。对43项共7161位参与者对比腹腔镜与开放手术的研究进行Meta分析（有效的病例资料为4165例），显示腹腔镜手术发生慢性疼痛和麻木感的概率较低。

复发疝再次手术有发生慢性神经痛的风险，且中重度疼痛风险升高4倍。

大部分的研究显示使用网片比不使用网片发生慢性疼痛的概率更低。欧盟疝试验协助组通过回顾对比开放性平片修补、TAPP和TEP与非网片修补的随机研究，发现网片修补后疼痛的发生率明显降低。

在一项对比3种开放性网片手术的随机对照试验中，通过邮寄包含VAS疼痛评分的调查问卷对319例患者长期随访，发现慢性疼痛与年龄低和术后直接剧痛有关，其他的一些研究也支持这个观点。一项对比TAPP和Shouldice修补术的随机对照实验，对867例患者进行5年随访，发现二者在远期不适感方面无差异。然而，术后1周出现剧痛仍是Shouldice术后发生长期不适感的危险因素（比值比2.25，$P=0.022$），但在TAPP中则不是。

一些研究发现术前存在疼痛症状也是术后慢性疼痛的危险因素。如头痛、背痛和肠预激综合征等术前疼痛与慢性疼痛的发生相关。

女性患者术后发生慢性疼痛的风险更高。

慢性疼痛的预防

研究腹股沟神经的手术处理方法，比较各种放置网片的方法及制造炎症反应更小的网片，是为了减少术后早期疼痛及远期慢性腹股沟痛的风险。

通过3项开放性手术神经处理方法的随机试验进行系统回顾，发现辨认并切除髂腹股沟神经与辨认并保护神经在慢性疼痛方面结果相似。

2项队列研究提出术中辨认全部腹股沟神经而出现慢性疼痛的发生率明显低于术中不辨认任何神经。

比较腹腔镜手术时使用纤维蛋白胶等非固定技术和腹腔镜钉的效果，发现使用非固定技术在术后早期可减少疼痛的发生。但有两项研究表明二者的长期慢性疼痛风险没有差异。其中一项研究表明使用腹腔镜钉在1年内发生慢性疼痛的风险低于使用纤维蛋白胶。

590例使用轻量网片或标准的聚丙烯网片行Lichtenstein修补术的患者，经过3年的随访，发现两种材料在神经痛、神经减退或神经过敏方面没有差异。二者在疼痛调查的结果没有太大差别，除了少数使用轻量网片的患者在改变体位时（由卧位变为坐位）有疼痛的感觉。使用标准网片的患者更易感觉到网片的存在，比例分别为22.6%（标准网片）和14.7%（轻量网片），$P=0.025$（X^2检验）。

较早前分别对117例和321例患者进行随机试验，发现使用轻量网片能明显减少术后6个月的疼痛及术后12个月各种程度疼痛的发生。

慢性疼痛的治疗

疝术后慢性疼痛在治疗方面尚无随机研究结果。所有系统回顾疝术后慢性疼痛予外科处理的分析研究结果在各方面的方法学质量都较差。

基于全国性的随访观察研究结果，对那些术后3个月出现严重腹股沟疼痛的患者建议到疼痛科治疗。严重腹股沟疼痛的患者通常有疼痛综合征的病史，并且术后3个月出现剧痛的患者有71%在2.5年后仍有疼痛症状。

在47个疝术后慢性疼痛的病例中，通过在多学科治疗中心逐步的诊断和治疗，有16例治愈和22例有改善。对某些情况下是否外科处理阐述仍不够详细。

切除一支或多支腹股沟神经有成功的案例。有报道225例患者切除神经1个月后80%患者疼痛消失。然而长期随访及对神经切除术评价的资料非常稀少。

对117例疝术后疼痛的患者再次手术探查,其中有20例患者既往行网片修补。20例患者的网片都移除了,其中16例切除神经。这117例探查手术的成功率为60%。

性功能的并发症

关于射精疼痛、性功能障碍与腹股沟疝的相关性只有少数研究,且至今仍没有推荐的预防措施和工具。11例(占研究组73例的15%)术前伴有疝相关性功能障碍通过疝手术成功治愈性功能障碍。在同一个研究组中,10例术后出现性功能障碍的患者中有6例在12个月内自然康复。

有一项丹麦的针对疼痛相关性功能障碍的全国性问卷调查研究,从2004年9月开始收集由2002年10月至2003年6月期间年龄介于18~40岁的腹股沟手术患者的问卷,这些患者($n=1015$)主要行开放性网片修补术并且回收率为63.4%,该研究发现12.3%患者存在生殖器或射精疼痛,中重度性功能损害的风险为2.8%。其中10例伴有性功能障碍的患者与20例伴有疼痛但无性功能障碍的患者仔细比较,发现射精疼痛点主要位于外环口。通过性心理的访谈发现疼痛的来源是躯体性的。这些症状与总体生活质量和性功能的衰退有关。

死亡率

腹股沟疝择期手术的死亡率很低,即使是对高龄者。总的死亡率低于1%,且在瑞典的一项研究中,其死亡率低于背景人口死亡率(mortality of background population)。在丹麦的一项病例数为26 304的研究中,60岁以下的死亡率为0.02%而60岁以上的死亡率为0.48%。

急诊手术的死亡率风险大大增加。丹麦的一项研究发现其死亡率为7%,而瑞典的数据显示急诊手术的死亡率风险(比择期手术)升高了7倍,若切除肠管其死亡率则升高20倍。

女性患者由于手术风险高及股疝比例大,其死亡率高于男性。不论男性或女性,股疝手术的死亡率风险均升高7倍。

建 议

Grade B:股疝建议早期手术,即使症状轻微或没有。

Grade D:嵌顿疝或绞窄疝建议加大力度提高早期诊断和治疗。

费 用

作者:Timo Heikkinen,Marc Miserez

治疗原发性腹股沟疝经济最有效的手术方式是什么?

Level 1B:从医院的角度看,原发性单侧疝行开放性网片修补是最合算的。从社会经济的角度来讲,腹腔镜手术对正在工作的特别是双侧疝患者来说也许是最合算的。通过质量调整生命年（QALYs）的成本效益分析，腹腔镜手术（TEP）也许是完美的，因为麻木感和慢性疼痛发生率低。

建　议

Grade A：从医院角度看，建议使用开放性网片修补治疗腹股沟疝。从社会经济的角度来讲，腹腔镜修补术更适于工作人群，特别是双侧疝。

腹股沟疝手术的经济性可从以下几方面去评估：

· 医院方面有手术、门诊及住院期间的直接费用等。

· 为手术支付费用的保险公司。

· 社会方面包括限制正常活动导致的间接费用（如无法工作的时间和生产的减少）。

2005年McCormack等对腹股沟疝腹腔镜手术的经济性作了一项系统回顾。到2003年有14项关于成本效益评估的回顾研究，间接比较了TEP和TAPP。使用Markov模式进行经济学分析。疝复发及恢复工作作为主要的观察指标。麻木和持续疼痛也被列入每质量调整生命年（QALY）分析。该研究及另外一些研究表明QALY获得50 000美元（37 000欧元）是医疗公共资金合理的截点。

腹腔镜手术估算每例患者要贵450~675欧元。

单侧疝：对大部分患者，开放性网片修补花费最少，但和TEP或TAPP相比其QALYs更小（即调整的期望寿命更短）。TEP似乎比TAPP更占优势。

双侧疝：对大部分患者，TEP是最合算的，因为手术时间的差别不明显。

复发疝：对于复发疝的资料很稀少且结果也不可靠。这可能是目前状况的一个反映：医生通常对开放性手术后复发的患者采用腹腔镜的方式，反之亦然。因此，对这一群体进行研究也许不必要且伦理上不合适。

Gholghesaei等通过对1994—2004年18项有关手术成本效益的资料进行回顾分析（资料来自Medline和科克伦中央控制试验登记处），得出与卫生技术评估类似的结论。

最近发表的一篇论文，对66例患者在术后疼痛水平、止痛药使用情况及恢复工作情况方面对比TAPP、TEP和Lichtenstein的随机对照试验。没有发现差异，除了腹腔镜手术成本较高之外。

两项随机对照试验结果建议腹腔镜手术无需固定网片，使用大的网片广泛覆盖是可行的。只有巨大的直疝是例外（股疝？），即使使用昂贵的自膨式3D网片。

总之，McCormack等发表的文章把成本和生活质量等当前证据对腹腔镜手术（TEP）做了最好的总结（证据水平1B，推荐强度A级）。原发性单侧疝也有许多评价资料，但这些个体实验或Meta分析的资料大多来自20世纪90年代，那时腹腔镜技术正处于发展阶段。例如，所有的Meta分析指出腹腔镜手术时间太长。根据瑞典自2006年以来的疝登记资料，Lichtenstein和TEP的平均手术时间各为56min和39min。这些资料在医生经验、设备情况及费用方面差别很大，因此对这些结论应仔细解读。目前需要更多有关双侧疝和复发疝的资料。

理论上，不管单侧、双侧还是复发疝，局麻下行Lichtensein日间手术的费用应比TEP（或TAPP）（全麻）日间手术的费用更少。患者的职业类型也可能是间接成本的重要因素。当然，许多决策都是受当地医疗体制和保险报销制度的驱动，所以很难比较欧洲各国家的研究结果。

其他可直接降低费用的方法有使用可重复利用的设备（对比消毒的费用）和使操作时间长的手术学习曲线更短。因此，不管是开放性还是腹腔镜手术，结构化的培训计划应该是很有帮助的。应更紧密调查长期随访的数据，因为，慢性疼痛对患者的生活质量和成本效益影响很大。

未来面对的问题

本指南对涉及腹股沟疝治疗的一些问题作出了解答。然而，还有许多问题未能解答，这些问题只有通过进一步的临床研究才能能得到答案：

· 网片的置入有哪些远期并发症？
· 最好的网片是哪种？
· 网片会导致不育吗？
· 网片是导致术后疼痛延长的原因吗？
· 腹股沟疝需要个体化手术吗？
· 腹腔镜腹股沟疝手术的明确指征是什么？
· 如何预防术后疼痛？
· 排除腹股沟疝敏感性和特异性最强的诊断方法是什么？
· 发生腹股沟疝的真正危险因素是什么？
· 腹股沟疝是否存在非手术的治疗方法？例如影响胶原合成？生长因子？
· 腹股沟疝手术最佳的教学方法是什么？
· 腹股沟疝手术应在专科治疗中心进行吗？
· 腹股沟疝手术与前列腺疾病有什么关系？

为家庭医生而做的概要

95%的腹股沟疝可经体格检查进行诊断。

并不是所有的腹股沟疝都需要手术，无症状的腹股沟疝（特别是老年男性）可以保留观察。

对女性患者，在排除其他类型的疝之后才考虑股疝。

腹股沟疝导致嵌顿的风险每年少于3%。

腹股沟疝手术可在局部麻醉下顺利完成。

腹股沟疝手术可在日间手术间完成，除非患者有伴随疾病需要临床观察。

治疗腹股沟疝，使用聚丙烯材料的网片是最好的。85%的手术采用开放性方法，而15%采用腹腔镜的方法。外科医生应根据患者情况讨论各种手术方法的优缺点。

腹股沟疝术后不需一段时间的休息或"禁止提重物"。患者可做自己觉得能做的事情。

附录1：定义和缩写词

日间手术：手术及治疗时间为10h。在美国，日间手术指在23h之内。

股疝：腹腔内容物或腹膜前脂肪组织经过腹股沟区的缺损（松弛或不松弛）突出，在腹股沟韧带以下进入血管腔隙，位于股静脉和腔隙韧带之间。这种情况可导致疼痛和不适，也可能导致嵌顿。

绞窄性腹股沟疝：腹股沟疝内容物因疝缺损狭窄而不可复，这对肠梗阻及疝内容物的血供是种威胁。

腹股沟疝：腹腔内容物通过在腹股沟韧带以上腹横筋膜（松弛或不松弛）的缺损突出形成包块。

网片：字面意义为片或网格，由塑型的合成材料组成（单丝/复丝，编织/黏合，可吸收/不可吸收）：是一种加强腹壁强度的塑性植入物（通常由聚丙烯、聚酯或PTFE构成）。

难复性疝：疝内容物无法完全回纳，但没有肠梗阻和（或）疝内容物血供受影响的风险。

复发性腹股沟疝：既往已行腹股沟疝手术的部位再次出现包块。

无症状腹股沟疝：有腹股沟疝但无症状或不适。

TAPP：经腹腹膜前腹股沟疝手术，网片最终放置于腹膜前的位置。

TEP：完全腹膜外腹腔镜腹股沟疝手术，进入腹股沟股区并且网片完全放置于腹膜前的位置。

附录2：手术方法

Shouldice

做髂腹股沟切口，结扎表浅静脉。切开腹外斜肌（保护髂腹股沟神经）。游离并提起精索，评估后壁的强度。于内环水平切开提睾肌并结扎血管，切开并结扎外部精索血管（并不总需要），并注意保护生殖股神经的生殖支。仔细游离疝囊直至内环口，离断、切除或回纳疝囊。切开腹横筋膜。使用2-0或3-0聚丙烯线连续缝合进行重建；从内侧开始但不缝合耻骨结节的骨膜。第一层缝合将腹横筋膜下缘（Thomson's韧带）缝合至联合腱（白线）前缘使内环缩小（允许精索或镊子通过）。将第一层的缝合线返回来继续缝合第二层，将提睾肌（腹内斜肌与腹横肌下缘的部分肌纤维）和髂耻束（腹股沟韧带下缘）连续缝合；第三层缝合始于外侧，缝合联合腱和腹股沟韧带。最初的Shouldice在这平面还有第四层。放回精索，使用可吸收缝线关闭腹外斜肌腱膜，重建外环口，缝合Scarpa's筋膜和皮肤。

Lichtenstein

做切口，其内侧充分暴露耻骨结节和腹直肌鞘。结扎表浅静脉。切开腹外斜肌

（注意保护髂腹股沟神经）。游离并提起精索。评估后壁强度。无需切除提睾肌，除非提睾肌过度肥厚而使外环口过宽。仔细游离疝囊直至内环口，离断、切除或回纳疝囊。对较大的直疝必要时用可吸收线连续缝合，使后壁变平坦且无张力，并建立正常大小的内环口。原则上要保护所有神经，若影响网片的放置应毫不犹豫地切除；需留意髂腹下神经，该神经可能位于网片下面，但最好不要被网片的锐缘压迫（根据需要修剪网片的大小，仔细辨认神经以免引起神经痛）。使用7cm×14cm的聚丙烯网片（通常需要修剪）并覆盖耻骨结节2.0cm。用3-0聚丙烯缝线距耻骨结节2cm处沿网片边缘与腹直肌鞘外缘、腹股沟韧带连续缝合直至内环。沿网片长轴与下端1/3处剪开网片使精索刚好通过。上片覆盖下片，用聚丙烯缝线1针交叉固定两片外侧缘于腹股沟韧带。将网片头侧缝合固定于腹内斜肌腱膜，避免缝合至肌肉以免损伤髂腹下神经肌内段。注意勿缝合损伤神经！移除切口拉钩后网片应是无张力的。剩下的步骤同Shouldice修补术。对于女性，应保护圆韧带和髂腹股沟神经，方法同精索，若二者已切除，则无需剪开网片。

Endoscopic（TEP）

麻醉。术前排空膀胱。于脐下做2cm切口进入腹直肌前鞘。用手指或必要时使用气囊分离腹膜前间隙至耻骨上缘。视镜下充气。用钝气囊或Hasson Trocar取代气囊，压力维持于10~15mmHg。患者取20°头高脚低位。辨认耻骨联合、Copper's韧带、腹壁下血管和内环。区分直疝还是斜疝。做第二个Trocar（位于中线，大小为5mm或10mm）分离外侧间隙直至髂前上棘，然后插入第三个Trocar（大小为5mm）。紧贴疝囊外侧壁将疝囊从精索中分离，使疝囊距精索结构5~7cm。植入 15cm×15cm或 10cm×15cm 聚丙烯网片然后展平，覆盖所有潜在的缺损。需注意网片边缘有可能卷曲。小心地撤除器械并使腹膜囊位于网片中。缝合大于 10mm 的切口。

附录3：腹股沟疝局部麻醉的规程

作者：Amid 等。

所有成人腹股沟疝手术（Lichtenstein，Shouldice）都可在局部麻醉下完成。

医生及患者对此应有正确的理解。并非每个患者都适合局部麻醉。对于年龄过小或较肥胖者会有困难。但对并发症高风险患者是适合的。双侧疝也不是禁忌证。

操作：

低剂量苯二氮（通常不需要）。

使用抗生素、止痛药、镇静药。

麻醉：

麻醉师持续监测血压、脉搏、意识和循环。麻醉师的监护作用很重要。

麻醉师应准备可能需要的支持药物。

技巧：

术者应不断地与患者进行言语交流。

0.5%丁哌卡因及1%利多卡因各半配成40~60mL的混合液，必要时可加肾上腺素（注意血压）。

1%利多卡因的最大剂量是300mg，0.5%丁哌卡因最大剂量为175mg。

浸润麻醉。阻滞髂前上棘。

局部麻醉：

1. 皮下浸润5mL。

2. 真皮层间浸润3mL。

3. 皮下深层浸润。垂直进针2cm。

4. 皮下浸润至腹外斜肌的深度。筋膜下浸润：进针然后在腹股沟管注射6~8mL，麻醉腹股沟管内的神经。

5. 额外浸润耻骨结节和疝囊。

6. 术中必要时继续麻醉。

欧洲疝指南的特点——作者的解读

1. 欧洲疝指南是在询证医学基础上制订的，以生物–心理–社会的医学模式为指导，并且涉及卫生经济学方面的问题，适合于除专科医生以外的其他各领域的人员参考，如医疗保险的从业人员以及全科医生等，并且还涉及专科医师培训的问题，是一个系统性的指南，与国内单纯专科技术指南有不同的指导思想。

2. 欧洲的指南认为没有症状的青年男性腹股沟疝可以观察，无需积极手术，与国内的观点有所不同，国内主张凡是腹股沟疝均应该手术治疗。

3. 欧洲的疝指南特别对女性的腹股沟疝进行说明，而国内长期将男性的腹股沟疝治疗手段套用于女性，是不科学的，女性的腹股沟与男性相比，具有完全不同的特点，手术原则考虑的角度也不同。

4. 欧洲的腹股沟疝纯组织修补术以Shouldice手术为主，而国内以Bassini手术为主，而且是经过简化的所谓"改良"Bassini手术，因此在国内普及疝和腹壁外科的基础知识仍然是主要任务，与欧洲普遍发达的医学状况有本质不同。

欧洲的疝指南也存在其局限性，陈双教授指出：欧洲的疝指南开放性手术只涉及Lichtenstein手术，腹腹腔镜手术也只提及两种术式，即TAPP及TEP，为其局限性所在。该指南是在欧洲的医疗技术和医疗制度基础上制定的，是否适合国内尚需要深入地考虑，建议读者批判地看待问题。国内疝和腹壁外科的发展处于起步快速上升的发展阶段，各种术式同时涌现，并且由于国内庞大的人口基数，各种术式的相对数量也很大，没有哪种术式可以占到主流的优势，并且由于我国的地区发展水平存在巨大的差异，手术质量上也存在巨大的差异，从规范标准的手术到不标准的手术同时存在，因此与欧洲几种标准术式为主的腹股沟疝治疗，存在巨大的差异。

（江燕飞，肖　平）

附录二　成人腹股沟疝治疗指南（2012 年版）

前　言

中华医学会外科学分会疝和腹壁外科学组分别于 2001 年和 2003 年组织有关专家编写和修订了《成人腹股沟疝、股疝手术治疗方案》（以下简称"方案"），对推动我国疝和腹壁外科的发展发挥了重要作用。近年来，随着手术技术的进步、材料学的发展以及循证医学的深入，疝和腹壁外科的临床证据也在不断积累，目前诊治原则及方法趋于达成共识。为此，学组在2011年就以上的方案进行反复的专题讨论，今年5月完成全面修订，并更名为《成人腹股沟疝诊疗指南》现公布如下。

1　定　义

腹股沟疝是指发生在腹股沟区域的腹外疝，即在腹股沟区域有向体表突出的疝囊结构存在，腹腔内器官或组织可通过先天的或后天形成的腹壁缺损进入疝囊。典型的腹股沟疝具有疝环、疝囊、疝内容物和疝被盖等结构。依据解剖学"耻骨肌孔"的概念，腹股沟疝包括斜疝、直疝、股疝及较为罕见的股血管前、外侧疝等。

2　病因和病理生理

2.1　病　因

2.1.1　鞘状突未闭　是腹股沟疝发生的先天性因素。

2.1.2　腹腔内压力　腹内压和瞬间的腹内压变化是产生腹外疝的动力。

2.1.3　腹壁薄弱　各种引起组织胶原代谢及成分改变所致的腹壁薄弱如老年人的组织胶原成分改变和腹壁肌肉萎缩与腹股沟疝的发病有关。

2.1.4　其他　遗传因素，吸烟，肥胖，下腹部低位切口等可能与疝发生有关。

2.2　病理生理
当腹腔内器官或组织进入疝囊后，由于疝环的存在，可压迫疝内容物，形成嵌顿疝。若为肠道时，可造成肠道的机械性梗阻而产生一系列临床表现和病理生理变化。随着受压时间延长，肠道出现水肿、渗出和血运障碍，尚未及时治疗，可导致疝内容物坏死，穿孔，产生严重的腹膜炎，甚至危及生命。

3　分类与分型

疝的分类与分型目的在于准确的描述病情，选择适宜的治疗方式和比较及评价各种治疗的效果。

3.1 分　类

3.1.1　按疝发生的解剖部位　按疝发生的解剖部位，腹股沟疝可分为斜疝、直疝、股疝、复合疝等，这是临床上最常见的分类。

1）斜疝：自内环进入腹股沟管的疝。

2）直疝：自直疝三角突起的疝。

3）股疝：经股环进入股管的疝。

4）复合疝：同时存在以上两种或两种以上类型的疝。

5）股血管周围疝：进入股血管前侧或外侧的疝，临床上较为罕见。

3.1.2　按疝内容物进入疝囊的状况，可分为：

1）易复性疝：疝常在站立活动时出现，平卧休息或用手推送后可回纳腔。

2）难复性疝：疝不能完全回纳，但疝内容物无器质性病理改变。滑动性疝是难复性疝的一种，指腹腔内脏（如盲肠、乙状结肠、膀胱等）构成疝囊的一部分。

3）嵌顿性疝：疝内容物在疝环处受压，不能还纳，但尚未发生血运障碍。

4）绞窄性疝：嵌顿疝病程的延续，疝内容物出现了血运障碍，若不及时处理可发生严重的并发症，甚至因肠穿孔、腹膜炎而危及生命。

3.1.3　特殊类型的疝　由于进入疝囊的内容物相对特殊，对疾病的发展和治疗有一定的影响，包括：

1）Richter 疝：嵌顿的内容物仅为部分肠壁，虽有嵌顿或发生绞窄，但临床表现可无完全性肠梗阻。

2）Littre 疝：嵌顿的疝内容物是小肠憩室（通常为 Meckel 憩室）。此类疝亦易发生绞窄。

3）Maydl 疝：一种逆行性嵌顿疝，两个或更多的肠袢进入疝囊，其间的肠袢仍位于腹腔，形如"W"状，位于疝囊内的肠袢血运可以正常，但腹腔内的肠袢可能有坏死，需要全面的检查。

4）Amyand 疝：疝内容物为阑尾，因阑尾伴有感染、脓肿出现而影响修补。

3.2 分　型

迄今国内外已有10余种腹股沟疝的分型，这些分型主要是描述腹壁缺损的状况，有人为划分的色彩，目前仍有使用的有 CHARTS、Nyhus、Bendavid、Stoppa、EHS及中国疝学组（2003 年）等分型系统，但尚无某一种分型被广泛地接受和应用，在诸多分型中也无一种具备充分的循证医学证据支持。目前学组在腹股沟疝的分型中也未达成统一的共识。故此，对使用何种分型方法没有特别推荐。

4　诊断和鉴别诊断

4.1 诊　断

典型的腹股沟疝可依据病史，症状和体检确立诊断。诊断不明确或有困难时可辅助B型超声，MRI/CT 等影像学检查，帮助建立诊断。通过影像学中的疝囊重建技术常可对腹股沟疝获得明确诊断。

4.2 鉴别诊断

4.2.1 腹股沟区存在包块时需要鉴别的疾病有：肿大的淋巴结、动脉瘤、静脉曲张（大隐静脉）、软组织肿瘤、脓肿、异位睾丸、子宫内膜异位症等。

4.2.2 局部有疼痛不适症状时需要鉴别的疾病有：内收肌肌腱炎、耻骨骨膜炎、髋关节炎、髂耻滑囊炎、辐射性腰痛、子宫内膜异位症等。

5 治疗

成人疝不可自愈，手术仍是目前唯一的治愈方法。关于疝手术方式，从循证医学角度来看，并不存在适用于所有类型疝修补的所谓"黄金术式"。应根据患者的具体情况及术者所掌握的技能加以选择。

5.1 治疗原则

5.1.1 无症状的腹股沟疝，可随诊观察。但若为股疝（出现嵌顿和绞窄概率较大）或近期发现疝囊增大者，应及时进行手术治疗。对因年老体弱等原因不能耐受手术者，可选择疝托进行保守治疗。

5.1.2 有症状的腹股沟疝应择期手术。

5.1.3 嵌顿性及绞窄性疝应行急诊手术。

5.1.4 无张力疝修补是目前外科治疗的主要方法。证据医学表明，无张力修补可减轻术后疼痛，缩短恢复时间，降低疝复发率。网片植入需严格执行无菌原则。对嵌顿疝急诊手术是否使用网片仍有争议，对已污染手术创面不宜使用机体无法吸收的网片进行修补。

5.1.5 复发疝的手术治疗 避开前次手术创伤所造成的解剖不清和手术难度增加是优先考虑的因素。如前次手术为常规开放手术，复发后再次手术采用后入或腹腔镜手术修补。另外，术者的经验是复发疝治疗选择需要考虑的又一因素。

5.2 手术方法

按手术原理及修补层次，腹股沟疝手术方法可分为以下诸类：

5.2.1 加强腹股沟后壁的经典缝合修补：如 Bassini、Shouldice 等术式。

5.2.2 加强腹股沟后壁的无张力疝修补：如单纯平片修补（Lichtenstein、Trabucco 等）术式和网塞加平片修补（如 Rutkow、Millikan 等）术式。

5.2.3 腹膜前间隙的无张力疝修补：如 Kugel、Gilbert、Stoppa 等修补术式。

5.2.4 腹腔镜腹股沟疝修补

1）经腹膜外路径的修补（TEP）。

2）经腹腔的腹膜前修补（TAPP）。

3）腹腔内的网片修补（IPOM）。

5.3 围术期处理

5.3.1 一般处理

1）术前除常规的术前检查外，对老年患者需了解并检查心、肺、肾功能和血糖水平。

2）伴有慢性内科疾病的老年患者，应该在手术前对其危险性加以评估，尤其对呼吸和循环系统疾患者，需治疗和处理后再进行手术。

3）存在引起腹内压增高因素者，如严重腹水、前列腺肥大、便秘和慢性咳嗽等，术前要给予积极的内科处理以获得症状缓解和改善。

4）如疝缺损巨大和内科情况不稳定者宜推迟手术治疗。

5.3.2 抗生素使用
常规腹股沟疝手术是否预防性应用抗生素目前尚有争论。有证据表明，对高危人群预防性应用抗生素可减少感染概率。

1）存在感染高危因素包括高龄、糖尿病、肥胖、慢性呼吸道感染、多次复发疝、化疗或放疗后和其他可导致免疫功能低下原因。

2）预防性抗生素应用时机应在切开皮肤前30~45min开始静脉给药。

5.4 并发症

5.4.1 早期并发症
包括手术部位的血肿和血清肿、阴囊血肿、阴囊积液、膀胱损伤、输精管损伤、尿潴留、早期伤口疼痛、切口感染等。

5.4.2 晚期并发症
慢性疼痛、精索和睾丸并发症（缺血性睾丸炎，睾丸萎缩等）、迟发性深部网片感染等。

5.4.3 复发
目前现有的各种手术方法治疗腹股沟疝仍有复发的可能，总体手术复发率为1%~3%。疝复发的原因可归纳为患者自身和手术操作两个方面：手术中疝囊分离不彻底，网片固定不妥当，术后血肿、感染等均为复发的因素；患者有胶原代谢障碍、慢性代谢性疾病以及腹压增高等也是造成术后复发的因素。

6 版本与更新

本指南在2012年完成和发布，故称之为2012年版。今后随着医学进步和临床证据的累积与更新，学组还将定期对指南进行讨论、修订和更新，新一年代的版本将代替上一年代的版本。

7 参考文献

［1］中华医学会外科学分会疝和腹壁外科学组. 成人腹股沟疝、股疝和腹部手术切口疝手术治疗方案(2003年修订稿)［J］. 中华外科杂志,2004,42(14):834-835.

［2］Simons MP, Aufenacker T, Bay-Nielsen M, et al. European Hernia Society Guidelines on the treatment of inguinal hernia in adult patients［J］.Hernia,2009, 13(4):343-403.

［3］Bay-Nielsen M,Kehlet H, Strand L, et al. Quality assessment of 26, 304 herniorrhaphies prospective nationwide study[J] .Lancet, 2001, 358(9288):1124-1128.

[4]vanVeen RN, Wijsmuller AR, Vrijland WW, et al. Long-term follow-up of a randomized clinical trial of non-mesh versus mesh repair of primary inguinal hernia[J] . Br J Surg, 2007, 94(4):506-510.

[5]Sanchez-Manuel FJ, Seco-Gil JL. Antibiotic prophylaxis for hernia repair ［J］ . Database Syst Rev, 2004, 18(4):CD003769.

[6]Lau H, Fang C, Yuen WK, et al. Risk factors for inguinal hernia in adult males: a case-control study[J] . Surgery,2007, 141(2):262-266.

[7]Kraft BM, Kolb H, Kuckuk B, et al. Diagnosis and classification of inguinal hernias[J] . Surg Endosc, 2003, 17(12):2021-2024.

[8]陈双,杨斌,江志鹏,等.欧洲疝学会《成人腹股沟疝治疗指南》的解读[J] .中华疝和腹壁外科杂志(电子版),2011, 5(2):251-255.

[9]Bittner R, Arregui ME, Bisgaard T, et al. Guidelines for laparoscopic(TAPP)and endoscopic (TEP)treatment of inguinal Hernia International Endohernia Society(IEHS)［J］.Surg Endosc, 2011, 25(9):2773-2843.

[10]Mizrahi H, Parker MC. Management of asymptomatic inguinal hernia: a systematic review of the evidence[J] . Arch Surg, 2012, 147(3):277-281.

8　附件（详见另文，不在本专著中收录）

附件 1　腹股沟疝的解剖要点和修补方法
附件 2　腹股沟疝的腔镜修补方法
附件 3　腹股沟疝修补材料
附件 4　腹股沟疝的分型

撰稿人：陈双，唐健雄，马颂章
参加编写讨论人员：李基业，田文，陈思梦，雷文章，王小强，克力木阿不都热依木，刘昶，杜晓宏，杨福全，郑启昌，周建平，赵渝，李健文，国永生，孙惠军，陈革
审订专家：赵玉沛，王杉，龚家镇，吴肇汉，肖乾虎，时德，秦新裕，刘永锋，窦科峰，李宁，郑民华，任建安，冷希圣，郑树森，田利国，杨子明，刘荫华，张忠涛，陈规划，张太平，姜可伟